恶性肿瘤病证结合研究与应用

主 编 ◎ 李 杰

编 者 ◎（按姓氏笔画排序）

王贺平　田启航　朱广辉　朱许丽　许博文

李 杰　李 娟　李修洋　李释心　杨琳蔚

吴 喆　张 乙　张玉人　张颖慧　张潇潇

赵维哲　高含佳　高瑞珂　桑毅婷　曹璐畅

韩毅毅

人民卫生出版社

·北　京·

图书在版编目（CIP）数据

恶性肿瘤病证结合研究与应用 / 李杰主编. -- 北京 ：
人民卫生出版社，2025. 3. -- ISBN 978-7-117-37234-3

Ⅰ. R273

中国国家版本馆 CIP 数据核字第 2025WOL652 号

人卫智网	www.ipmph.com	医学教育、学术、考试、健康，
		购书智慧智能综合服务平台
人卫官网	www.pmph.com	人卫官方资讯发布平台

恶性肿瘤病证结合研究与应用

Exing Zhongliu Bingzheng Jiehe Yanjiu yu Yingyong

主　　编：李　杰

出版发行：人民卫生出版社（中继线 010-59780011）

地　　址：北京市朝阳区潘家园南里 19 号

邮　　编：100021

E - mail：pmph @ pmph.com

购书热线：010-59787592　010-59787584　010-65264830

印　　刷：河北环京美印刷有限公司

经　　销：新华书店

开　　本：710×1000　1/16　印张：23

字　　数：376 千字

版　　次：2025 年 3 月第 1 版

印　　次：2025 年 3 月第 1 次印刷

标准书号：ISBN 978-7-117-37234-3

定　　价：79.00 元

打击盗版举报电话：010-59787491　E-mail：WQ @ pmph.com

质量问题联系电话：010-59787234　E-mail：zhiliang @ pmph.com

数字融合服务电话：4001118166　E-mail：zengzhi @ pmph.com

前　言

恶性肿瘤是危害我国人民健康的重要疾病，中医药作为我国特有诊疗体系，在恶性肿瘤治疗中的特色不断凸显，越来越受到人们的关注。中、西医两种医学体系的交叉融合，是传承、创新和发展中医学，促进中医药现代化的重要途径之一。作为两种不同思维方法，在现阶段如何找准切入点进行融合，是目前中西医结合治疗恶性肿瘤所面临的重要课题。

在中西医结合医学的发展中，将西医学的辨病和中医的辨证相结合的病证结合模式，具有中、西医学优势互补的特点，已成为中西医结合的重要切入点，在临床诊断、治疗、疗效评价以及临床和基础研究中受到高度关注。辨证论治作为中医药治疗的特色，成就了中医临床优势。"证"作为具有中医学特色的一个基础概念，是对疾病发展过程中某一特定阶段的病因病机、病位、性质的概括，体现疾病阶段性的病情变化。证候的基础和前提是运用四诊收集到的症状、体征、舌脉等信息进行归纳和总结，以指导临床用药。对于"病"的概念，中医和西医作为两种不同的医学体系，对其具有不同的看法。中医学的"病"是对疾病全过程的特点与演变规律的概括，主要根据患者的症状及体征结合病因病机进行宏观与整体的认识；而西医的"病"是指人体在病因作用下，表现出一系列功能、代谢和形态的改变，并使人体出现不同的症状与体征。另外，西医学在"病"的诊断与鉴别诊断方面，除了参考患者的症状、体征外，还借助实验室检验、影像学、细胞学等手段，从微观角度认识疾病病因、发病机制及病理学特点等。中医学以"病证结合"的思想作为临床辨治的指导原则，伴随着西医学在我国的发展，"病"与"证"的结合也逐渐相得益彰。病证结合的思想以不同的方式得到了体现，如病证结合、双重诊断；辨病为主、辨证为辅；辨证为主、辨病为辅；无证可辨，根据理化检查辨别；理化检查无异常，根据症状辨别；舍病从证，舍证从病；综合治疗，中西药合用等，成为当代中医治疗疾病的最大特点。

现代中医对于病证结合治疗恶性肿瘤的应用集中于临床诊断与治疗、疗效评价体系的构建、作用机制的探究等方面。病证结合的诊断和治疗理念从西医学和中医学的双重视角，使肿瘤的病因、病机及病理的阐释更加明了，更加便于制订抗肿瘤治疗方案，从而提高临床疗效。疗效评价体系构建方面，传统的中医学临床疗效评价侧重在症状、体征的改善或消失，主要是评价"证"所包括的"症"的改善。现代医学疗效评价侧重于患者客观理化指标的改善，特别是肿瘤病灶所在脏器功能的恢复，可以更好地评价"病"的改善程度。构建公认的恶性肿瘤病证结合疗效评价体系，以指导恶性肿瘤的临床诊疗及研究设计，越来越被临床医生及研究者所重视。中医药治疗恶性肿瘤的疗效机制探究，其中关键环节涉及病证结合动物模型的构建，将疾病与证候相结合，使很多"证"的不确定因素由于"病"的限制变得更加清晰，更符合临床实际，更能精确地阐明中医证候的本质。目前，病证结合动物模型的常用制作方法包括：先构建疾病动物模型，在此基础上再施以中医病因造成相应的证候；在中医病因造成中医相应的证候动物模型基础上构建疾病模型。

在"重大新药创制"科技重大专项的支持下，《恶性肿瘤病证结合研究与应用》一书系统整理与总结当前恶性肿瘤病证结合研究的现状及存在的问题，介绍恶性肿瘤病证结合的现代研究方法及技术，列举恶性肿瘤专科特色中药新药及相关研究，有助于中医药治疗恶性肿瘤与现代科学的沟通与对话，具有以下几点特色及意义。

1. 结合目前恶性肿瘤中医药临床研究实例，分别系统梳理了9种恶性肿瘤的病证结合研究进展，并对每类恶性肿瘤的证型分布特点、证型演变规律及预后关系进行总结，展示恶性肿瘤病证结合研究的现状及问题，启发研究者对恶性肿瘤病证结合的临床研究思路。

2. 阐述了相关恶性肿瘤方证应用、分子机制研究以及研究思路的探索，利用现代科学技术对中医药病证结合治疗恶性肿瘤的基础机制进行揭示，有助于中医学理论的阐释与现代科学的创新发展。

3. 结合现有标准及体系，对恶性肿瘤病证结合诊断及疗效评价进行规范化总结，指导临床应用及研究设计。

4. 梳理了中医药治疗恶性肿瘤的现代医学名家对于各类恶性肿瘤病因病机的认识、方证的应用及相关临床研究，探索名家病证结合治疗恶性肿瘤的辨治规律，为中医药病证结合治疗恶性肿瘤的临床应用提供思路及方法。

5. 对目前最新颁布的关于中药新药治疗恶性肿瘤的临床研究技术指导原则、疗效评价标准进行了整理，方便临床医师及临床研究者查阅及参考；并将中药新药研发的相关法规、技术要求一并作为附录，为中药新药研发提供参考。

本书可供中医学、中西医临床医学等专业学生，肿瘤科临床医生及新药研究工作者借鉴使用，也可以作为研究生教学参考书。希望通过本书使读者在恶性肿瘤病证结合临床治疗及基础研究中得到指导。在本书编写出版过程中，得到了人民卫生出版社、中国中医科学院、中国中医科学院广安门医院各级领导及专家的关心与支持，以及"重大新药创制"科技重大专项的资助，在此一并表示衷心的感谢！

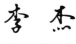

李杰

2024 年 9 月

目 录

| 总 论 |

| 分　论 |

总　论

第一章
恶性肿瘤病证结合研究概述

病证结合辨治恶性肿瘤的历史演变

病证结合从单纯中医辨病及中医辨证的诊疗模式，逐渐演变成中西医辨病与辨证相结合的诊疗模式，成为中医药治疗疾病疗效客观评价的科学方法之一。中医药治疗肿瘤的历史悠久，肿瘤的中医诊疗观表现为从"辨病""辨证"向"病证结合"的演变过程，肿瘤的概念内涵随着演变过程也发生了变化。综合考虑病证结合辨治肿瘤的历史演变过程，有助于总结肿瘤的病证结合模式及其演变规律，并在此基础上构建科学的恶性肿瘤中医疗效评价体系，指导临床应用和研究设计及完成。

一、恶性肿瘤概念形成阶段

从先秦到两汉，随着《黄帝内经》（简称《内经》）《难经》等经典著作的相继问世，中医学逐渐兴起并发展，中医对疾病的认识、诊断、治疗、预防及养生理论的确立，为中医药辨治肿瘤奠定了基础。《灵枢·刺节真邪》中提出了"筋溜""肉疽""肠溜"等说法，并对"积"的演变过程进行了系统描述："虚邪之中人也，始于皮肤……留而不去，则传舍于络脉……留而不去，传舍于经……留而不去，传舍于输……传舍于肠胃……留而不去……传舍于肠胃之外、募原之间，留著于脉，稽留而不去，息而成积。"《难经》分析积聚的病机："积者，阴气也；聚者，阳气也……故积者，五脏所生；聚者，六腑所成也。"《难经》认为，积、聚的病机不同，积病在血分，乃血瘀痰凝而成，治疗难；而聚病在气分，乃气机阻滞而成，治疗较易。并在此基础上，提出"五脏积"概念，强调了积病形成与五脏的关系，详细介绍了"五脏积"的病因、名称、发病部位、形态及传变。此时期的两部著作虽并未形成整体辨治体系，但提出了肿瘤的初步概念，并对病因病机有所认识，为后世对肿瘤辨治的发展奠定了基础。

二、恶性肿瘤的中医辨病及辨证阶段

东汉《伤寒杂病论》的出现为中医临床诊治提供了典范，隋代《诸病源候论》为我国第一部证候学专著，就此开始了病源证候、证方分类以及五脏分证等方面的系统化、条理化及专科化发展。《伤寒杂病论》将经络学说、脏腑理论等与临床实践相结合，首创六经辨证及脏腑辨证，建立了较完整的理法方药辨治体系。张仲景提出了治疗疾病时应注重保护"胃气"及顾护正气，并着眼于整体观，体现了肿瘤治疗过程中扶正祛邪的思想雏形。隋代巢元方《诸病源候论》对肿瘤相关疾病的病因及证候论述较为详尽，并对其提出了分类，如噎食、乳岩、肝积等。对于积聚的认识，提出总的病机多强调脏腑虚弱，受于风邪或饮食不节、寒温不调的观点；对癥瘕的认识，同样强调脏腑虚弱发病，将血气虚弱归于癥瘕的总病机。此阶段在前期基础的奠定下，提出并完善肿瘤相关证型辨治的概念，进入肿瘤的中医辨证治疗阶段。

宋代，政府对医学十分重视，建立了太医局对方剂进行整理和存档，完成了各家验方的汇编。在金元时期，各位医家因时因地制宜，逐渐产生了不同医派观点，并逐渐成熟，形成了以金元四大家为首的医派体系，即以刘河间为代表的寒凉派，以张从正为主的攻下派，以李杲为代表的补土派，以朱丹溪为主的滋阴派。在宋金元时期，中医肿瘤学术思想逐步成熟，"癌"作为病名首次被提出："一曰癌，二曰瘰，三曰疽，四曰瘤，五曰痈。""癌"字的提出，体现了医家对恶性肿瘤有了基本认识。《太平圣惠方》中认为虚劳积聚的发生由于阴阳虚损，血气凝涩，以致脉络不通而发病，还认为"痰毒"是肿瘤的致病因素。在治疗方面指出五脏调和在肿瘤预防中的重要作用。金元四大家根据各派学术思想对肿瘤的辨治提出了不同的见解：寒凉派认为肿瘤以火致病，强调以清热解毒为要；攻下派指出"积之成也，或因暴怒喜悲思恐之气"，将精神因素作为肿瘤病因之一，并提出以毒攻毒、破坚散结等方药为主治疗肿瘤的观点；补土派重视人体元气的充养，并且认为元气充养赖以胃气，应从脾胃入手，治疗上重视健脾益气、升阳益气，为后世医家提出"扶正固本"为肿瘤治疗第一要务的观点奠定了基础；滋阴派认为人体"阳有余，阴不足"，指出补肾阴治疗阴虚火盛，并重视攻邪，例如该流派认为"淬火、清痰、行死血块，块去须大补，不可用下药，徒损真气，病亦不去，当用消积药使之融化，则根除矣"。此时期将肿瘤病因病机的辨治地位提高到了中医药治疗恶性肿瘤的辨病阶段。

　　明清时期，医家再次对各类肿瘤进行了总结论述，从不同角度探索肿瘤的病因病机及理法方药。逐渐认识到饮酒不节、饮食肥甘厚味、年老体弱均为肿瘤发病的病因，并且在肿瘤治疗方面，不但提出了行气活血的治法，并且将补托、软坚等治疗原则进行了完善。《景岳全书》总结前人医家经验，完善了肿瘤致病的阴阳学说，并以五脏为主分类，提出肿瘤治疗应该以"扶正祛邪，标本兼治"为主要治则，以调理阴阳为其大法，将"攻、消、散、补"灵活运用于肿瘤的不同阶段，重视患者生活质量的提升。清代对中医肿瘤学术思想进行了深入，《医宗必读》认识到肿瘤致病因素有内、外二因，并将攻补兼施作为治癌总则，倡导温通疏利为治癌大法。王清任的《医林改错》提出了肿瘤血瘀证的概念，为后世以活血化瘀法治疗肿瘤提供了依据。自此，恶性肿瘤的中医药辨治正式进入中医辨病与辨证相结合的阶段，从肿瘤病因病机出发，结合临床不同阶段的辨证，对肿瘤患者进行整体辨治。

三、恶性肿瘤的中西医病证结合辨治阶段

　　自西医学传入我国，并逐渐落地生根、枝繁叶茂。恶性肿瘤的西医诊治不同于我国传统中医学的整体观及辨证论治，从微观及宏观角度对恶性肿瘤的病理类型、病灶部位等指标进行诊断。自 20 世纪 50 年代开始，大批中医、中西医结合医师致力于中医药治疗肿瘤的临床实践及基础研究。在中国传统医学对肿瘤认识的基础上，结合现代医学特色诊断及治疗手段，进行综合辨治，并充分吸收现代科学技术，获得了中西医病证结合治疗肿瘤的瞩目成就，形成了鲜明特色。在中医基本病机方面提出"气滞血瘀、痰结湿聚、热毒内蕴、脏腑失调、气血亏虚、经络瘀阻"等观点。中医辨证方面，结合西医学对肿瘤的病理类型、部位等方面进行精确诊断，根据抗肿瘤治疗的不同阶段进行灵活辨证，例如在林洪生主编的《恶性肿瘤中医诊疗指南》中对各类肿瘤进行证候要素及辨证论治分类，根据治疗阶段有手术阶段、化疗阶段、放疗阶段、靶向治疗阶段、单纯中医治疗阶段的不同，进行灵活辨证，以求准确选择理法方药，达到中西医病证结合治疗恶性肿瘤的目的。

恶性肿瘤病证结合现代临床诊疗及研究

恶性肿瘤发病率逐年增长，发病年龄提前。恶性肿瘤患者发病及经过治疗后，往往会出现不同程度的异常状态，影响生活质量及预后。相对于现代医学，中医药治疗更加重视根据当前阶段患者整体情况给予治疗措施，力求病证结合。整体情况既包括当前阶段症状及体征，亦包括患者病情的发展趋势。病证结合体现了中医治未病——"未病先防、已病防变、瘥后防复"的诊疗特点。

辨证论治作为中医药治疗的特色，在成就中医临床优势的同时，但又由于其灵活多变的方法体系，造成了中医证候分类的多样性。因此，进行标准化的肿瘤中医证候研究，建立被公众认可、能够广泛应用的肿瘤中医证候标准，是提高中医药治疗肿瘤临床疗效及研究可行性的根本保证。

一、恶性肿瘤病证结合临床研究

随着科学技术的进步和发展，病证结合的临床诊疗及研究模式，逐渐体现出中医药在治疗恶性肿瘤中的活力，恶性肿瘤的病证结合研究已成为中医临床研究的重点与核心。中医四诊客观量化信息是中医临床诊疗中采集的关键信息，建立有效的中医病证结合诊断模型及以方察证的病证结合临床研究，是目前恶性肿瘤病证结合临床诊疗及研究的热点。

（一）恶性肿瘤病证结合临床诊疗及研究思维模式

目前中医临床工作者及研究者在诊疗恶性肿瘤患者或进行相关临床研究时，基本运用以下3种疾病诊断模式：一是直接给出中医病名及中医辨证命名，并给予相应中医药干预措施；二是在西医辨病基础上进行中医辨病后再辨证，并根据医家临床经验进行中医药干预；三是利用西医辨病与中医辨证相结合，参考西医诊疗中疾病发展的客观规律，直接进行中医证候的诊断，力求病证结合。

目前，恶性肿瘤患者通常受到西医诊断措施的干预，单纯的中医辨病及辨证难以满足临床需要。恶性肿瘤的中医病名常依据患者当前阶段的主症进行命名，疾病发展阶段不同，中医病名也会发生相应变化，若在其基础上再进行中医辨证，则使中医辨证论治与西医诊病难以结合。西医将病理检查作为恶性肿瘤诊断的"金标准"，在恶性肿瘤的临床治疗及研究中，在现代化检查手段明确西医疾病基础上运用中医理论进行准确辨证，以病统证，将中医与西医的疾病诊断和治疗相融合，使疾病发生、发展的阶段更加明了，便于中医药临床诊疗及研究。

恶性肿瘤诊治提倡以人为本，中医以"证"为核心，根据患者当前症状及体征进行辨证论治，同时根据病理类型的不同，采取不同的中医药加以干预。运用病证结合诊疗模式指导肿瘤诊疗，以开展"同病异治"及"异病同治"。如对晚期肺癌的患者，因个体差异、西医治疗措施的不同而表现出肺阴亏虚、气阴两虚等中医证型，从而采取以扶正为主的中医药干预；晚期淋巴瘤和晚期肝癌的终末期患者，亦因正气亏虚无以抗邪而表现出气虚血瘀等证型，以上皆可选用中医扶正治疗方法。因此，运用病证结合诊疗模式指导中医药治疗，注重肿瘤与患者本身之间的内在联系，注重中医的"证"在肿瘤疾病中的意义，注重以人为本，视个体身心功能与病情酌情运用中医药联合介入、手术、化疗等各种治疗手段，以减轻西医治疗产生的副作用、提高生活质量、延长生存期为治疗目的，有益于各种抗肿瘤治疗手段更为合理地运用于肿瘤的各个阶段，并帮助提升临床疗效。

临床运用病证结合诊疗模式治疗肿瘤，需建立在正确辨病、辨证的前提之上，更全面地了解疾病的主要矛盾和阶段特征，结合西医诊断措施，指导临床治疗。通过探讨病证结合诊疗模式在肿瘤治疗中的运用，提倡将中医整体辨治思维与现代医学治疗思维有机结合，重视肿瘤与人体功能的内在联系，并在肿瘤诊疗的全过程中，根据肿瘤发生、发展不同阶段的特点，做好辨证与辨病相结合，充分发挥中医药病证兼顾的治疗特色，灵活运用中医药诸法，以改善患者症状、提高生活质量、延长生存期。

（二）恶性肿瘤病证结合临床研究方法

以病统证认知体系延伸使用至中医临床研究，目前已成为恶性肿瘤相关中医药的临床试验设计最常用的研究对象定义模式，形成了"病证结合、方证相应"的中医临床疗效评价的基本原则。在肿瘤患者由临床诊疗对象向试验研究对象的认知转变过程中，研究模式通常采用西医肿瘤病名与中医证候相结合的方法，即在对病理诊断已经明确的恶性肿瘤患者进行某种中医证候的研究时，先以实际中医药干预的属性定义其现阶段证候，再阐述肿瘤患者主症发生的中医病机。由于恶性肿瘤的西医诊断标准和治疗方法相对规范、公认度高，在临床研究中运用"以病统证"模式，在确定试验研究问题、纳入和排除标准、观察指标、对照方法、疗效评价标准等方面均具有明显的操作优势及可信度，不仅有利于描述明确的临床试验研究的科学性问题，接受公认的评价体系，还保留了中医特征。但其研究结论关注重点会由中医证候迁转至西医疾病。中医证候的个体差异来源于中医病机在时间和个体间的变化，而"以病统证"的临床试验研究模式在病例入组时，通常为提高研究的可行性，将初始证候分类标准确定后，在研究过程中通常不会随着时间推移而进行证候分类改变，从而淡化了中医证候的变化特征，如单一证候转变、证候病位改变、复合证候中寒热虚实消长等，对起始证候的治疗和评价就显露出研究结论与中医实质不完全契合的局限性，难以全面反映中医在临床实践中的实际疗效，故有学者提出将"以证统病"作为病证结合研究模式的重要补充。以证统病是指在病机相近的情况下，关注同属于某一种或一类的证候，或有一定证候演变规律的疾病，如肺阴亏虚证可包括肺癌病理分类中的腺癌、鳞癌、小细胞癌等。在临床研究中构建以证统病的研究对象认知模式，需要先从中医核心病机出发，根据研究目的归纳研究证候，待研究的证候可能是一个或若干个同病机证型、证素、症状，经归纳形成一个有统一病机规律的证候系列，即同证候系；然后考虑同证候系下需纳入研究的具体西医疾病，遵循中医病机证候与西医诊断标准来开展研究。但由于证候标准设定具有主观性，目前以证统病认知模式设计的恶性肿瘤临床试验研究尚不多见。

针对解决恶性肿瘤中医临床实际问题、评价中医药对于恶性肿瘤疗效，设计具有高度可行性及公认性的临床试验方案是目前中医药临床工作者和研究者的探索热点。

（三）恶性肿瘤病证结合临床疗效评价标准

1. **瘤体大小及患者生存期相关评价指标** 与其他评估标准相比，实体瘤疗效评价标准（response evaluation criteria in solid tumors，RECIST）能客观地描述治疗过程中实体肿瘤大小的变化，作为临床实践与试验中疗效评估的重要方法，得到了广泛的应用。在标准中明确指出，根据影像学检查的病灶大小变化情况，进行肿瘤治疗疗效评价，并将大小变化比例情况以缓解率[完全缓解（CR）、部分缓解（PR）、疾病进展（PD）、疾病稳定（SD）] 的形式定义，并且提出客观缓解率（ORR = CR + PR）、疾病控制率（DCR = CR + PR + SD）等评价指标。2009 年对 RECIST1.1 指南进行了修订：总目标病灶及单个器官目标病灶数量减少；在目标病灶长径总和中加入了淋巴结短轴的测量。目标病灶直径增长 5mm，或长径总和由最低值增加 20%，或正电子发射体层成像（PET）检查发现新的病灶，均考虑 PD。此外，对于肿瘤患者生存期的评价指标包括总生存期（OS）、中位生存期（MST）、无病生存期（DFS）、无进展生存期（PFS）等。

2. **借鉴免疫治疗疗效评价标准** RECIST 工作组及其免疫治疗小组委员会陆续发布了免疫相关疗效标准（irRC 标准）、实体肿瘤免疫相关疗效评价标准（irRECIST 标准）、实体肿瘤免疫疗效评价标准（iRECIST 标准）、实体肿瘤免疫修饰疗效评价标准（imRECIST），解决了免疫治疗实体肿瘤的疗效评价问题。从免疫制剂疗效评价标准的演变过程中可以看出：不同作用机制的抗肿瘤药物应该有不同的疗效评价标准与之相适应，而适宜的疗效评价标准是基于临床和基础研究证据逐步形成和不断完善的。

3. **引入 PRO 量表的评价方法** 在临床研究中，通过测评患者对自身症状及其对日常生活所造成的影响作为评价疗效的工具日益受到重视，应用最广泛的测评工具为基于患者报告的临床结局（patient reported outcome，PRO）量表。PRO 是指直接来自患者对自身健康状况、功能状态以及治疗感受的报告，其中不包括医护人员及其他任何人员的解释，涵盖了症状、功能、健康形态 / 生命质量及患者期望 4 个层面的内容，分为普适性量表和特异性量表两类。

4. **生活质量相关评价指标** 随着抗肿瘤治疗方式的丰富、抗肿瘤治疗有效率的逐渐提高、癌症生存者数量的日益增加、患者生存期的逐渐延长，肿瘤患者生活质量得到公共卫生行业及民众的广泛重视。生活质量是对由个人或群体所感受到的躯体、心理、社会各方面良好适应状态的一种综合测量，是评价癌症治疗预后的重要指标。全面了解肿瘤患者的生活质量水平并对其影响因素进行分析，从而实施有效的干预措施，最终有助于提高其生活质量，有效评价抗肿瘤治疗效果。选择适宜的评价指标工具是肿瘤患者生活质量评价的前提，常用的评价工具包括美国东部肿瘤协作组（ECOG）评分、卡诺夫斯凯计分（KPS，百分法）、世界卫生组织的生活质量简表（WHO QOL-BREF）、欧洲癌症研究与治疗组织生活质量核心问卷（EORTC QLQ-C30）等。

5. **中医证候评价标准** 2018 年颁布的《证候类中药新药临床研究技术指导原则》丰富了证候类中药新药的疗效评价指标，将其分为五大类：一是以目标症状或体征消失率 / 复常率，或临床控制率为疗效评价指标；二是采用患者报告结局指标，将患者"自评"与医师"他评"相结合；三是采用能够反映证候疗效的客观应答指标进行疗效评价；四是采用公认的具有普适性或特异性的生存质量或生活能力、适应能力等量表，或采用基于科学原则所开发的中医证候疗效评价工具进行疗效评价；五是采用反映疾病的结局指标或替代指标进行疗效评价，更加重视病证结合评价指标的重要性。2023 年颁布的《中药注册管理专门规定》明确规定主治为病证结合的中药复方制剂，其功能用中医专业术语表述、主治以现代医学疾病与中医证候相结合的方式表述。因此，现阶段的中药新药研制，在探索性临床试验中，应该对适应的证候进行探索研究；在确证性临床试验中，应该同时进行疾病和中医证候的疗效评价。但法规出台后，并未再出台相关技术细节及具体审评要求，对中医证候类药物的临床研究方法也一直处于探索阶段，并未提出形成共识的、科学可行的中医证候类药物研究与评价方法。目前，中医临床研究中所采用的证候疗效评价标准并不一致，甚至有些研究采用自拟标准，导致同类研究结果无法进行比较，无法为循证医学提供更高级别的中医临床研究证据，在一定程度上降低了研究价值。此外，证候是一个动态变化的过程，不合理的试验设计和观察时间会给研究结果带来偏差。

二、恶性肿瘤病证结合基础实验研究

（一）恶性肿瘤病证结合基础研究方法

以"病证结合"为切入点进行基础研究，可以加深对恶性肿瘤中医证候科学内涵的认识，从而使中医辨证论治更加客观化、更具科学性。目前病证结合模式下进行恶性肿瘤相关中医证候的研究方案基本是在与疾病诊断相联系的背景下进行设计，寻找与疾病疗效有关的特异性微观指标，并通过现代生物学方法开展基础研究加以验证。通过对应中医证候信息与研究对象机体内部微观的分子，细胞和组织的生理、病理信息，从而为中医药治疗恶性肿瘤提供现代科学依据。例如通过双向差异凝胶电泳（2D-DIGE）技术，比较非小细胞肺癌（NSCLC）脾虚痰湿证血清和其他证型血清蛋白图谱的差异；利用气相色谱 - 质谱（GC-MS）技术分析肺癌痰湿蕴肺证和气阴两虚证患者呼出气冷凝液（EBC）代谢产物的特异性；通过 ADx-ARMS 法检测肿瘤组织及正常组织病理标本中 *EGFR* 基因 18-21 外显子的突变情况，并根据不同证型找到对应关系等。

（二）恶性肿瘤病证结合动物模型的研究

病证结合动物模型是指在中医药理论、西医学理论与实验动物学知识的有机结合下，分别（或同时）在实验动物身上模拟、复制出的与人体疾病、证候相同或相近的实验动物模型。模型动物同时具有疾病与证候的特征。深入研究和建立病证结合动物模型是完成恶性肿瘤相关病证结合基础研究的基础，有利于在保留中医传统理论体系精髓的同时，更接近中医目前先诊病后辨证的临床实际，提高病证结合基础研究的可行性。

单纯的中医证候造模是根据中医病因直接对实验对象进行造模干预，使模型动物表现出实验要求所必需的中医证候，例如采用饮食失节、睡眠剥夺、冷热刺激、慢性束缚法等，制备肝郁脾虚证大鼠模型；采用反复电针刺激家兔引起惊、恐、怒，制备气滞血瘀动物模型。但由于单纯的外在致病因素，如环境、饮食、情志干预等，对中医证候而言多为诱发因素，具有非特异性，通常由于施加强度的不同，导致模型的代表性和稳定性不同，影响研究效果。运用西药干预动物造模，基于明确、特异的病理损害变化，重复性好，被大多研究者所公认，例如腹腔注射内毒素建立热毒血瘀证大鼠模型，皮下注射乙酰苯肼 / 环磷酰胺制备血虚大鼠模型。但因缺乏中医辨证论治思想的运用，模型动物的病理状态很难等同于中医特定证候。病证结合动物模型必须反映西医疾病和中医证候的双重特征，通常采用以下 2 种造模方法。

一种方法是采用多种因素，先后（或同时）构建疾病动物模型与中医证候动物模型，例如给予 8 周龄 BALB/c 雌性小鼠股四头肌每日注射利血平注射液 0.1ml（0.15mg/kg），连续 14d 进行血瘀证造模，第 15 天起隔日注射 1 次利血平溶液，连续 28d 进行模型维持，在血瘀证造模第 15 天，于小鼠右前肢腋部皮下进行无菌接种 C26 结肠癌细胞，可建立血瘀证结肠腺癌自发转移复合小鼠模型，并根据模型动物的体征及全血黏度指标检测加以验证造模是否成功；使昆明种小鼠每日游泳 2～5min，以身体下沉为度，并以 100% 番泻叶煎剂 0.5ml 灌胃，连续 6d，以此泻下并加劳倦过度方式结合皮下接种 H$_{22}$ 肝癌细胞的模式，可建立脾虚型荷瘤小鼠模型，从动物一般情况、悬空拉尾抵抗时间、血清 D- 木糖醇、血清促胃液素、胸腺指数、脾脏指数等多角度论证模型的特征。

另外一种方法是以明确疾病诊断的动物模型为基础，辨证归纳中医证候，确定病证结合动物模型，但这种造模方法使造模结果不可控，对实验过程及结果产生影响，故实际应用相对较少。

| 第三节 |
恶性肿瘤病证结合证型命名特点及分类方法

西医学主要是通过影像学、理化检查及病理检测，从微观的基因及细胞水平对肿瘤进行定性诊断，中医学则是采用四诊合参、司外揣内的方法，从宏观角度对肿瘤的形成加以阐述。现代医学诊断肿瘤具有准确性及客观性，而中医学认识肿瘤具有一定的模糊性和主观性。恶性肿瘤的最终确诊均应以病理诊断作为"金标准"，每种肿瘤均有一定的临床特点，其病因、病机、传变及预后也都有一定的规律可循。由于同一肿瘤在不同发病阶段，或有不同并发症，其临床症状及体征不同，中医证型不一致，治法也随之变化，故在辨病基础上尚需辨证。以晚期肿瘤患者为例，若患者在正气亏虚的情况下，不重视顾护本元，只是辨病加用很多抗肿瘤药物，则会进一步损伤机体正气，加快病情进展。以咳嗽为例，若为普通外感引起的咳嗽，经辨证论治后咳嗽会好转或痊愈，若咳嗽是肿瘤所致，常规的辨治则可能会延误病情，导致肿瘤进展。西医辨病有助于把握疾病的发展规律，并进行针对性的治疗；中医辨证则对患者整体情况有所把控。病证结合辨治恶性肿瘤已经成为目前中医药治疗恶性肿瘤的主要手段。

一、恶性肿瘤病证结合证型命名特点

目前恶性肿瘤的中医证型命名标准不一，原因主要有：恶性肿瘤疾病本身复杂的生物学特性及其治疗的多样性决定了肿瘤患者症状的多样性，导致恶性肿瘤的中医证候的复杂性；不同地域及不同医家对各肿瘤中医证型命名具有主观性因素，且中医证型是对患者当前阶段机体情况的整体概括，但随着恶性肿瘤病情的发展，中医证型也随之变化，故造成了中医证型命名标准不一的现象。花宝金等对 283 例初诊未经过任何治疗的中晚期非小细胞肺癌患者的中医证候及证素进行了分析，归纳主要的证素为气虚、血瘀、阴虚、痰湿、饮停胸胁、痰热、气滞、阳虚。而周仲瑛等认为肺癌基本病理因素为气虚、痰结、阴虚、血瘀、气滞、热毒、阳虚、血虚 8 种，主张在遵从气阴两虚、热毒痰瘀互结之基本病机基础上，以主症为依据的肺癌证型命名。

恶性肿瘤病证结合证型多以复合证型为主，对患者证素标准化的研究为基础，结合统计学手段，制定恶性肿瘤病证结合证型标准，现代实验技术对分子基础的研究也可用于标准化的确立。证型标准化的确立，不仅便于医家对临床辨证论治的统一及临床疗效的评价，也为肿瘤中医证候规范化研究设计思路及结果评价提供标准，以期为恶性肿瘤中医临床及新药研发提供实用价值。

二、恶性肿瘤病证结合证型分类方法

目前在恶性肿瘤病证结合研究中，中医证型的分类方法大多以中华中医药学会发布的《肿瘤中医诊疗指南》中的辨证分型标准为主要依据，同时可借鉴现代各医家在论著中对恶性肿瘤的辨证分型命名。例如郁仁存主编的《中医肿瘤学》、林洪生主编的《恶性肿瘤中医诊疗指南》、周岱翰主编的《中医肿瘤学》、周仲瑛主编的《中医内科学》教材等，均进行了中医证型分类。

（一）根据证素要点进行恶性肿瘤病证结合证型分类

证素核心辨证体系指出，在总结历代医家辨证思想、方法和内容的基础上，对辨证规律进行归纳、升华形成证素，包括病性证素与病位证素，而各病性证素之间及其与病位证素之间存在联系，使得证型分类有据可循。有研究根据中医证素聚类分析，进行肿瘤中医证型分类，并分析其分布特点。参考朱文锋所著的《证素辨证学》中的"简化计量"方法进行证素的判别，具体方法如下。①症状、体征对相关证素诊断权值计算：将每一病例的症状、体征，对照《证素辨证学》中的"证候辨证素量表"，查得其对有关证素诊断的简化计量权值。②证候轻重的权值计算：主诉症或症重，以（ + ）表示，按权值 ×1.5 计量；症中等按权值 ×1 计量；症轻，以（ - ）表示，按权值 ×0.7 计量。③证素的总权值计算：将患者的每一症状、体征对每一相关证素的诊断计量权值分别进行加权求和（含减负值），以计算各证素的总权值。④证素的诊断标准：参照《证素辨证学》中相关标准，一般以 [20]100 作为通用阈值（方括号内的 20 为简化计量权值，方括号后的 100 为计算机计量权值），即各症状对各证素贡献度之和达到或超过 [20]100 时，即可诊断相对应的证素，并可根据权值之和区分证素的轻重，即总权值 < [14]70，该证素的诊断不能成立；总权值在 [14]70 ~ [20]100，该证素属 Ⅰ（一级，较轻）；总权值在 [21]101 ~ [30]150，该证素属 Ⅱ（二级，明显）；总权值 > [30]150，该证素属 Ⅲ（三级，严重）。⑤简化计量方法：先按证候对有关证素的权值逐一登记，然后合计各证素的诊断值，并对证素诊断做出判别。最后将患者相关症状、体征对各证素贡献度的得分情况进行统计，按上述证素诊断标准诊断相应证素，然后对所诊断的证素进行频数和频率的统计分析，并在统计软件中采用系统聚类方法对证素进行聚类分析，从而得出证候分类。

近年来随着复杂网络原理分析、人工智能、大数据等现代科技的迅速发展，概率理论、模糊数学、数据挖掘、神经网络等新型方法也被广泛用于中医证型研究及分类上。通过挖掘中医证型内构数据造成证候形成可能存在的因素，提高其证据合理性及其客观真实性，从而形成中医辨证分类的共识。基于数据包络分析法的证候序列量化，辨证分型算法可用于解决中医辨证分型的建模问题；通过 ISO-R 法则建立"证候集合→证素组合集合→符合病机定义的证素组合"新三阶双网证素辨证体系，从而使恶性肿瘤及其他疾病的中医证型分类方法多元化，提高了医学界对中医药诊疗疾病的认可度。

（二）量表在临床诊疗及临床研究中被广泛采用

通过对恶性肿瘤规范化研究的检索发现，量表在纳入及排除收集病例中运用广泛，并且发现量表设计的规范与否直接关系到研究结果的客观性及有效性。例如结合中医理论对于肝癌患者生存质量内涵的理解，形成包括5个维度（生理反应、感觉症状、心理、社会关系、治疗的总体情况）的TCMPRO-肝癌患者量表，为研制具有中医特色的肝癌患者自报告量表建立了初步的理论模型。在设计量表时，应根据试验研究需要而设计评价性量表（明确量表的性能），使量表兼顾中医理论内涵与严谨精确的西医思维、精确客观地对量表条目池进行筛选，并使量表具备良好信度与效度等，从而使恶性肿瘤病证结合证型分类更加严谨，研究结果更加客观、稳定、可信。

（三）分级量化手段促进恶性肿瘤病证结合证型分类规范化

分级量化手段即根据临床收集患者的相关中医症状，依照在规定证型组和非规定证组中出现状况的差异分别进行赋分，并应用受试工作者特征曲线（ROC曲线）选择最佳诊断阈值，最终建立中医证型的量化辨证标准。以肺癌为例，对收集病例患者进行辨证分析，依据在血瘀（气虚、热）证组和非血瘀（气虚、热）证组中出现状况的差异分别进行赋分，并应用ROC曲线选择最佳诊断阈值，最终建立了血瘀、气虚以及热证的量化辨证标准，进而加以应用。这一方法结合了所研究的恶性肿瘤病种的特异性，采用了较为严谨的科学研究方法。

随着计算机技术的迅速发展及广泛应用，将中医证型的量化诊断标准与计算机技术相结合，在利用Logistic回归和条件概率换算法确定量化诊断的临界值后，使用JAVA语言对某恶性肿瘤的某一证型进行量化诊断过程编程，可实现诊断过程的自动化，统一证型分类，从而简化和规范诊疗及研究流程。

参考文献

[1] 管艳, 王雄文, 刘展华, 等. 非小细胞肺癌脾虚痰湿证相关蛋白质组学研究 [J]. 中医学报, 2015,30(8):1089-1091.

[2] 尤寅骏. 肺癌痰湿蕴肺证、气阴两虚证患者呼出气冷凝液的代谢组学研究 [D]. 南京：南京中医药大学, 2011.

[3] 曾婧. 晚期非小细胞肺癌EGFR基因突变状态与中医痰瘀证型相关性研究 [D]. 福州：

福建中医药大学 ,2014.

[4] 罗丹妮 , 赵妍 , 陈颖 , 等 . 肝郁脾虚型 IBS-D 大鼠模型的建立与评价 [J]. 辽宁中医杂志 ,2019,46(1):197-201.

[5] 吴锐 , 穆松牛 , 余淑娇 . 五种血瘀证亚型实验家兔模型的比较研究 [J]. 河南中医 ,2010,30(2):146-147.

[6] 杨超 , 周岩 , 孙晓红 , 等 . 具有中医"热毒血瘀证"表征的大鼠血液成分和流变学变化 [J]. 中国比较医学杂志 ,2007(10):607-612.

[7] 焦立红 , 任雷鸣 , 赵寿康 . 四种血虚小鼠模型制备方法的比较 [J]. 时珍国医国药 ,2006(6):1001-1002.

[8] 姚庆华 , 楼亭 , 郭勇 . 气虚血瘀证与 Balb/c 小鼠结肠癌血行转移相关性实验研究 [J]. 中华中医药杂志 ,2010,25(7):1115-1119.

[9] 谷建钟 , 郭勇 . 脾虚证荷瘤小鼠模型的建立 [J]. 中华中医药学刊 ,2011,29(4):767-769.

[10] 李丛煌 , 花宝金 .283 例中晚期非小细胞肺癌患者证候分布及证候要素组合特点分析 [J]. 北京中医药大学学报 ,2009,32(10):712-715.

[11] 朱文锋 . 证素辨证学 [M]. 北京 : 人民卫生出版社 ,2008:319.

[12] 刘永衡 , 张培彤 , 孔凡君 . 中晚期原发性肺癌血瘀证量化标准的研究 [J]. 中医杂志 ,2010,51(10):924-927.

[13] 王耀晗 , 张培彤 . 中晚期原发性肺癌气虚证量化诊断的初步探索性研究 [C]// 中国抗癌协会 . 第五届国际中医、中西医结合肿瘤学术交流大会暨第十四届全国中西医结合肿瘤学术大会论文集 . 广州 : 中国抗癌协会 ,2014:1-5.

[14] 周铁成 . 原发性肺癌热证分级量化及分层级诊断模式的探索性研究 [D]. 北京 : 北京中医药大学 , 2015.

第二章
恶性肿瘤病证结合的现代研究方法

| 第一节 |
宏观数据挖掘

一、数据挖掘的含义

数据挖掘（data mining，DM）是数据库知识发现（knowledge discovery in database，KDD）中的一个步骤。数据挖掘一般是指从大量的数据中通过算法搜索隐藏于其中信息的过程。数据挖掘通常与计算机科学有关，并通过统计、在线分析处理、情报检索、机器学习、专家系统（依靠过去的经验法则）、模式识别等诸多方法来实现上述目标。

关于数据挖掘，很多学者和专家给出了不同的定义：J.Han 和 M.Kamber 指出，数据挖掘是从大量数据中提取或"挖掘"知识。数据挖掘应当更正确地命名为"从数据中挖掘知识"，许多人把数据挖掘视为另一个常用的术语"数据库中知识发现"或 KDD 的同义词。而另一些人只是把数据挖掘视为数据库中知识发现过程的一个基本步骤。David Hand 等认为，数据挖掘是对观测到的数据集（经常是很庞大的）进行分析，目的是发现未知的关系和以数据拥有者可以理解并对其有价值的新颖方式来总结数据。Mehmed Kantardzic 则将其定义为运用基于计算机的方法，包括新技术，从而在数据中获得有用知识的整个过程。Alex Berson 将数据挖掘简单地概括为从一个数据库中自动地发现相关模式。John Wang 则认为，数据挖掘是从大型数据库中将隐藏的预测信息抽取出来的过程。韩家炜在《数据挖掘：概念与技术》一书中给出了一个更清晰的定义："数据挖掘，就是从大型数据库中抽取有意义的（非平凡的，隐含的，以前未知的并且是有潜在价值的）信息或模式的过程。"

二、数据挖掘的特点

1. **基于大量数据** 并非说在小数据量上就不可以进行挖掘，实际上大多数数据挖掘的算法都可以在小数据量上运行并得到结果。但是，过小的数据量完全可以通过人工分析来总结规律，此外，小数据量常常无法反映真实世界中的普遍特性。

2. **非平凡性** 所谓非平凡，指的是挖掘出来的知识应该是不简单的。这点看起来毋庸赘言，但是很多不懂业务知识的数据挖掘新手却常常犯这种错误。

3. **隐含性** 数据挖掘是要发现深藏在数据内部的知识，而不是那些直接浮现在数据表面的信息。常用的商业智能（BI）工具，例如报表和OLAP，完全可以让用户找出这些信息。

4. **新奇性** 挖掘出来的知识应该是以前未知的，否则只不过是验证了研究专家的经验而已。只有全新的知识，才可以帮助研究者获得进一步的洞察力。

5. **价值性** 挖掘的结果必须能给研究者带来直接的或间接的效益。大量的成功案例也证明，数据挖掘的确可以变成提升效益的利器。

三、数据挖掘的主要方法

（一）分类

首先从数据中选出已经分好类的训练集，在该训练集上运用数据挖掘分类（classification）的技术，建立分类模型，对没有分类的数据进行分类。

（二）估值

估值（estimation）与分类类似，不同之处在于，分类描述的是离散型变量的输出，而估值处理连续值的输出；分类的类别是确定的数目，估值的量是不确定的。一般来说，估值可以作为分类的前一步工作。给定一些输入数据，通过估值，得到未知的连续变量的值，然后根据预先设定的阈值，进行分类。

（三）预测

通常，预测（prediction）是通过分类或估值起作用的，也就是说，通过分类或估值得出模型，该模型用于对未知变量的预言。从这种意义上说，预

17

测其实没有必要分为一个单独的类。预测的目的是对未来未知变量的预测，这种预测是需要时间来验证的，即必须经过一定时间后，才知道预测的准确性是多少。

（四）相关性分组或关联规则

相关性分组或关联规则（affinity grouping or association rules）决定哪些事情将一起发生。

（五）聚类

聚类（clustering）是对记录分组，把相似的记录分在一个聚集里。聚类和分类的区别是聚集不依赖于预先定义好的类，不需要训练集。比如一些特定症状的聚类可能预示了一个特定的疾病，聚类通常作为数据挖掘的第一步。

（六）描述和可视化

描述和可视化（description and visualization）是数据挖掘结果的表示方式。一般指数据可视化工具，是报表工具和商业智能（BI）分析产品的统称。譬如通过 YonghongZ-Suite 等工具进行数据的展现、分析、钻取，将数据挖掘的分析结果更形象、深刻地展现出来。

（七）回归分析

回归分析（regression analysis）是指确定两种或两种以上变量间相互依赖的定量关系的一种统计分析方法。回归分析应用十分广泛。回归分析按照涉及变量的多少，分为一元回归分析和多元回归分析；按照因变量的多少，可分为简单回归分析和多重回归分析；按照自变量和因变量之间的关系，可分为线性回归分析和非线性回归分析。如果在回归分析中，只包括一个自变量和一个因变量，且二者的关系可用一条直线近似表示，这种回归分析称为一元线性回归分析。如果回归分析中包括两个或两个以上的自变量，且自变量之间存在线性相关，则称为多重线性回归分析。

（八）决策树

决策树（decision tree）是在已知各种情况发生概率的基础上，通过构成流程图形式的树结构来求取净现值的期望值大于等于零的概率，评价项目风险，判断其可行性的决策分析方法，是直观运用概率分析的一种图解法。在机器学习中，决策树是一个预测模型，它代表的是对象属性与对象值之间的一种映射关系。

决策树是一种树形结构，其中每个内部节点表示一个属性上的测试，每个分支代表一个测试输出，每个叶节点代表一种类别。

分类树（决策树）是一种十分常用的分类方法，属于监督学习模式。所谓监督学习，就是给定一堆样本，每个样本都有一组属性和一个类别，这些类别是事先确定的，那么通过学习得到一个分类器，这个分类器能够对新出现的对象给出正确的分类。

（九）随机森林

随机森林（random forest）指利用多棵树对样本进行训练并预测的一种分类器。在机器学习中，随机森林是一个包含多个决策树的分类器，并且其输出的类别是由个别树输出类别的众数而定。Leo Breiman 和 Adele Cutler 推论出随机森林的算法。而"Random Forests"是它们的商标。该术语是根据1995 年由贝尔实验室的 Tin Kam Ho 提出的随机决策森林（random decision forests）而来的。这个方法则是结合 Breimans 的"Bootstrap aggregating"想法和 Ho 的"Random subspace method"以建造决策树的集合。

（十）主成分分析

通过正交变换将一组可能存在相关性的变量转换为一组线性不相关的变量，转换后的这组变量称为主成分。

在实际课题中，为了全面分析问题，往往提出很多与此有关的变量（或因素），因为每个变量都在不同程度上反映这个课题的某些信息。

主成分分析（principal component analysis，PCA）首先是由 Karl Pearson 对非随机变量引入的，而后 H. 霍特林将此方法推广到随机变量的情形。信息的大小通常用离差平方和或方差来衡量。

（十一）因子分析

因子分析（factor analysis）指研究从变量群中提取共性因子的统计技术，

最早由英国心理学家 C. E. 斯皮尔曼提出。他发现学生的各科成绩之间存在着一定的相关性，一科成绩好的学生，往往其他各科成绩也比较好，从而推想是否存在某些潜在的共性因子，或称某些一般智力条件影响着学生的学习成绩。因子分析可在许多变量中找出隐藏的具有代表性的因子。将相同本质的变量归入一个因子，可减少变量的数目，还可检验变量间关系的假设。

虽然可运用于中医证候研究的数据挖掘方法众多，但目前仍缺少获得界内公认的符合中医特点的一套挖掘方法。

| 第二节 |

四诊信息分析

中医诊断疾病通过望、闻、问、切四诊收集患者各方面的病情信息，并按中医理论，采用八纲、脏腑、气血津液、经络等多种辨证方法进行归纳、分析综合，以识别病症。正如《素问·阴阳应象大论》所说："善诊者，察色按脉，先别阴阳，审清浊而知部分；视喘息，听音声，而知所苦；观权衡规矩，而知病所主；按尺寸，观浮沉滑涩，而知病所生。以治无过，以诊则不失矣。"又如《医宗金鉴·四诊心法要诀》所说："望以目察，闻以耳占，问以言审，切以指参。明斯诊道，识病根源，能合色脉，可以万全。"在诊断肿瘤时，也必须掌握这些原则。

几千年来，中医在诊断学方面积累了丰富的经验，特别是近几十年来，许多专家学者在中医四诊诊断肿瘤方面进行了大量的科学观察研究，取得了可喜的进展，现选择部分重点加以介绍。

一、望诊

望诊是中医诊断疾病的重要方法之一，正如《丹溪心法·能合色脉可以万全》所说："欲知其内者，当以观于外；诊于外者，斯以知其内。盖有诸内，必形诸外。"望诊的内容主要是观察患者的全身和局部的神、色、形、态。所谓审神气的存亡，可测生死；察色泽的善恶，形态的常变，可辨疾病的轻重浅深。

（一）望整体

1. **望神** 一般神色鲜明，目光精彩，神志清楚者为良性肿瘤，或肿瘤初起，或生长在体表而未损伤正气。反之，神色晦暗，沉滞，枯槁不明，精神萎靡，反应迟钝，体形消瘦者，多是患肿瘤日久，或有肿瘤转移，气血衰败的恶候或多是恶病质表现。

2. **望色** 主要观察患者面部颜色与光泽。面色以明润含蓄为正常，枯暗暴露为病。正如《素问·五脏生成》所说"青如翠羽""赤如鸡冠""黄如蟹腹""白如猪膏""黑如乌羽"等善色，是各类型人的正常色泽；反之"青如草兹""赤如衃血""黄如枳实""白如枯骨""黑如炲"等恶色，不论病之新旧，总属危候。

3. **望形态** 观察头、面（包括五官）、颈、胸、腹、背、脊柱、四肢、肛门、外生殖器等处，注意外形、是否对称、有无异常隆起或凹陷等，注意运动、知觉、腱反射障碍、水肿、静脉曲张等，所见不对称性肿物或异常隆起及其他不正常表现，应考虑肿瘤的可能。通常根据全身性异常表现，可以尝试分析原发肿瘤的部位（表2-1）。

表2-1 肿瘤引起的全身性异常表现

异常表现	主要肿瘤
皮肤瘙痒、痒疹	肺未分化癌、乳腺癌、霍奇金病、胰腺癌、胃纵隔恶性肿瘤、脑瘤
带状疱疹	恶性淋巴瘤、乳腺癌、胃癌、结肠癌、直肠癌、子宫癌、卵巢癌
黑棘皮病	胃癌、肺癌、乳腺癌、贲门癌
皮肌炎	肺癌、乳腺癌、卵巢癌、宫颈癌、胃癌、结肠癌、直肠癌、恶性淋巴瘤、鼻咽癌
杵状指	小细胞肺癌、纵隔肿瘤
肺源性肥大性骨关节病	肺癌、结肠癌、胸膜间皮瘤、纵隔肿瘤、恶性淋巴瘤
肌无力综合征、多发性肌炎	乳腺癌、肺癌、前列腺癌、宫颈癌、卵巢癌、结肠癌
周围神经炎	肺癌、多发性骨髓瘤、霍奇金病、白血病、胰腺癌、胃癌、结肠癌、乳腺癌、卵巢癌
小脑皮质变性	肺癌、乳腺癌、卵巢癌、子宫癌
精神变化	小细胞肺癌

异常表现	主要肿瘤
游走性血栓性静脉炎	男性肺癌、女性生殖器官癌、胰腺癌
非细菌性血栓性心内膜炎	胃、肺、胰脏的腺癌
淋巴水肿	卵巢癌、前列腺癌、结肠癌、淋巴癌
类癌综合征	肠癌、阑尾癌、结肠癌、胃癌、卵巢癌、睾丸癌、肺癌、甲状腺髓样癌
红细胞增多症	肾癌、肝癌、肾母细胞瘤、前列腺癌、肺癌
类白血病及幼红、白细胞反应	结肠癌、胰腺癌、胃癌、乳腺癌、肺癌
纤维蛋白溶解性紫癜	肺癌、前列腺癌、急性白血病、胰腺癌
胰源性溃疡综合征	胰腺癌
皮质醇增多症	肺癌、恶性胸腺瘤、胰腺瘤
高钙血症	肺癌、恶性胸腺瘤、胰腺瘤
低血糖	胰岛细胞癌、肝细胞癌、间叶组织肿瘤、肾上腺癌
高血糖	肾上腺嗜铬细胞瘤、胰腺癌
低钠血症	肺癌、胰腺肿瘤、胸腺肿瘤、十二指肠癌、淋巴瘤
男性乳腺发育	肺癌、肝癌

（二）望局部

1. **体表淋巴结情况** 区域淋巴结的好发转移部位与原发肿瘤的部位有一定的关系。因此，通常根据区域淋巴的分布位置和淋巴结的淋巴输入管与输出管方向，可以推断原发肿瘤的部位（表 2-2）。

表 2-2 淋巴结转移与原发肿瘤部位

淋巴结转移	原发肿瘤部位
枕	枕部头皮
耳后	颞部头皮
耳前	颞部头皮、耳、眼眶
腮腺	颞部头皮、耳、眼眶
面	眼睑、鼻
颏下	唇、口底、舌、齿、龈
颌下	舌、口底、上颌窦、鼻咽、齿龈

淋巴结转移	原发肿瘤部位
颈上	鼻咽、扁桃体、咽、腮腺、耳下
颈中	甲状腺、气管、喉
颈后	颈侧后部、甲状腺、腮腺、喉、鼻咽
颈下	甲状腺、气管、喉、胸壁、腋窝、纵隔
锁骨上	喉、胸壁、乳腺
内侧腋窝	腋窝、胸、腹部、盆腔等内腔器官
腹股沟	胸壁、乳腺、脐水平以下腹壁及背部淋巴 脐水平以下腹壁、腰、臀、外阴、生殖器及肛门

2. **神经受累情况** 神经系统如受到肿瘤侵犯，会出现一些特殊的症状，以此可以推断肿瘤的原发部位或转移部位（表 2-3）。

表 2-3　神经系统受累与肿瘤部位的相关性

神经系统受累表现	原发肿瘤或转移癌	主要表现
脑神经受累	颅内胶质瘤、鼻咽癌	颅内高压、剧烈头痛、喷射性呕吐、眼球震颤、复视、偏瘫等
喉返神经受累	甲状腺肿瘤、纵隔肿瘤、纵隔转移癌、肺癌、食管癌等	声音嘶哑
视神经受累	垂体部位肿瘤和视网膜母细胞瘤等	视力障碍
颈上及第一胸交感神经节受累	颈上侧肿瘤和转移癌	霍纳综合征——眼球内陷、上眼睑下垂、眼裂缩小、瞳孔缩小、上半身患侧温度升高与无汗
臂丛神经受累	肺癌等转移	肩胛带或上臂持续性烧灼样剧痛
膈神经受累	纵隔肿瘤、肺癌、食管癌等	膈肌麻痹，患侧可见膈肌反常运动，肺下界浊音上移，自觉气急、胸闷
脊神经受累	神经鞘瘤、脊髓胶质瘤、脊索瘤、血管瘤、浆细胞肉瘤以及乳腺、前列腺、甲状腺、肺、食管、肾等的转移癌等	感觉障碍或异常，痉挛性四肢瘫软，下腹壁反射消失，偶尔出现腰骶、臀、髋或足跟溃疡

（三）望舌部（舌诊）

舌诊是在中医理论指导下的一种独特的诊断方法。正如《临症验舌法》所云："凡内外杂证，亦无一不呈其形，著其色于舌……据舌以分虚实，而虚实不爽焉；据舌以分阴阳，而阴阳不谬焉；据舌以分脏腑、配主方，而脏腑不瘥，主方不误焉。危急疑难之顷，往往症无可参，脉无可按，而惟以舌为凭；妇女幼稚之病，往往闻之无息，问之无声，而惟有舌可验。"总之，舌象的变化，能客观地反映正气盛衰、病邪深浅、邪气性质、病情进退，可以判断疾病转归和预后，可以指导处方遣药。

舌诊的内容主要是观察舌质、舌体、舌苔及舌下络脉。舌质和舌体是舌的肌肉脉络组织；舌苔是舌体上附着的一层苔状物；舌下络脉是舌下位于舌系带两侧的静脉。正常的舌象应是"淡红舌、薄白苔"，舌体柔软、运动灵活自如，颜色淡红而红活鲜明，其胖瘦老嫩大小适中，无异常形态；舌苔色白，颗粒均匀，薄薄地铺于舌面，揩之不去，其下有根，干湿适中，不黏不腻；舌尖翘起舌底络脉隐约可见，绝不粗胀，亦无分支和瘀点。

1. **舌质** 主要有以下数种表现。

（1）淡红舌：多数健康人的常见舌象，许多早期癌肿患者也可见到淡红舌。但健康人的淡红舌应是不深不浅，红活润泽，不腻不燥。而早期癌肿患者的淡红舌虽也属淡红舌范畴，但却常常有舌质颜色晦暗，或伴有瘀斑、裂纹、齿痕及舌苔或腻或燥等病态表现。早期肺癌、食管癌、贲门癌患者随病情发展，淡红舌所占比例下降。密切观察、深入分析病理性淡红舌的变化，对肿瘤的早期诊断有一定帮助。病理性淡红舌多为肿瘤初起，精神抑郁，心火内炽的结果。

（2）淡白舌：舌色较正常为淡，白多红少，多见于虚寒证。肿瘤患者中淡白舌的比例较高，其中白血病患者高达60.4%～64.0%，其他如宫颈癌、胃癌、肺癌等患者的淡白舌比例也较高。经测定，淡白舌患者的红细胞数、血浆黏度、全血黏度和血细胞比容均显著降低，这与中医辨证肿瘤患者出现淡白舌为气血虚衰是一致的。

（3）红绛舌：较淡红色为深，甚至呈鲜红色，称红舌；较红舌更深的称为绛舌。舌红或绛，苔黄厚多为里热实证；舌红绛，少苔或无苔是阴虚火旺；舌绛少苔而津润者，多有瘀血。肿瘤患者如舌质淡红为邪浅病轻，舌质由淡红转红为毒已深，病情加重。舌质由红转绛为热盛津伤，阴虚火旺，预后不良。凡是舌绛无苔，呈镜面舌多不吉；晚期肿瘤患者出现光红舌，兼有糜苔或溃疡时，多为濒死的预兆。

（4）青紫舌：舌质微带青紫，多为气滞血瘀，血行不畅；舌有紫斑瘀点，多为久病内有瘀血；舌青紫转紫红色而干，多为热入血分；舌淡紫而润，多为寒证；舌色紫蓝，面唇俱青，见于严重缺氧。肿瘤患者中青紫舌的比例最高。据统计，青紫舌中肿瘤患者出现率是正常人的 18～19 倍。其中比例较高的有肺癌、食管癌、贲门癌、胃癌等。经测定，青紫舌患者有明显的舌尖及甲皱微循环障碍，而且全血比黏度、全血黏度、血浆比黏度、红细胞沉降率（血沉）均明显高于非青紫舌组。这与中医辨证肿瘤患者出现青紫舌为血瘀是一致的。临床用活血化瘀药物治疗有效的患者的青紫舌往往消退或变淡，同时血液黏度也由高变低，接近正常，这些患者预后较好，存活时间会很长。如肿瘤患者在病程中出现青紫舌，或青紫舌持续不退，常提示肿瘤转移及预后不良。因此，密切观察青紫舌的变化对肿瘤的辨证、治疗、预后判断有重要意义。

（5）肝瘿线：1962 年童氏报道原发性肝癌患者的舌左侧或右侧或双侧缘（偶见舌尖）呈紫色或青紫色，呈条纹状或不规则形状的斑块或瘀点，界限分明，易于辨认，称为"肝瘿线"。临床诊断为原发性肝癌者有肝瘿线的占 77.63%（59/76 例），由病理检查证实的占 78.26%（18/23 例）。对照肝硬化组无一例有肝瘿线，其他癌症比例极低。以后又有相继报道，其阳性率分别为 77.85%、85.87%、45.83% 等。因此"肝瘿线"可作为对中、晚期原发性肝癌患者的诊断辅助体征之一。当部分肝硬化与肝癌患者在放射性核素扫描、B 超、碱性磷酸酶（ALP）、甲胎蛋白（AFP）定性与定量确不易鉴别时，"肝瘿线"有一定参考价值。经测定，中、晚期有"肝瘿线"的原发性肝癌患者的全血黏度、血浆黏度、血细胞比容、血沉、红细胞电泳、纤维蛋白原值，比正常显著上升，这与中医辨证原发性肝癌患者出现"肝瘿线"为血瘀是一致的。

2. **舌体**　主要有以下数种表现。

（1）胖大舌、齿印舌：舌体较正常舌为大，伸舌满口，称胖大舌。舌体边缘见牙齿的痕迹，称为齿痕舌或齿印舌。中医学认为，此舌象多由脾肾亏虚，不能运化水湿，或水湿痰饮阻滞所致。胖大舌、齿印舌是肿瘤患者多见舌体，占 20%～30%。其中比例较高者有白血病、膀胱癌、肠癌、乳腺癌、宫颈癌等，尤其是白血病患者，达 44%。这些患者绝大多数属虚证或虚实夹杂证。此外，手术、放疗后胖大舌、齿印舌也多于未治疗组，因为手术、放疗虽然可对癌细胞起毁灭性打击，但给患者机体亦留下了需要一定时间才能修复，或难以修复的创伤。

（2）裂纹舌：舌面上有多少不等、深浅不一各种形态的明显裂沟，称裂纹舌。中医学认为，此由阴血亏损，不能荣润舌面所致，或是热盛伤阴，或是血虚不润。裂纹舌也是肿瘤患者常见的舌体，占 9.86% ~ 13.70%，其中以鼻咽癌所占比例为高，为 39%，其次为肺癌、淋巴瘤，分别各占 32% 左右。其他如晚期肝癌、甲状腺癌、口腔癌、胃癌等患者都可出现不同程度的裂纹舌。此舌象多为长期慢性消耗，机体阴血津液亏损所致。

3. **舌苔**　主要有以下数种表现。

（1）薄白苔：是健康人与非癌症患者最常见的舌苔，占 80% 左右，而癌症患者只占 46.02%。薄白苔多见于癌症早期，到中、晚期逐渐减少，腻苔逐渐增多。许多资料都表明癌症患者的舌苔随病情的变化而变化，其规律为早期病情轻者，苔色浅，多见薄白或薄黄，中、晚期病情重者舌苔为黄腻或灰黑色。

（2）腻苔、黄苔：由于舌菌状乳头的密度增加，增生致密，乳头间充满细菌、真菌、食物碎屑，脱落的角化上皮和渗出的白细胞等构成的油腻状密布舌苔，即腻苔。由于舌丝状乳头增殖，唾液分泌减少，舌苔干燥，加上某些颜色微生物作用和大量中性多核细胞存在于舌苔表面而形成黄苔。中医辨为舌苔白厚润滑者，属中焦湿阻；黄厚滑苔者，多属中焦湿热；黄厚黏腻者，属湿热重；黄厚干燥者，属里热伤津或津伤燥结。腻苔与黄苔是癌症患者的主要舌苔，所占比例远高于健康人。研究显示，肿瘤患者白腻苔、黄腻苔出现概率分别为 20.30% 和 14.97%，而在健康人中白腻苔、黄腻苔出现概率分别为 9.0% 和 3.8%。消化道恶性肿瘤患者以黄腻苔、白腻苔、剥苔为主，其中又以黄腻苔出现概率最高，占 48.3%。原发性肺癌、急性白血病、肝癌的黄苔、腻苔出现概率分别为 65.30%、58.50% 和 57.35%。肝癌与肺癌的早、中期患者腻苔、黄苔出现概率均小于晚期患者。此外，某些癌前病变，如萎缩性胃炎治疗后腻苔不退，应警惕癌变可能。

（3）灰苔与黑苔：多见于晚期肿瘤患者。灰苔由白苔、黄苔转化而来。苔灰而干，多属邪热实火羁留，灼伤津液；舌质淡红，苔浅黑而滑润，为阴寒过盛；灰黑而干燥，舌质鲜红者，多属大热伤阴。白血病恶化时，可出现灰黑苔。黑苔由灰苔、黄苔转化而来。由于高热、脱水、毒素刺激使舌乳头过长，或大量广谱抗生素的长期应用，使口腔内正常寄殖菌大量被杀灭而真菌乘机滋长，产生棕褐色至黑色舌苔。癌症晚期常见舌苔灰黑面带腐浊。

（4）剥苔：舌苔部位剥落，剥落处光滑无苔，余处斑驳残存舌苔，称花剥苔，由胃之气阴两伤所致。若舌苔全部退去，以致舌面光清如镜，称为光剥苔或镜面舌，是胃之元阴枯竭，胃气将绝的危候。肿瘤患者花剥苔的出现率远高于非肿瘤患者，主要是由于长期消耗，机体营养不良，导致舌黏膜的萎缩性改变。如胃癌患者花剥苔的出现率为33.30%，而慢性胃炎和胃溃疡患者仅占5.96%。鼻咽癌、宫颈癌、肺癌患者花剥苔分别占32.30%、18.40%、15.30%。有人观察到早期肝癌患者有时会出现光剥无苔的红舌，这对肝内小肿物良、恶性的鉴别，特别是肝癌的早期诊断有一定临床意义。如在体检时偶然发现或因肝区不适而应诊发现的肝内小肿物，B超、放射性核素扫描、血管造影、CT等有时难以除外恶性肿瘤，有人以舌诊观察这些患者，发现光剥无苔红舌组肝癌占绝大多数，而淡红舌组绝大多数是血管瘤等良性肿物。

4. **舌脉** 舌脉即舌下静脉。正常的舌下静脉仅隐现于舌下黏膜，绝不粗胀；舌脉长度均不超过舌尖下肉阜的3/5；舌脉管径均不超过2.7mm。近几年来对舌下静脉与肿瘤的关系研究进展较快。

舌脉异常随年龄增长而加重，这在健康人和非肿瘤患者中都有此规律，但程度与肿瘤患者比较要轻得多。心肿瘤患者中舌下脉有中度异常及重度异常者约占2/3，且舌脉异常严重者，往往病情较重，预后较差。舌脉异常较严重的多见于肝、胆、胰、口腔、肺、食管、贲门等癌者。如肺癌患者舌脉显露占86.4%，下沉者仅占7.5%。经测定，癌肿舌脉异常者的血细胞比容、全血黏度、血浆黏度、红细胞电泳时间、纤维蛋白原、血沉等血液流变学指标都明显高于正常人。因此，舌脉异常可作为血瘀的辨证依据之一。由于舌下脉异常在肿瘤患者中所占比例较高，故有人提出慢性疾病如出现舌下脉怒张、紫黑，要考虑有癌变可能。

5. **其他望诊**

（1）颊黏膜：主要观察颊黏膜上有无瘀斑或绛红色充血带，亦常见小米粒样的浅黄色硬结或其他小瘤状物簇集成群，注意其发生的位置、形态、有无苔膜等，以棱针试刺，察其出血之色、量和速度。有研究报道，若颊黏膜出现青紫色瘀血斑点或其他阳性改变；或出现棱针试刺瘀斑等阳性反应物，出血量多且色暗滞，诊断食管癌阳性率为96.12%。

（2）蟹爪纹：颧部纹线呈细丝状，细者淡红色，粗者紫红色，范围大者可以从颧部分布至鼻部。一蟹爪纹诊断肺癌阳性率为71.9%，且与肺癌分期成正比。

（3）躯干白斑：主要见于胸、剑突周围腹、背、腰5个部位皮肤，可出现白色斑点，呈散在或密集分布。躯干白斑在胃癌和食管癌患者中的出现概率分别为71%和62%（3个以上为阳性）。

二、闻诊

闻诊是中医四诊之一，包括听声音、嗅气味两个方面。

（一）听声音

1. **声音嘶哑**　声嘶渐起，逐日加重，久病失音，多为肺脏亏损或纵隔肿瘤压迫喉返神经引起的声带麻痹。

2. **呻吟**　多提示患者身有痛苦。肿瘤患者疼痛发作时异常痛苦，须询问、检查，及时予以处理。

3. **嗳气**　食管癌、贲门癌、胃窦癌患者胃气不降，常见嗳气。

4. **呃逆**　肿瘤患者久病，常表现为很顽固的呃逆，如晚期胃癌、肝癌等病变侵及横膈或刺激膈神经产生膈肌痉挛所致呃逆。呃逆亦可见于脑瘤患者之中枢性呃逆。

5. **呕吐**　除食管癌、贲门癌或胃癌患者常见外，化疗或放疗后亦常引起恶心呕吐。

6. **咳嗽**　咳嗽是肺癌或肺转移的主要症状之一。此外，肿瘤压迫气管、放射性肺炎或肺纤维化时均可出现刺激性咳嗽，以干咳为主。

（二）嗅气味

口腔癌、胃癌、肺癌患者常有口臭、呼吸臭及咳吐浊痰的腥臭味。鼻咽癌发展常有流腥臭鼻涕的气味。皮肤癌、乳腺癌、宫颈癌溃烂时，常有特殊癌性恶臭气味。

三、问诊

问诊是了解病情、诊断疾病的重要方法。对肿瘤患者的问诊，可以根据《景岳全书·十问篇》"一问寒热二问汗，三问头身四问便，五问饮食六胸腹，七聋八渴俱当辨，九因脉色察阴阳，十从气味神色见"来了解患者的主诉、现病史及过去史。《素问·疏五过论》载："凡欲诊病者，必问饮食居处……暴乐暴苦，始乐后苦，皆伤精气……离绝菀结、忧恐喜怒，五脏空虚，血气离守。"因精神创伤与肿瘤的发生、发展有密切关系，故必须一一询问清楚。

病史是正确诊断的源泉，必须全面详细地询问病史。注意倾听患者的主诉及其回答病史询问要点，抓住主要矛盾，有的放矢地做进一步检查，从而可以得出正确的诊断。

（一）主要症状

1. **早期症状**　多数癌瘤患者在早期阶段都有些不同程度的症状。如疼痛、出血或出现异常分泌物及某些全身特异表现（杵状指、肥大性骨关节病、类内分泌综合征等）。又如早期食管癌患者的吞咽哽噎感、吞咽疼痛及胸骨后闷胀不适感、食管内异物感等，早期肝癌患者肝区不适或轻微刺痛、食欲不佳、轻度腹胀、上腹满闷及轻度乏力、倦怠、消瘦等。但这些早期症状由于表现轻微，缺乏特征性，往往被患者或医师所忽视。因此，必须提高警惕，注意不同疾病的早期表现，结合其他检查，做出早期诊断。

2. **中、晚期症状**　中、晚期癌瘤患者的常见自觉症状有肿块及其引起的阻塞、压迫、破坏所在器官的结构与功能和转移所产生的相应症状，以及疼痛、病理性分泌物、发热、咳嗽、溃疡、黄疸、消瘦、贫血、乏力等。虽因癌瘤发生的部位、性质和病期不同，症状表现可能有一些差异，但大多都在上述列举的症状范围之内，在询问病史时应注意不要遗漏。

（二）病程

良性肿瘤的病程可达数年以至数十年，且生长缓慢，有突然迅速增大、变硬、固定、边界不清、溃烂、出血等，诊断时要考虑恶性病变。恶性肿瘤一般发展较快，病程较短。如未经治疗的原发性肝癌平均生存期仅 3 ~ 5 个月。

（三）性别、年龄

癌瘤多数发生于 40 岁以上的中年及老年人。如肉瘤一般多见于儿童及青少年。小儿的恶性肿瘤多起源于淋巴、造血、神经及间叶组织；肾母细胞瘤、神经母细胞瘤、视网膜母细胞瘤多发生于 4～5 岁之前。消化道癌、肺癌等以男性为多。乳腺癌主要发生于 40 岁以上的女性。

（四）家族史、个人史

人类的某些肿瘤可能有遗传倾向，在询问病史时，应注意患者的直系亲属中有无癌瘤史及其死因。注意询问患者的职业、烟酒嗜好、饮食习惯、精神情况、婚育史、寄生虫病及其他病史。

（五）诱因、癌前病变

注意询问患者是否居住在肿瘤高发区，是否接触致癌物质。有些恶性肿瘤可在慢性溃疡、慢性炎症或瘢痕的基础上发生。如鳞状上皮癌可继发于皮肤溃疡；胃贲门癌可继发于食管炎；胃癌可继发于胃溃疡及萎缩性胃炎；肠癌可继发于肠腺瘤、肠息肉、血吸虫病等；乳癌可在慢性乳腺囊性病的基础上发生；子宫颈癌则可在宫颈糜烂的基础上发生；等等。因此，必须详细询问上述病史。

四、切诊

中医的切诊包括按诊和切脉两部分。

（一）按诊

按诊是用触、摸、按、叩等手法，以了解肿瘤局部情况的一种切诊方法。

1. **局部按诊**　检查肿瘤时，动作要轻，不可用力挤压肿瘤，以免造成患者痛苦，防止肿瘤细胞受挤压而扩散。

（1）肿瘤的部位：肿瘤发生在什么部位器官，侵犯范围如何。内脏肿瘤除触诊定位外，还要行增强 CT、MRI、内镜等检查来确定部位。

（2）肿瘤的大小：详细检查肿瘤的长度、宽度和厚度，均以"厘米"为单位做记录。

（3）肿瘤的形状：圆形、结节状、分叶状、菜花状以及溃疡型或浸润型等。

（4）肿瘤的表面：光滑或高低不平。肿瘤与皮肤或基底有无粘连，有无橘皮样变、水肿等。肿瘤表面皮肤颜色是正常或潮红等。

（5）肿瘤的界限：有包膜、边缘清楚者多为良性肿瘤；边缘不清楚、不整齐者多为恶性肿瘤。

（6）肿瘤的硬度：分为坚硬、硬、硬韧、软、囊性、压缩性等。如骨肉瘤多坚硬；纤维瘤、纤维肉瘤、横纹肌肉瘤等多硬韧；脂肪肌瘤较软；甲状腺、乳腺或卵巢的囊性肿瘤呈囊性感，海绵状血管瘤及海绵状淋巴管瘤软且有压缩性。

（7）肿瘤的活动度：良性肿瘤系膨胀性生长，与周围组织无粘连，活动度良好；恶性肿瘤早期多可活动或活动度受限，但由于浸润性生长，侵入周围组织内，故在中、晚期活动度很小或完全固定。

（8）肿瘤的压痛：炎症、外伤或血肿形成的肿块均有压痛；肿瘤性肿块则一般无压痛，如有溃烂、感染或压迫邻近神经时也多有压痛。

（9）肿瘤局部皮肤温度：炎症引起的肿块及血管性肿瘤，肿块局部皮肤温度增高；骨肉瘤、血管肉瘤、妊娠哺乳期的乳腺癌等富于血管的恶性肿瘤，肿块局部皮肤温度多较高。

（10）搏动和血管性：动脉瘤、动静脉瘘、蔓状血管瘤及骨肉瘤、肝癌等富于血管的恶性肿瘤局部，可触到搏动和听到血管杂音，这表示肿块与动脉有连通。

2. **淋巴结按诊**　体表淋巴结主要有左、右侧的颈部、腋窝和腹股沟之大群淋巴结。此外还有左、右侧肘部和腘窝淋巴结。在正常情况下，除腹股沟淋巴结可稍能摸到外，其余区域的淋巴结均摸不到，如发现某一部位淋巴结肿大时，应注意其大小、硬度、分散或融合，有无压痛，与皮肤或基底有无粘连，进而判明是否由感染、淋巴结原发肿瘤或是转移癌引起，并根据区域淋巴结的部位和淋巴引流方向，可推断原发肿瘤的部位。体表淋巴结肿大的原因有多种，应作鉴别，一般有以下情况。

（1）化脓性感染：患部有红、肿、热、痛和压痛。初期肿大时呈散在性，以后可融合，进行抗炎治疗，可收到明显疗效。

（2）结核性淋巴结炎：淋巴结肿大并互相融合，质软或硬韧，有钙化时较坚硬，有的可查出波动。使用抗结核药治疗有效。

（3）恶性淋巴瘤：为原发于淋巴结的肿瘤，包括霍奇金病、淋巴肉瘤、网状细胞肉瘤等。有压痛，质硬韧或为橡皮样硬度而略带弹性感。早期多为一个区域淋巴结肿大，晚期多处体表淋巴结肿大，纵隔、肠系膜、腹膜后的淋巴结甚至内脏器官受累。

（4）淋巴结转移：常侵犯体表多处淋巴结。受累淋巴结初起一般小而分散，随后逐渐增大，进而互相融合成团，并与皮肤和基底粘连；质地多坚硬或硬韧，无压痛。

3. **腹部按诊**　触诊有无肿物，范围、性质、活动度及硬度。可判断肝脏大小、上界、下界、硬度，肝表面有无结节，肝下部边缘的厚度及是否整齐、听诊有无血管杂音，脾脏大小、硬度。叩诊可区别胃肠胀气、肿瘤或积液。

（二）脉诊

脉诊是中国传统医学的一种独特的诊病方法，是指医师用手指的触觉切按患者的桡动脉脉搏以探测脉象，借以了解病情、辨别病症的诊断方法。由于肿瘤的生理、病理变化极为复杂，特别是中、晚期肿瘤患者，会发生一系列内环境紊乱，主要是脏腑器官功能低下或失调而发生的各种病症，这些病理生理变化可不同程度地在脉象上反映出来。

（1）浮脉与沉脉：浮脉，举之有余、按之不足主表证。沉脉，轻取不应，重按可得，如石沉水底，主里证。临床上胃癌脉象多沉细，胁下积痛脉象多沉涩。沉紧者多为寒积。

（2）迟脉与数脉：迟脉，次数慢于正常，脉来迟缓，一息三至，来去极慢，主寒证。有力为寒实，疼痛、无力为阳损虚寒。数脉，次数快于正常，一息六至，往来快，主热证。有力为实火，无力为虚火。阳盛实热的癌肿疼痛多见洪数脉；痰火实热者脉多数而弦；阴虚内热者脉多数而细；阴血耗竭者脉多数而涩。

（3）洪脉与细脉：洪脉，按之浮盛满指，如洪水之状，来盛去衰，来大去长。常见于肿瘤早期邪热内盛，如肝癌湿热瘀毒型早期为洪滑脉，后期为弦滑脉。细脉，细小如丝，应指明显，脉位居中，举按皆然，主气血虚弱。食管癌寒盛患者脉常迟细，吐血后脉沉细。肿瘤患者手术后常出现细脉。

（4）滑脉与涩脉：滑脉，跳动往来流利，应指圆滑、如珠走盘。为气血涌盛，主热盛、痰湿、食滞等证。唇癌、喉癌、鼻咽癌、肺癌、胃癌、大肠癌如有痰湿、热盛证者都可出现滑脉。涩脉，往来艰涩不流利，如刀刮竹。涩而无力是少血伤精，涩而有力是气滞血瘀，或痰湿内阻。癌肿患者有血瘀证者常出现涩脉。

（5）弦脉、紧脉与濡脉：弦脉如琴弦，端直而长，指下挺然。主痛，主肝病，多见于气滞、疼痛、痰饮、气郁等证，如食管癌、胃癌、贲门癌、肝癌常出现弦脉。紧脉，往来绷紧有力，左右弹指如绞转索，如切紧绳，弹指紧张有力，主寒证。一般腹内肿瘤多呈弦紧脉象，如晚期食管癌常有紧而涩之虚寒脉象。濡脉，轻按即得，极软而浮细，举之有余，按之渐无，主湿、气虚、血虚、阴虚。肿瘤中、晚期可出现濡脉。

（6）弱脉、微脉、芤脉：弱脉，形体细小，脉位深，轻取不应，重按应指细软无力，主阳衰。脾肾寒湿型大肠癌常见沉细或弱细脉。微脉，极微细软，轻按应指，若有若无，按之欲绝非绝，主气血大衰、亡阳，多见于晚期肿瘤。芤脉，浮而大，来势柔软，按之中央空，两边实，有如按葱管之感觉，主大出血，见于晚期肝癌门静脉高压引起的大出血，或巨块型肝癌破裂出血。

（7）虚脉与实脉：虚脉，脉来迟缓、形大而无力，轻取即得，重按空虚，主正气虚，多见于癌症患者放、化疗后。实脉，来时坚实有力，形大而长，举之有余，按之有力，来去俱盛，三候皆然，主邪气盛，常见于痰湿蕴肺型肺癌。

（8）促脉、结脉、代脉与散脉：促脉，往来急促，时有停止跳动，歇止时间较短，且无一定规律，主火热、血瘀、气滞，痰湿阻滞，常见于疮疡痈肿。结脉，脉来无常数，时一止，脉来迟缓，呈不规则间歇，主阴盛气结。常见于痰气积聚型癌肿。代脉，来数中止，不能自还，止有定数，有规律间歇，为脏气衰微，三阳不足所致。晚期癌肿患者全身衰竭可见代脉。散脉，浮大而散，轻按即得，中候渐空，按之绝无，节律不整，散乱不定，主肾气衰败、气血耗散，为脏腑气绝之危象，多见于肿瘤晚期。

以上各类脉象中以浮、沉、迟、数、滑、弦、濡、细为最常见。但肿瘤患者的脉象比较复杂，临诊必须四诊合参，才能做出中肯诊断。一般来说，脉证相应，为顺，表示邪实正盛，正气尚足以抗邪。若反见沉、细、弱，为脉证相反，为逆，说明邪盛正衰，易致邪陷转移。又如肿瘤晚期，正气已衰，脉见沉、细、微、弱，为顺证；若脉象反见浮、洪、数、实，则表示正衰而邪不退，均属逆证。一般肿瘤在未转移之早期，见有余之脉，为邪毒正盛，当以攻毒为主；若见不足之脉，为正虚邪陷，当扶正祛邪。肿瘤已转移之中、晚期，见不足之脉为正气已虚，宜以补虚为主；若见有余之脉，为正气虚而毒气盛，则当清火化毒。因此，脉诊可以揭示肿瘤患者邪正的盛衰，同时也可以为治疗预后提供依据。

| 第三节 |

要素条目筛选

一、证候要素的概念

1998 年，田代华明确提出体质、病因、病位是形成证候的三大要素，认为只有运用这三种要素对临床症状和体征进行综合分析，才能够得出规范的证候。2002 年，朱文峰提出"辨证要素"的概念，并创立了以"辨证要素"为核心的辨证体系。该体系将病位与病性作为证候的基本要素和构成证名的主要元素，其中病位证素分为空间性位置和层次（时间）性位置，空间性病位包括表、半表半里、心、心神（脑）、肺、脾、肝、肾、胃、胆、小肠、大肠、膀胱、胞宫（精室）、鼻、耳、目、肌肤、筋骨、经络、胸膈等，层次性病位包括卫分、气分、营分、血分、太阳、阳明、少阳、太阴、少阴等；病性证素主要包括风、寒、暑、湿、燥、火热、毒（疫疠）、脓、痰、饮、水、食积、虫积、气滞、气闭、气虚、气陷、气不固、血虚、血瘀、血热、血寒、阴虚、亡阴、阳虚、亡阳、阳亢、阳浮、津液亏虚、精髓亏虚等。王永炎提出了证候要素的概念，并以此为基础建立了"以象为素、以候为证、病证结合"的辨证方法新体系。他认为证候是一复杂系统，具有多维界面、动态时间、内实外虚的特征，提出以证候因素应证组合完善辨证方法体系的建议，并将证候因素归纳为以下 6 类，共 30 个。外感六淫：风、寒、暑、湿、燥、火。内生五气：内风、内寒、内火、内湿、内燥。气相关：气虚、气滞、气郁、气逆、气脱、气陷。血相关：血虚、血瘀、血脱、血燥、出血。阴阳相关：阴虚、阳虚、阴盛、阳亢。其他：毒、痰、水、石。所有因素均为病性属性，并无位置属性。后来他将"证候因素"修改为"证候要素"，提出证候要素是满足如下3个条件的证候组成部分：①证候要素是组成证候的最小单元；②每一证候要素都有不同于其他要素的特异性症状；③临床所见的所有证候都可由证候要素组合而成。构成证候要素的症状可分为4类：①主症，即标准化回归系数明显较高的症状；②特异症，即偏回归系数明显较高的症状；③主症特异症；④非主症非特异症。其中前三类症状是证候要素的"内实"部分，最能反映证候要素的本质和共同规律，是临床干预的依据。第四类症状是证候要素的"外虚"部分，常是某一具体患者所表现出的一系列个性化信息，带有或然性。研究发现，外感病因的证候要素是风邪、寒邪、热邪、湿邪、燥邪、病气、外毒、疰邪和内伏风邪，又提出了"证候靶点"的概念，认为任一证候都是由若干证候要素和证候要素靶位组合而成，其中证候要素是对证候病因病机的表述，证候要素靶位是关于证候要素发生部位的厘定。任一证候要素或证候要素靶位都具有不同于其他证候要素或证候要素靶位的特异性症状、体征及其组合。

证候要素是构成"证候"的最小单元，通过"降维""降阶"，简化了中医辨证的多维性和复杂性，证候要素是判断证候类型的基础，也是确定理法方药的前提，其概念的提出既符合对一般事物由简到繁的认识过程，也符合中医临床辨证论治的思维特点，有助于临床医师直观地认识疾病本质，从而提高证候的规范化水平及临床病证的辨治水平。在病证结合前提下，建立基于证素的辨证规范或诊断标准，是中医证候规范化研究的重要内容和研究方向。

二、要素条目的筛选方法

张志斌等认为，证候要素的诊断依据是症状的组合，首先找到诊断这些证候要素的一组症状，然后通过证候要素之间的组合就可以得到纷繁复杂的证候，并将这一思维方式称为"应证组合"，指出提取证候要素，厘定证候靶位，进行应证组合是完善辨证方法体系的步骤。王天芳等也认为，通过多种途径和方法寻找对证候要素具有诊断意义的症状或症状组合，是建立基于证候要素辨证规范的必要环节。于东林等提出症状的临床特征是构成症状的基本要素，是证候要素的诊断依据。症状的临床特征包括症状的部位特征、性质特征、功能特征和加重缓解因素 4 类。其中，症状的部位特征和功能特征常是诊断病位要素的依据，症状的性质特征和加重缓解因素常是诊断病性要素的依据。

王耘等从已有的证候规范研究成果出发，以具有权威性的 4 部现行证候标准为基础，讨论了证候要素提取的方法，提出临床代表性是确定证候要素基本判别条件的观点，并对文献中 1 653 条记录进行分析，初步给出了证候要素的范围，并提出确定证候要素的思路：①整理现已形成的证候规范研究成果，尤其是具有权威性与约束力的国家标准、行业标准等，形成证候规范研究成果数据库；②着眼于病机、病因层面，从各证候规范研究成果中客观列出证候要素候选词；③分析各证候要素候选词在临床上的代表性；④根据证候要素候选词对记录的整体覆盖率确定证候要素体系。毕颖斐等综述了证候要素判断及方证对应研究的相关成果，并尝试对目前证候要素定量评价及方证对应量化研究等方面所面临的问题，提出解决思路和方法。他们将证候要素判断条目归纳为 4 种：第 1 种诊断特异且临床常见；第 2 种临床常见但特异性不足；第 3 种有较好的特异性但临床少见；第 4 种则是临床少见且特异性亦不足。他们指出，在证候要素判断条目的筛选时，应同时兼顾条目的敏感性和特异性。申春悌等提出病证结合中医证候要素研究的思路，即在临床流行病学全信息调查的基础上，采用潜在变量模型中因子分析模型、结构方程模型、项目反应理论中的等级反应模型、潜在类别模型等研究方法。何伟等通过对证候要素及其相关概念的辨析，总结了证候要素研究的类型有文献研究、专家问卷调查研究、临床试验研究，证候要素研究方法有聚类分析、因子分析、主成分分析、决策树、人工神经网络、支持向量机、Logistic 回归分析、隐结构模型、结构方程模型、随机森林法、项目反应理论，证候要素演变规律研究方法有证候要素分布频率分析、转移概率矩阵、非线性混合效应模型。

三、现状及存在的主要问题

在实际研究与应用中，许多学者将证素与证候要素二者混为一谈，如毕颖斐等明确提出证候要素，简称"证素"，文中论述也将朱文锋、王永炎两个团队的研究等同看待。证候要素与证素的关系，还没有统一的认识，如梁昊等研究了证素与证候要素的共性、区别和联系，认为证素与证候要素源于同一理论、同一标准，但绝非同一概念。二者在基本定义、病证结合、应证组合三方面存在一定分歧。而于东林等通过梳理证素和证候要素研究在命名、分类、界定原则和诊断依据等方面存在的问题，认为可以将证素、证候要素和证候要素靶位统称为证候要素，将证候要素分为病位要素和病性要素2类。

另外，于东林等通过对证候要素在证候规范化研究中的局限性研究认为：将证候拆分为证候要素的过程破坏了证候的完整性，因而不可避免地丢失了部分信息；证候中的关联词能够反映病邪的状态、病邪发展的趋势等，而关联词的意义在证候要素研究中没有体现；要在系统论思想指导下客观地看待证候要素与证候之间的关系，不能完全以证候要素研究替代证候研究。岳振松等通过对有关证候要素研究文献的分析，指出研究中存在的问题：①对证候要素概念界定不严格，部分研究所标称的证候要素并非真正的证候要素；②对证候要素理论的背景及意义理解不充分，采用先人工辨证后拆分证候要素的方式进行研究，违背了证候要素理论提出的本义；③运用数理统计提取证候要素，一方面很难做到正好将临床资料分成病性要素及病位要素，予以直接命名，多数是将证候要素组合人为拆分成病位证候要素和病性证候要素，拆分过程中人为因素明显。另一方面，对利用数理统计方法得出的分类对中医加以理解并进行诠释，存在相当大的主观性。

四、结论

要素条目的筛选不仅要考虑其是否常见，更应综合评价其敏感性和特异性。筛选最具代表性的要素条目，首先需计算其在证候诊断过程中所占的权重，而权重的确定可以通过层次分析、因子分析、相关系数、专家咨询等主客观方法实现。

夏蕾应用因子分析法探讨原发性肺癌的中医证候要素分类，通过对原发性肺癌患者相关资料进行分析，归纳出原发性肺癌有以下3种变量。①症状类变量29个：咳嗽气短、胸闷、乏力、痰中带血、腹胀、纳呆、浮肿、便溏、潮热盗汗、声音嘶哑、心胸胀痛、痰黄黏稠、痞块肿痛、发热、久嗽痰稀、口中黏腻、恶寒发热、神疲乏力、汗出气短、面色无华、面色萎黄、面色晦暗、腰膝酸软、肢体困重、午后潮热、咳痰黄臭、口干、心悸、咳嗽无痰。②舌象变量6个：舌苔薄黄、舌苔黄腻、舌红少苔、舌淡白或有齿痕、舌质紫暗或有瘀斑、舌淡胖。③脉象变量7个：脉沉细、脉弦涩、脉细数、脉弦滑、脉细缓或弱、脉沉迟、脉濡缓。经分类，得出原发性肺癌的中医证候要素为气阴两虚、阴虚热毒、肺脾气虚、痰湿蕴结、气滞血瘀5种，揭示了原发性肺癌的中医证候特点。

综上所述，证候要素作为中医诊疗理论研究的热点问题，虽然在临床上得到了广泛的运用，但在概念的内涵、外延、与相关概念的关系、证候要素的种类、证候要素的研究方法、相关研究结果的理论解释与推演等方面，还存在一些亟待解决的问题，尚需进一步加以研究。

| 第四节 |
证候量表法

通过临床流行病学、模糊数学、粗糙集理论等方法对所筛选的要素条目进行量化，制定证候量表是中医证候标准化与客观化研究的重要内容，是提高中医证候辨识度的重要举措。证候量表的研制符合中医客观化需求，但必须以中医概念操作化及理论框架为核心，需对条目池内涵分级量化并准确描述。

恶性肿瘤是严重威胁人类生命健康的主要疾病之一。传统医学对恶性肿瘤的认识和诊治由来已久，现已成为综合治疗中不可或缺的一部分。恶性肿瘤在临床上的证候表现错综复杂，中医师通过传统四诊手段获得疾病相关信息，不可避免地带有主观性、模糊性，不利于其中成功诊疗模式的标准化推广。基本证候的量化研究是解决上述问题的有效途径之一，近年来已开展了多方面的探索，现就几种常见恶性肿瘤中医证候量化研究的进展综述如下。

一、中医证候量化研究的基础

量化研究，也称定量研究，是社会科学领域的一种基本研究范式。体现在中医证候学方面，就是将影响证候判断的各种因素以数字化的形式去测量，探讨各因素与疾病、证候间的数量依存关系，以确定某证候的规范性。

中医发展史上早已存在证候量化的雏形，但受当时科研条件限制，多表现为半定量或等级定量的形式，量化标准较为模糊，带有主观性。如《素问·平人气象论》曰："春胃微弦曰平，弦多胃少曰肝病，但弦无胃曰死。"《伤寒论》中将寒证分为恶风、畏寒、恶寒、寒战等不同量级，中风可按病势发展的轻重分为中络、中经、中腑、中脏等。

诸多中医学经典著作阐明证候量化的思想是有其历史渊源的。自20世纪80年代开始，在中医规范化、客观化研究浪潮的影响下，证候量化研究广泛开展。孟家眉等制定脑血管病中医辨证量表，对气虚证、血瘀证、风证、痰证等证中的四诊信息分别赋分。梁俊雄等运用多学科结合的方法将脾虚证的量化诊断与计算机技术结合，用诊断信息评价分析法，配合计算机数据库管理技术，得出各因素的诊断贡献率。1997年10月徐迪华主编的《中医量化诊断》一书出版发行，书中制定了各种症状的量级标准，并用人机对照的方式，采集了大批"脉图"和"舌图"，分析舌、脉的量级标准和形态特征。王瑞明对中医证候量化研究的几大方法（相关因素赋分及数理模型法、结构方程模型法、多元分析法、量表法）进行总结，在比较各自的优势与不足后认为，结构方程模型法在研究临床辨证方面取得较满意的结果，符合推广的要求。

二、恶性肿瘤中医证候的量化研究

从定性描述到定量分析是科学发展的基本规律，恶性肿瘤的中医证候学研究也是如此，要经历数学化的过程，从经验的、模糊的、主观的状态逐步发展成为定量的精确的科学。

（一）肝癌的证候量化研究

侯凤刚等较早开展了一系列肝癌证候量化诊断研究。以肝癌血瘀证为例，侯氏依托中医文献和专家临床经验，制定肝癌血瘀证相关因素调查表，应用统计比较方法选定血瘀证的相关因素，用条件概率换算公式对其赋分，再应用最大似然比判别法确定量化诊断阈值，也就是当相关因素分值总和超过或等于这个阈值时，可以将该患者辨证为血瘀证。最后采用聚类分析法确立血瘀证轻、中、重度的界值，使之更适于临床应用。在此基础上，原发性肝癌气虚证、肝胆湿热证、肝阴虚证、肝气郁结证等不同证型上的量化诊断标准分别确立。这一系列的研究结合了肝癌的临床特点，统计学方法较为严谨、科学，相关因素赋分和程度分级合理，体现出中医规范化、现代化的发展趋势，作为早期探索性研究，对其他恶性肿瘤证候量化研究工作的开展具有极大意义及参考价值。李东涛等以 100mm 刻度法为主，结合症状程度赋分法，采用综合集成研讨厅专家研讨的方式，对肝癌患者的症状进行量化赋分。同时运用综合评价层次分析法对证候量化进行评价，在组织专家对评价指标进行权重估计后，将各个基本证候所出现的每一项症状的量化分值乘以其各自所对应的权重系数，然后相加得到各个基本证候的总分，即诊断阈值。经临床验证，与专家模糊判断的结果相比符合率较高，该方法可操作性较强。李氏应用的"综合集成研讨厅体系"，依托专家经验，符合中医学的思维特点，为恶性肿瘤证候量化体系的建立提供了另一种值得借鉴的思路和方法。

（二）肺癌的证候量化研究

姚嫱提出传统中医对舌象的观察单凭目测，所得结果缺乏定量指标，不利于中医现代化和客观化的发展，故进行乳腺癌和肺癌患者舌象特点客观量化的研究。该研究由舌色测色仪获得分析数据，随后利用卡方检验、方差分析等，对乳腺癌和肺癌之间及两种疾病不同分期之间进行舌色比较。肿瘤发展的不同时期应有不同的治疗侧重点，望舌是判断疾病发展阶段的关键手段，将舌色信息通过科技手段加以量化，不仅可以避免诊断者主观上的偏颇，且能保存大量的舌色信息，对多种分色定量，方便进行疾病之间及其发展阶段之间的对比。用舌象客观量化的方法可以发现疾病发展时期舌质细小或微观的变化，辅助诊断者及时掌握疾病的转归和预后，从中总结客观规律。王耀焓等对中、晚期原发性肺癌气虚证进行了初步量化研究。主要设计方法与侯氏类似，不同的是，在选定肺癌气虚证的相关因素上，采用卡方检验及 OR 值（优势比）两种统计学方法。刘永衡、张玲也采用类似方法得出肺癌血瘀证、痰证量化判别标准，通过这种中医与西医、基础与临床相结合的研究，能够获得理论与认识上的创新，开拓中医治疗血瘀证研究的新思路。

（三）乳腺癌的证候量化研究

王辉等尝试将血瘀证量化诊断标准与计算机技术结合，以实现诊断过程的可视化和自动化。在利用 Logistic 回归和条件概率换算法确定量化诊断的临界值后，使用 JAVA 语言，对乳腺癌血瘀证量化诊断过程编程，制作出完整的诊断程序，使得现代化技术更为快捷、便利、准确地服务于中医诊疗工作。姚嫱在《乳腺癌和肺癌患者舌象特点及客观量化的研究》一文中通过对受检患者舌色的定量分析得出：乳腺癌各期舌质无明显变化，早期为薄白苔，晚期多见白腻苔，说明乳腺癌病情发展缓慢，邪气不盛，晚期脾气渐虚，提示治疗应以扶正固本、健脾益气为主。

（四）大肠癌的证候量化研究

刘曼曼等、周奕阳等采用与侯氏类似的方法开展了大肠癌肺气虚证、脾气虚证、湿热内蕴证量化诊断的研究，并利用临床流行病学调查资料对诊断标准进行了回顾性检验，表明其与专家组的辨证有较高的一致性。但因缺乏大样本的前瞻性临床试验，这些诊断标准尚未在实际工作中得到推广和运用。欧开萍在一项"晚期大肠癌证候聚类分析及主成分分析"的研究中，分别用相机记录大肠癌患者化疗前、中、后 3 个阶段的舌象，应用图像处理技术实现舌体、舌苔颜色的分割，并采用 RGB 色彩分析模型实现舌色、苔色特征量的智能化测算。研究结果可能受到样本量少、治疗因素等影响，未得出化疗前、中、后各组舌色苔色存在明显差别。较之姚氏的方法，本研究将数据导入"中医舌诊专家系统"，用自动分割和手动分割相结合的方式剥离舌色和苔色，使得信息录入更为精细与准确。用拍照的形式将舌诊信息采集到计算机系统并给予量化，方便医师简便、实时地采集舌象信息，减少自身经验及环境等客观因素的干涉，也符合循证医学的发展规律。

（五）胃癌的证候量化研究

朱莹杰等在进展期胃癌脾虚证等级的计量诊断研究中，探寻在脾虚证程度不同时，临床症状和血液指标之间的相关性。该研究采用中医症状积分法，对脾虚相关症状赋分，再对各项脾虚症状及有统计学意义的血液指标进行 Fisher 判别分析，由此建立进展期胃癌脾虚证等级判别函数式，后期的回代判别符合率也较为满意。该研究通过对症状、体征和血液指标的定量化研究，建立了胃癌脾虚程度的多参数判别函数式。

胃癌是临床常见的恶性肿瘤，中医药治疗也发挥着十分重要的作用。对胃癌证候本质及程度的准确判别是后续治疗的前提，经检索发现，胃癌证候定量化研究的文献资料较少，为进一步满足临床需要，目前我们已着手进行有关胃癌气虚证、血瘀证的量化研究工作。

三、小结

经现代医学众多规模的实验和临床研究后，恶性肿瘤治疗思路逐步转变。1956 年美国得州大学 Williams 在其专著《生化学个体性》一书中明确提出"个体化医疗（individualized drug therapy）"一词，即以每个患者的信息为基础决定治疗方针，从个体差异来把握治疗效果或毒副作用，从而确定每个患者最适宜的疗法。恶性肿瘤因其异质性、耐药性特点尤其需要个体化治疗，这与中医"辨证论治"思想不谋而合。西医治疗模式下肿瘤的个体化治疗着眼于"基因"，伴随着人类基因组学计划的进展，基于肿瘤分子生物学特征的靶向治疗已经运用于临床，如对 HER2 超表达的乳腺癌患者有效的赫赛汀等药物的问世。而中医的个体化治疗着眼于"证"，肿瘤患者证型的不同或不同时期证型的改变是中医治疗的依据，先有"辨证"，才谈"论治"。肿瘤"证"的确立目前尚缺乏公认的诊断体系，因此证候量化研究工作的开展十分必要。

回顾近 20 年来肿瘤证候量化研究的资料，因处于起始阶段，还有以下几个方面尚不完善。

1. 四诊资料的收集 中医学依靠四诊手段来收集患者的病情资料，统一标准缺乏，主观性、模糊性强，且恶性肿瘤病机复杂，病情多变，易对资料收集产生干扰。对此，有学者提出可使用脉诊仪、舌象图谱分析仪、红外线探测仪、问诊数学模型等现代化工具，对信息进行客观描述。

2. 研究方法学的选定 每一种数理统计方法都有其局限性，研究者应根据研究目的正确选择，或几种方法结合使用，才能使研究结果符合实际并适应中医证候的复杂性。就目前肿瘤量化研究的方法来看，有些常常会和临床实际脱节，如应用逐步回归分析法制定诊断量化表，但此方法要求数据服从正态分布，限制了临床应用范围；判别分析是基于各变量的作用与其他变量的值无关所建立的一种简单的线性描述，而肿瘤类疾病的症状和证候之间的关系是十分复杂，大部分为多重共线性关系和协同关系；Bayes 判别要求各个指标之间相互独立，而医学上指标之间多是相关的；最大似然法要求足够的调查样本数和用作鉴别辨证的评价指标，才可能得到较高准确率；在肿瘤证候量化研究中应用较多的是 Logistic 回归分析，先通过 OR 值的大小评价变量对证候贡献的程度，选定相关因素，再绘制 ROC 曲线确定最佳诊断阈值。这种数理统计赋分的方法目前看来较为严谨，也有待临床进一步验证。另有学者使用"综合集成研讨厅"法，即钱学森提出的"从定性到定量的综合集成的研讨厅体系"。该体系指导人们在处理复杂问题时，把专家的智慧、计算机的高性能和各种数据、信息有机地结合起来，把各种学科的科学理论和人的经验知识结合起来，构成一个统一的、人机结合的巨型智能系统和问题求解系统，这也是恶性肿瘤证候研究值得尝试的新思路。

3. **证候量化结果的临床验证**　肿瘤证候量化研究在临床验证标准方面存在一定问题。就以往的文献资料来看，建立量化标准依照的"标准"和用来临床验证的"标准"是相同的。这就容易使临床验证流于形式，起不到真正的检验作用。并且采用的评价指标也不相同，有以符合率或总体符合率作为评价指标的，也有按临床流行病学诊断性试验评价原则（敏感度、特异度、准确度、阳性似然比等）验证的。科学地进行临床验证在肿瘤证候量化研究中起着至关重要的作用，可考虑在严格按"临床科研设计、衡量、评价（Design，Measurement and Evaluation in Clinical Research，DME）法"的设计前提下，以多位专家的经验为"金标准"进行临床验证。

总之，在前人研究经验的基础上，临床流行病学、统计学、模糊数学、计算机等学科交叉渗透，常见肿瘤的证候量化工作逐步开展，部分已获得临床验证，研究方法也日渐成熟，建立恶性肿瘤统一、完善的证候量化体系之路前景光明。

当前，中医证候诊断客观化主要有多标记学习法、不平衡数据集处理、拓扑结构及前瞻性队列研究思路、复杂网络、人脑认知等研究方法。运用数理统计方法探究中医证候标准，有利于复杂中医辨证信息的化简，发现其中潜在的规律，从而获得较为客观的结论。如隐结构模型在模型内容、推导过程、结果分析这几个方面具有客观性，可以为证候分型、证候标准的建立提供定性定量依据，且能进一步明确隐变量与变量之间的关系。但纯数理统计方法的选用及其结果判定，终究少不了中医学专业理论的指导与修正，而这种主观的修正，又对证候标准制定的客观性造成了破坏。并且当前中医临床经验因人而异，使得疾病证候标准制定较为棘手。王子涛等建议在把握中医证候特征基础上，引入系统思维，明确拟定证候标准辨识路径、决策模式、目标朝向、症证关系，充分考虑辨证过程中的复杂性与多样性，适当发挥专家调查、文献研究、数据分析等方式的作用，必要时采用不同模式、不同方法应对不同模块。此外，通过方剂疗效确立中医证候标准是一个重要的途径。中医证候标准化的根本目的是提高临床疗效，使中医理论指导的实践结果可靠、可重复，得到国际社会认可。但到目前为止，大部分以病为纲制定的中医证候标准仍处于发展阶段，证候标准化研究方法运用不一、绝大部分症状的权值不明确、证候标准与复杂的临床情况相去甚远等因素，这可能是其未被界内普遍认同并推广应用的主要原因。

体内物质变化之微观研究，主要从物质组成、细胞、组织结构等方面着手。研究者们通过分子生物学技术[蛋白质印迹、酶联免疫吸附测定（ELISA）、低通量芯片等]，希望找到具有高特异性和高敏感性指标作为证候分型的客观依据，从而提高证候辨识度。

证候分型的物质基础应该是多层次、立体网络状物质群，单一物质或单一指标简单叠加无法揭示中医证候的全貌。组学技术可以在某个特定时间，对机体各个层面的生命活动物质进行定性、定量分析，发现其中的特性与规律，从整体上评价由各种因素所致的生命体功能变化。可以说组学技术所遵循的理念，与中医学的精髓"整体观念、辨证论治"尤为吻合。利用以高通量系统论为指导的组学方法探索中医证候实质，寻找证候及其分型的物质基础，实现宏观、微观层面的证候分型，是界内证候研究较为合适的方法。

如果要完全阐明证候的内涵，仅从组学方面探究还是不够的。组学技术虽然提供了探索证候内在本质物质基础的方法，但涉及物质构型，改变判别困难。代谢、蛋白以及基因组学虽然可从整体上阐释疾病发生的机制，突破了以往单一指标的局限，但是研究证候物质基础所采取的仍是还原法，多以探寻证候特异性物质——基因、代谢产物等为指标，据此研究证候，可能会像以往一样落入还原分析思维的泥潭，以致无功而返。此外，在中医证候的形成过程中，情志、心理因素占有重要地位，而目前通过组学技术分析得出的结果还难以阐释诸如感觉、意识、思维等高级神经活动的机制。因此，纯粹从组学视角试图全面阐释证候本质是不够的。

| 第五节 |

微观分子机制研究

中医诊疗以"辨证论治"为特色，随着现代研究技术的发展，分子生物学理论和技术为辨证论治研究提供了有效方法，使研究结果更具有客观性。近年来，随着单一基因或单一蛋白分析方法、基因组学及蛋白质组学研究方法的发展及应用，学者们对肿瘤证候相关分子进行了许多研究，为肿瘤证候的分子机制提供了新的认识，有关多种肿瘤异病同证或者同种肿瘤同病异证与分子机制之间的特异性关系以及证候间或同一证候内微观分子之间的相互关系成为现代肿瘤证候类研究的热点及难点。

司富春等对 1990 年 1 月—2012 年 12 月中国期刊全文数据库（CNKI）收录的以"中医证"及"肿瘤"或"癌"为关键词进行文献收集。共检索到 75 篇文献，按上述标准选出 41 篇，其中肿瘤组织文献 26 篇，整理后，得到相关分子 44 个，其功能包括了肿瘤的抑癌基因、凋亡抑制基因、细胞增殖基因、信号转导相关基因、肿瘤的分化（转移、浸润）基因以及糖蛋白抗原等蛋白。肿瘤血清组织的 11 篇文献整理后共得到 20 个证候，相关分子 16 个；动物血清组织的 4 篇文献整理后得到 8 个证候，相关分子 12 个。在所选出的 41 篇文献中涉及的肿瘤种类有：鼻咽癌、食管癌、肺癌、肝癌、结直肠癌、胃癌、乳腺癌、胰腺癌等，肿瘤的标本来源主要是手术切除组织和病理活检组织，而人血清和动物血清的标本来源主要是抽取新鲜血液。研究方法主要有免疫组织化学法、ELISA、逆转录聚合酶链反应（RT-PCR）、单克隆抗体免疫技术等，仍需要引进更多新的技术方法。对肿瘤证候要素分析，结果表明虚、痰、瘀、滞为常见证素，与痰证相关的分子有 EGFR、Ki-67、TFF1，与瘀证相关的分子有 CA199、CEA、CA242 等，与虚证相关的分子有 P53、EGFR、CerbB2、VEGF。EGFR、Ki-67、TFF1、CerbB2 的分子功能均与肿瘤细胞增殖相关。在虚证中，癌症相关蛋白涉及比较多，共有 9 个，其中较多的是负调控细胞凋亡分子和 DNA 损伤分子通路；在痰证中主要是细胞凋亡调节、DNA 复制分子通路以及细胞表面受体信号通路，没有检测到的中间蛋白质出现也比较多；在瘀证中同样也涉及 5 个癌症相关蛋白，比较明显的是发现了细胞膜受体、磷酸肌醇、糖代谢信号转导通路。

肿瘤是一种与基因和蛋白分子异常改变相关的分子疾病，在病变过程中表现出各种不同的证候类型，因此探讨多种肿瘤的异病同证和同种肿瘤的同病异证分子生物学基础，对于认识癌症发生分子机制和肿瘤证候分子病机具有重要的学术意义。通过对单一肿瘤和多种肿瘤证候分子改变检测，寻找证候的特异性分子或分子谱，将是揭示肿瘤同病异证和异病同证分子基础的有效途径。

参考文献

[1] HAND D . 数据挖掘原理 [M]. 张银奎，廖丽，宋俊，译 . 北京：机械工业出版社，2003.

[2] BERSON A, SMITH S, THEARLING K. 构建面向 CRM 的数据挖掘应用 [M]. 贺奇等，译北京：人民邮电出版社，2001.

[3] HAN J W，KAMBER M，PEI J 数据挖掘：概念与技术 [M].3 版 . 范明，孟小峰，译 . 北京：机械工业出版社，2012.

[4] 孙文生 . 统计学 [M]. 北京：中国农业出版社，2014.

[5] 朱文锋 . 中医辨证体系及"证"的规范化研究 [J]. 天津中医，2002，19（5）:1-4.

[6] 朱文锋 . 创立以证素为核心的辨证新体系 [J]. 湖南中医学院学报，2004，24（6）:38-39.

[7] 张志斌，王永炎 . 辨证方法新体系的建立 [J]. 北京中医药大学学报，2005，28（1）:1-3.

[8] 张启明，王永炎，张志斌，等 . 外感病因中证候要素的提取 [J]. 山东中医药大学学报，2005，29（5）:339-341.

[9] 王永炎，张启明，张志斌 . 证候要素及其靶位的提取 [J]. 山东中医药大学学报，2006，30（1）:6-7.

[10] 张志斌，王永炎，吕爱平，等 . 论证候要素与证候靶点应证组合辨证 [J]. 中医杂志，2006，47（7）:483-485.

[11] 王天芳，杜彩凤，王庆国，等 . 基于证候要素及病证结合建立证候诊断标准的思路 [J]. 中西医结合学报，2009，7（10）:901-906.

[12] 于东林，张磊，王义国，等 . 证候要素的诊断依据是症状的临床特征 [J]. 中国中医基

础医学杂志，2014，20（12）:1624-1625.

[13] 王耘，张志斌，马健.基于证候规范研究成果的证候要素提取与分析 [J].北京中医药大学学报，2007，30（5）:293-295.

[14] 毕颖斐，毛静远.对中医证候要素定量评价与方证对应的思考 [J].中华中医药杂志，2012，27（8）:1994-1997.

[15] 毕颖斐，毛静远.基于证候要素的病证结合辨治研究思路浅探 [J].中华中医药杂志，2017，32（2）:648-650.

[16] 申春悌，陈启光，陆岩，等.中医证候要素研究中潜在变量模型的应用 [J].北京中医药大学学报，2010，33（11）:725-731,793.

[17] 何伟，程淼，乔文彪，等.证候要素及其演变规律研究方法探析 [J].中医杂志，2013，54（11）:901-904.

[18] 梁昊，彭清华，周小青，等.证素与证候要素的共性、区别和联系 [J].北京中医药大学学报，2015，38（1）:18-21.

[19] 于东林，丁宝刚，孙喜灵，等.关于证素和证候要素研究的思考 [J].中华中医药杂志，2016，31（6）:2051-2053.

[20] 岳振松，韩金凤，姜战胜，等.中医证候要素研究的反思与对策 [J].辽宁中医杂志，2014，41（1）:11-14.

[21] 夏蕾.基于因子分析法探究原发性肺癌的中医证候要素分类 [J].内蒙古中医药，2018，37(1):6-7.

[22] 王瑞明.量化分析在中医证候诊断中应用的研究进展 [J].中国中医药科技，2008，15(6):489-490.

[23] 侯凤刚，赵钢，刘庆，等.原发性肝癌血瘀证量化标准的方法学研究 [J].中医药学刊，2005，23(3):477-478，480.

[24] 李东涛，凌昌全，朱德增，等.原发性肝癌中医常见基本证候轻重程度量化评价研究 [J].中国中西医结合杂志，2007，27(7):602-605.

[25] 姚嬛.乳腺癌和肺癌患者舌象特点及客观量化的研究 [J].辽宁中医杂志，2008，35(2):163-164.

[26] 王耀焓，张培彤.气虚证分级量化诊断研究现状 [J].中国肿瘤，2012，21(12):926-931.

[27] 刘永衡，张培彤，孔凡君.中晚期原发性肺癌血瘀证分级量化标准的临床研究 [J].山东中医药大学学报，2010，34(2):125-129.

[28] 张玲，张培彤. 中晚期原发性肺癌痰证判别要点量化的临床研究 [J]. 北京中医药大学学报，2012，35(8):572-576.

[29] 王辉，杜欣颖，王苏，等. 乳腺癌血瘀证量化诊断标准的制定及判别过程的自动化实现 [J]. 北京中医药，2012，31(7):483-486.

[30] 刘曼曼，余涛，陈旻，等. 肠癌肺气虚证量化辨证标准的研究 [J]. 中医学报，2011，26(3):259-261.

[31] 周奕阳，侯风刚，岑怡，等. 肠癌湿热内蕴证量化辨证标准的研究 [J]. 现代生物医学进展，2011，11(9):1723-1726.

[32] 欧开萍. 晚期大肠癌症候聚类分析及主成分分析 [D]. 北京：中国中医科学院，2007.

[33] 朱莹杰，杨金坤，郑坚，等. 进展期胃癌患者脾虚证等级的计量诊断研究 [J]. 辽宁中医杂志，2006(9):1057-1059.

[34] 卢雯平，朴炳奎. 中医的个体化和规范化治疗 [J]. 癌症进展，2010，8(3):212-214，218.

[35] 张伟，周宏灏. 药物基因组学和个体化医学的转化研究进展 [J]. 药学学报，2011，46(1):1-5，9.

[36] 贺春瑞，王振彪. 临床流行病学调查方法在中医证候研究中的应用 [J]. 中国中医基础医学杂志，2006(5):385-386.

[37] 谢艳虹，许朝霞，王忆勤. 隐结构模型在中医证候分类识别中的应用概况 [J]. 中华中医药学刊，2015，33(2):286-289.

[38] 王子涛，李倩，苏涛，等. 中医辨证思维与证候标准的多样性探讨 [J]. 实用医学杂志，2015，31(21):3469-3472.

[39] 朱明丹，杜武勋，姜民，等. 中医证候与基因、蛋白质、代谢组学研究思路探讨 [J]. 中国中医基础医学杂志，2010，16(1):69-71.

[40] 司富春，岳静宇，王振旭，等. 近 20 年肿瘤中医证候分子研究的数据挖掘 [J]. 世界中西医结合杂志，2013，8(8):763-767.

第三章
现代研究技术在恶性肿瘤病证结合研究中的运用

|第一节|

病证结合动物模型在恶性肿瘤病证结合研究中的运用

一、概述

人类疾病动物模型是通过诱导或基因改变使实验动物再现人类疾病的部分或全部的发生、发展过程的致病动物。人类疾病动物模型可分为遗传型和非遗传型两类。疾病动物模型主要用于实验生理学、实验病理学和实验治疗学（包括新药筛选）研究。

非遗传性疾病动物模型是指通过病原感染、手术、化学诱导或物理诱导等技术手段引发疾病的一类实验动物。遗传性疾病动物模型是指自发突变、诱导突变或利用基因工程技术对基因组进行修饰，而引发特定疾病的一类实验动物。

中医动物模型起步较晚，但发展较为迅速。1960年，邝安堃首次采用肾上腺皮质激素建立了小鼠阳虚证模型，随后中医动物模型由证候动物模型、疾病动物模型逐步发展到病证结合动物模型。目前，国内外研究动物模型实验的证型已有数百种，包括八纲辨证、脏腑辨证、气血津液辨证、卫气营血辨证、六淫辨证、六经辨证等。

病证结合动物模型，是在实验动物上模拟再现人体各种临床证候的疾病动物模型，不同于单纯的疾病动物模型，其造模过程的着眼点主要在于动物模型证候与临床证候之间的一致性。在证候的一致性中应包括病因、症状及客观指标的一致性。

病证结合动物模型在恶性肿瘤疾病证型研究中有着其独特的地位，成熟的病证结合动物模型对于恶性肿瘤疾病证型的生理病理学等基础研究以及包括中药新药研究在内的临床研究都是大有裨益的。

二、病证结合动物模型的建立

恶性肿瘤证候动物模型的建立主要由证候动物模型的建立和恶性肿瘤动物模型的建立两部分构成。现阶段成熟的恶性肿瘤病证结合动物模型大多先进行证候动物模型的建立，再建立恶性肿瘤动物模型。本节着重介绍几个成熟证候模型的建立方法。

1. **肝郁脾虚证动物模型的建立**　采用慢性轻度不可预见性应激（CUMS）方法建立肝郁脾虚证大鼠模型。

正常组群养，正常喂养，每天给足量的食物和水，自然光线；造模组孤养。造模阶段将采用包括禁食、禁水、昼夜颠倒、冷水游泳、热烘、夹尾、潮湿垫料、束缚、倾斜饲养笼、水平震荡 10 种刺激，随机安排在 28d 内，每天 1 种，且相邻两天不得重复一种刺激，每种刺激 28d 内不超过 4 次，使大鼠不能预料刺激的发生。

不同的刺激具体操作方法如下。

（1）禁食：正常实验室环境下，24h 内不给予饲料。

（2）禁水：正常实验室环境下，24h 内不给予饮水。

（3）昼夜颠倒：于早 9:00 将动物室窗帘拉上，不开灯使其处于黑暗状态；至晚 9:00 将动物室的照明灯打开，使其处于光照状态，直至次日早 9:00 关上照明灯，打开窗帘，恢复自然光线状态，其间饲料、饮水如常。

（4）冷水游泳：将实验动物放入 4～10℃冷水中，使后足尖刚能触及桶底，5min 后将其取出，烘干毛发放回笼中，饲料、饮水如常。

（5）热烘：烘箱温度调至 45℃恒定，将动物放入烘箱中，5min 后取出放回笼中，饲料、饮水如常。

（6）夹尾：以大鼠、小鼠为例，以医用钳夹住距尾尖 1cm 处（用力不要过大，勿夹断鼠尾，使其发出哀叫声即可），持续 3min 后迅速取下文件夹，饲料、饮水如常。

（7）潮湿垫料：在垫料上倒上 200ml 水，24h 后更换垫料。

（8）束缚：将动物放入铁丝笼中，4h 后取出，然后放回笼中，饲料、饮水如常。

（9）倾斜饲养笼：用支架将饲养笼一头抬起，与地面倾斜呈 30°。

（10）水平振荡：将动物放在笼里，用 60 次 /min 的频率摇晃，持续 5min。

2. 气阴两虚证动物模型的建立

（1）慢性间歇性缺氧造成小鼠气阴两虚证模型：模型组小鼠每天给定量食物 100g，自由饮水。每晚 9:00 开始禁食，次晨 8:00 放入低压氧仪缺氧箱中，将氧分压调至 7% ~ 8%，持续缺氧 20min，每天 1 次，连续 42d。

（2）温热中药灌胃 + 刨花烟熏造成小鼠气阴两虚证模型

1）温热中药灌胃：模型组小鼠给予温热中药灌胃（麻黄、制附子、细辛、天南星各 9g，浓煎至 1g/ml），灌胃量 0.4ml/ 只，1 次 d，连续 10d。

2）刨花烟熏：每天给药后同时应用刨花烟熏 30min，连续 10d。

3. 气虚血瘀证动物模型的建立　采用限食 + 强迫游泳 + 皮下注射肾上腺素方法建立大鼠气虚血瘀证模型。

（1）限食：第 1 天开始，控制模型组大鼠食量，每天摄入正常食量的 1/2 左右（约 50g/kg）。

（2）强迫游泳：第 8 天开始，在控制食量的基础上，将模型组大鼠放入自来水（20 ± 5）℃中游泳，以每只出现自然沉降的时间为其游泳耐疲劳时间。当模型组 50% 的大鼠出现自然沉降时全组停止游泳，连续 21d。

（3）皮下注射肾上腺素：第 15 天开始，每只模型组大鼠在游泳前皮下注射 0.01% 盐酸肾上腺素 0.4ml/kg，共持续 14d。

三、证候模型的评价及存在的问题

（一）证候模型的评价

模型评价是证候动物模型研究的重要内容，关系到模型的稳定性、可复制性和中医药实验的科学性和可信性。通常从宏观表征、微观指标、以方验证等方面对证候动物模型进行评价。

1. **以宏观表征进行评价**　望、闻、问、切是中医辨证的常用手段，对证候动物模型的评价也离不开从其症状和体征的判断。除了通过望诊观察精神状态、活动量、反应力等外，还常用到一些行为学指标实验，如自发活动开场实验（又称旷场实验）、强迫游泳、悬尾实验等，行为学指标可以较为全面地反映实验动物的整体变化特征，尤其是反映动物细微的心理情绪变化。

目前评判动物模型的标准多是建立在人的证候诊断标准的基础上，但是动物与人毕竟是有区别的，若完全遵循临床模式的"望、闻、问、切""四诊八纲"，对于动物是缺乏可行性的。同时，很多宏观表征的观察又具有一定的主观性，尤其是对实验动物精神状态、情志改变的判断，这将影响实验的客观性和可信度。

2. 以微观指标进行评价　在中医药治疗恶性肿瘤的各项研究中，研究人员也试图寻找各种证候的客观指标和物质基础，如病理形态学改变、内分泌及功能变化、血液及微循环改变等，甚至是分子、基因层面的变化。微观指标评价依托于"证"本质的研究不断深入，然而受限于"证"本身的复杂性，目前此方面研究覆盖面仍较小，对很多恶性肿瘤不同证型的本质研究仍不够深入。然而随着更多新技术的引入，将会有更多证候的特异性指标被发现，也将为模型的评价提供更多科学依据。

3. 以方验证进行评价　中医组方遣药要求"方从法出、法随证立"，所选用的药物或方剂与其主治的"证"具有密切的关联性，因而方剂亦可作为检测证候是否复制成功的有效手段。但以方验证的方法需解决"一证多方"的问题，针对同一证型的中医处方可能不尽相同。因而，根据研究的目的和要求、模型的造模方法和具体证候等综合选择最适宜的方剂进行反证，是尤为必要的。

（二）恶性肿瘤证候动物模型存在的问题

当前，恶性肿瘤证候动物模型的研究取得了丰硕成果，但仍有很多值得关注的问题。

1. 模型证候种类尚显不足　相对于临床上各种恶性肿瘤疾病的证候而言，现阶段能复制的证候仍不能完全满足中医药研究的需要。

2. 实验动物质量有待提升　受限于成本和技术，大鼠和小鼠仍是最为常用的实验对象，但其结构、功能、代谢及疾病与人类仍具有一定差距。

3. 造模方法需要完善　目前，研究者根据各自的理解，基于同一理论选择的中药、途径和强度差异较大，"一因多证"也影响了模型证候的单纯性。

4. 评价指标需要全面　动物与人的疾病变化不尽相同，套用人的证候表现并不合适，而基于证本质的微观指标检查耗时而复杂，通过以方验证的评价手段受到"一证多方"的制约，以及造模后多种因素共同作用使证候交叠出现而难以明确区分，都增加了模型评价的难度。

以上这些问题在一定程度上影响了恶性肿瘤证候动物模型的代表性和可信度，制约了其在中医药研究领域中的应用。很多研究者为保证结果的可比性和影响力，仍不得不使用恶性肿瘤疾病动物模型或从恶性肿瘤疾病动物模型中筛选符合某一证候的实验动物。

| 第二节 |

分子生物学技术在恶性肿瘤病证结合研究中的运用

一、概述

分子生物学（molecular biology）是从分子水平研究生物大分子的结构与功能出发，阐明生命现象本质的科学。自 20 世纪 50 年代分子生物学诞生以来，其一直就是生物学的前沿与生长点。生物大分子，特别是蛋白质和核酸结构功能的研究，是分子生物学的基础。现代化学和物理学理论、技术和方法的发展推动了生物大分子结构功能的研究，从而出现了近几十年分子生物学的蓬勃发展。

二、常用分子生物学技术

本节将简要介绍目前在分子生物学研究中常用的几种技术。

1. 分子杂交与印迹技术

（1）DNA 印迹（Southern blot）：是一种将电泳分离的 DNA 片段转移到固相支持物上，并用探针与靶 DNA 进行杂交的技术。

（2）RNA 印迹（Northern blot）：是最早应用于 RNA 定量检测的标准方法。该方法运用标记的 DNA 探针与硝酸纤维素膜上的 RNA 进行互补杂交，通过显影检测目标条带。

（3）蛋白质印迹（Western blot）：基本原理是通过特异性抗体对凝胶电泳处理过的生物样品进行着色。通过分析着色的位置和着色深度获得特定蛋白质在所分析的细胞或组织中表达情况的信息。

2. **聚合酶链式反应**（polymerase chain reaction，PCR） 聚合酶链式反应是一种用于放大扩增特定的 DNA 片段的分子生物学技术，可看作是生物体外的特殊 DNA 复制。PCR 的最大特点是能将微量的 DNA 大幅增加。

PCR 技术在恶性肿瘤的研究中也有着广泛应用。癌基因的表达增加和突变在许多肿瘤早期和良性的阶段就可出现，PCR 技术不但能有效地检测基因的突变，而且能准确检测癌基因的表达量，可据此进行肿瘤早期诊断、分型、分期和预后判断。

3. **生物芯片技术**

（1）基因芯片（genechip）：是基于核酸互补杂交原理研制的，是将大量的探针分子固定于固相支持物上，然后与标记的样品分子进行杂交反应，通过对杂交信号的监测分析获取样品分子的数量和序列信息的一种技术。基因芯片根据使用的探针不同可分为互补脱氧核糖核酸芯片和寡核苷酸芯片两类。

（2）蛋白质芯片（protein chip）：是将大量蛋白质有规则地固定到某种介质载体上，利用蛋白质与蛋白质、酶与底物、蛋白质与其他小分子之间的相互作用，对靶蛋白进行定性和定量分析的一种技术。蛋白质芯片为我们提供了一种高通量的，比传统的凝胶电泳、蛋白质印迹及 ELISA 更为方便和快速地研究蛋白质的技术。

（3）组织芯片（tissue chip）：已成为近十年来组织 - 基础研究的标准工具，主要应用于肿瘤研究。在组织芯片技术中，几十至上千个不同肿瘤组织样本被排列在同一石蜡块上，用于各种原位分析。组织芯片可以同时从 DNA、RNA 或蛋白质水平上分析上千个不同的肿瘤组织，在短时间内分析大量的分子。

（4）细胞芯片（cell chip）：是以活细胞为研究对象的一种生物芯片。它是基于适应后基因组时代人类对生命科学探索的要求而产生的。作为细胞研究领域的一种新技术，它既保持了传统细胞研究方法的优点，如原位检测等，又满足了高通量获取活细胞信息等方面的要求。

三、分子生物学技术在恶性肿瘤疾病证型研究中的运用

从中医学角度来说，"有诸于内，必形诸于外"，当人体内在功能等发生紊乱时，必然在人的外表中体现出来，通过外部彰显内在的联系，这样就能

够通过外在去寻找内在的证候，从基因的多态性演变为分子的联系性。

应用分子生物学技术研究同一疾病的不同证候和同一证候的不同的疾病，以及同一个体的不同状态等之间的基因差异，能够找出其共同点和不同点，针对基因突变和异常表达与疾病的关系进行分析，为中医证候研究提供分子生物学基础，同时为中医异病同治、同病异治等理论提供有力的依据。

有大量的学者针对不同恶性肿瘤的许多证型进行了研究，其中部分结果见表3-1。

表 3-1　恶性肿瘤证候分子

证候名称	分子名称
气滞血瘀	TIMP-2、nm23-H1、VEGF、CEA、CA19-9、CA242、CD44v6、PCN、PLK1、survivin、PCNA、P53、CerbB2、EGF、EGFR、TGF-α、Ki-67、VEGF、Bcl-2、CDK4、CA12-5、ASP、AFP、AFU、GGT、SF、PRb、CyclinD1、P16
痰浊中阻	TFFI、EGFR、PCNA、P53、CerbB2、CEA、Ki-67、VEGF、EGFR、survivin、Bcl-2、nm23-H1、CA12-5、CA242、CA19-9、CA15-3
气阴两虚	nm23-H1、VEGF、PCN、CD44v6、EGF、EGFR、CEA、CA12-5、CA242、CA19-9、P53、Bcl-2
虚实夹杂	CD44v6、nm23-H1、Ki-67
肝胃不和	TFF1、EGFR、PCNA、P53、CerbB2、C-myc、P21、VEGF
阴虚内热	Ki-67、VEGF、EGFR、survivin、Bcl-2、nm23-H1、TFFl、PCNA、P53、CerbB2、EGF、TGF-α
热毒炽盛	CEA、CA19-9、CA242、HSP70、P53、nm23-H1、CA12-5、TPA
湿热瘀毒	CEA、CA242、CA19-9、CK20
肝郁脾虚	AFP、AFU、γ-GT2、ODC
肝肾阴虚	CEA、CA19-9、CA12-5、CA15-3、SFe
气虚血瘀	VEGF、MVD
冲任失调	Ki-67
肝气郁结	DCP
血毒郁积	CEA
气血双亏	ASP
痰瘀互结	VEGF、elF4E

证候名称	分子名称
脾虚	SDF-1、CCL3、CCL4、CCL5、CD34、MMPS、VEGF、PCNA、CerbB2、Bcl-2、Ki-67、TFFl、EGFR、ASP、AFP、AFU、GGT、SF、N-Ras、P53、IL-6、TNF-α
湿热	PLK1、survivin、nm23-H1、VEGF、CD44v6、PCN、SDF-1、CCL3、CCL4、CCL5、CD34、MMP2、MMP9、AFP、AFU、GGT、SF、CA19-9、N-Ras
阳虚	PCNA、P53、CerbB2、TIMP-2
血瘀	CD44v6、PI3K、Akt
寒湿	PLK1、survivin
热证	HSP70、P53
痰证	ApoB

| 第三节 |

表观遗传学在恶性肿瘤病证结合研究中的运用

一、概述

表观遗传学是与遗传学相对应的一个概念。所谓遗传学变化是指基于基因序列改变所致基因表达水平的变化，如基因突变、基因杂合丢失、微卫星不稳定等；而表观遗传学变化则是指在基因序列不发生改变的情况下基因表达发生水平的变化，其内容主要包括基因选择性转录表达的调控（如DNA甲基化、基因印记、组蛋白共价修饰和染色质重塑）以及基因转录后的调控（如非编码RNA、miRNA、反义RNA、内含子及核糖开关）。因为表观遗传学不涉及基因序列的改变，故其基因功能是可逆的。

二、表观遗传学研究内容

1. DNA甲基化　为DNA化学修饰的一种形式，是指在DNA甲基转移酶（DNMT）介导下，以 *S*-腺苷蛋氨酸为甲基供体，将甲基基团转移到DNA某些碱基上的过程。甲基化修饰通常发生在CpG二核苷酸的胞嘧啶的

C-5 位上，生成 5- 甲基胞嘧啶。大量研究表明，DNA 甲基化能引起染色质结构、DNA 构象、DNA 稳定性及 DNA 与蛋白质相互作用方式的改变，从而控制基因表达。

2. **组蛋白修饰**   真核生物的染色质是由 DNA 及结合在 DNA 上的多种组蛋白等组合形成的生物大分子复合体，其基本单位是核小体，而组蛋白修饰是指在组成核小体的组蛋白末端所发生的甲基化、乙酰化、磷酸化和泛素化等修饰，组蛋白修饰能够诱导染色质结构发生变化，从而影响多种生物学功能，比如 DNA 损伤修复、转录调控、RNA 可变剪接等。组蛋白修饰类型众多，并且不同类型的组蛋白修饰之间还存在协同或拮抗作用，由此导致了组蛋白修饰的功能多样性和复杂性。

3. **染色质重塑**   一般来说，染色质结构呈现高度致密状态，然而当某些位置的基因需要转录的时候，这种致密状态的染色质结构就需要重塑，这一过程需要一类染色质重塑复合参与调控。染色质重塑复合物依赖 ATP 水解产生的能量行使重塑功能，其核心亚基包括 ATPase 催化域。目前，染色质重塑复合物亚家族可以分为 SWI/SNF、ISWI、CHD 和 INO80/SWR1 四类。

4. **非编码 RNA**   是指不编码蛋白质的 RNA，包括 rRNA、tRNA、snRNA、snoRNA、microRNA 等多种已知功能的 RNA，还包括未知功能的 RNA。这些 RNA 的共同特点是都能从基因组上转录而来，但是不翻译成蛋白，在 RNA 水平上就能行使各自的生物学功能。

近年来，大量的研究表明，长链非编码 RNA（lncRNA）的许多成员已被证明广泛参与各种重要生命活动的调控。而癌症的发生也与 lncRNA 的突变或失调有关，因此，lncRNA 有潜力作为恶性肿瘤诊断的标志物和潜在的药物靶点。

5. **微 RNA**   微 RNA（miRNA）是非编码 RNA 的一种，是一类内生的、长度为 20 ~ 24 个核苷酸的小 RNA，在细胞内具有多种重要的调节作用。miRNA 在不同的物种间高度保守，近年来，陆续有研究认为 miRNA 可以跨物种调控基因表达。2012 年南京大学生命科学院张辰宇团队的一项研究发现，食物中的外源植物 miRNA 可以调控哺乳动物靶基因的表达。美国 CityofHope 国家医疗中心 EmilyWang 团队的一项研究发现，喂食的 miR-159 能显著抑制小鼠异种移植乳腺癌的发展。

三、表观遗传学在恶性肿瘤疾病证型研究中的运用

表观遗传学的各个研究方向对于恶性肿瘤的中医药研究都是有极大潜在价值的，但目前表观遗传学在恶性肿瘤中医证型中的研究还是极少的。

高嵩通过研究 195 例胰腺癌患者唾液中 miRNA 的表达，发现湿热组 miR-17、miR-21、miR-181a 和 miR-181b 均有特异性表达，而脾虚组中 miR-196a 的水平有特异性表达，表明 miRNA 可能是胰腺癌中医辨证的潜在分子标志物。

| 第四节 |

系统生物学在恶性肿瘤病证结合研究中的运用

一、概述

系统生物学是研究一个生物系统中所有组成成分的构成，以及在特定条件下这些组分间的相互关系的学科。这一概念最早于 20 世纪 90 年代末由美国科学家 Leroy Hood 提出。不同于传统分子生物学聚焦于个别基因和蛋白质水平，系统生物学主要以 DNA、mRNA、蛋白质、代谢物等多个层面所有组分的水平及其相互关系为研究目标。系统生物学以整合多种组学信息为手段，力图实现从基因到细胞、组织、个体的各层次的整合，是以整体性研究为特征的一种大科学，是生命复杂体系研究目前比较公认的思维方式和研究手段。

目前系统生物学研究主要以各种"组学"研究为主，即基因组学、转录组学、蛋白质组学、代谢组学等。近年来以上组学技术已经大量运用于中医药研究，在恶性肿瘤病证结合研究中也取得了一定进展。本节主要介绍基因组学、转录组学在恶性肿瘤病证结合研究中的运用，蛋白质组学和代谢组学的相关内容将在本章第五节、第六节展开。

二、系统生物学在恶性肿瘤疾病证型研究中的运用

（一）基因组学在恶性肿瘤疾病证型研究中的运用

基因组学是研究基因组结构和功能的科学，研究内容包括基因的结构、

组成、存在方式、表达调控模式、功能及相互作用等，是解码生命所有信息的一门新的前沿科学。基因组学研究的方法学与中医学的整体观、辨证论治颇有相似之处。

翁莉等利用全基因组表达谱芯片对原发性肝癌肝肾阴虚证与非肝肾阴虚证患者进行分析，并利用 Gene Ontology（GO）和 KEGG 数据库对差异基因进行功能和通路注释，发现肝肾阴虚证组和非肝肾阴虚证组间存在差异基因表达特征图谱，获得差异表达的基因共 615 个。功能注释后，差异基因表达具有 278 个显著性功能差异，主要涉及跨膜转运、细胞周期停滞、细胞转录、诱导凋亡等。通路标记后，上调差异基因参与显著性信号转导通路 16 项，下调差异基因参与显著性信号转导通路 10 项，包括抗原加工与递呈转导通路、代谢途径转导通路、细胞周期转导通路、蛋白质输出转导通路等。用差异基因构建共表达网络图，筛选出 3 个显著性差异基因，即 *SEC62*、*CCNB1*、*BIRC3*。扩大样本量进行验证，发现肝肾阴虚证肝癌患者 *SEC62*、*CCNB1*、*BIRC3* 基因的 mRNA（$P < 0.01$）和蛋白（$P < 0.01$）表达水平均显著低于非肝肾阴虚证肝癌患者。

节阳华等利用基因芯片对白头翁汤治疗晚期结直肠癌湿热内蕴证患者进行了研究。治疗前后共有 159 个差异表达基因，其中表达上调 38 个，下调 121 个。基因功能分析发现：上调主要涉及 G 蛋白耦联受体蛋白质的信号转导途径、免疫相关基因，下调主要涉及趋化因子的活动、凝血功能、细胞因子及肿瘤微环境等相关基因。信号通路分析表明：湿热内蕴证结直肠癌患者经白头翁汤治疗后差异基因主要与肿瘤相关信号通路相关，主要表现在 Jak-STAT 信号转导通路、MAPK 信号转导通路等。

（二）转录组学在恶性肿瘤疾病证型研究中的运用

转录组学是在整体水平上研究特定阶段或生理状态下某一细胞或组织所有基因转录情况及转录调控规律的一门学科。狭义的转录组是指 mRNA，广义的转录组则是指从基因转录的 RNA 总和，包括 mRNA 和非编码 RNA。

许楠首先对 22 例乳腺癌肝郁证患者的癌组织及配对癌旁组织样本进行分析，基因芯片结果显示在配对的组织样本中有 790 条上调和 637 条下调，lncRNA 出现显著差异，其中下调的 lncRNA 可能通过参与钙信号通路影响乳腺癌的发生，上调的 lncRNA 与机体免疫密切相关。进一步分析发现，一条上调的 lncRNA RP4-583P15.10，其靶基因为 ZBTB46，可能通过免疫机制参与乳腺癌的发生，一条下调的 lncRNA RP11-445H22.4 靶基因为 WISP2，与乳腺癌的进展密切相关。然后在 68 对辨证为肝郁证的乳腺癌患者与健康对照人群的血清中比较 lncRNA RP11-445H22.4 的表达水平，发现乳腺癌肝郁证患者的外周血 lncRNA RP11-445H22.4 表达水平出现了显著升高（$P < 0.001$）。该研究还利用受试者操作特征（ROC）曲线评估循环血 lncRNA RP11-445H22.4 在乳腺癌肝郁证患者中的诊断价值，发现外周血 lncRNA RP11-445H22.4 水平用于乳腺癌诊断的灵敏度和特异性分别为 92% 和 74%，均高于现有的蛋白标志物。

| 第五节 |
蛋白质组学在恶性肿瘤病证结合研究中的运用

一、概述

蛋白质组（proteome）的概念由澳大利亚学者 Wilkins 和 Williams 于 1994 年首次提出，指在一种细胞、组织或生物体中的完整基因组所表达的全套蛋白质。蛋白质组学（proteomics）是蛋白质组概念的延伸，指以蛋白质组为研究对象，从整体的角度分析细胞内动态变化的蛋白质的组成与活动规律的科学。

蛋白质组学根据不同角度有不同的分类方式。从研究内容上可以分为表达蛋白质组学、结构蛋白质组学和差异蛋白质组学；从研究策略上可分为经典蛋白质组学（基于凝胶电泳 - 质谱技术）和鸟枪法蛋白质组学（基于二维液相色谱 - 串联质谱技术）；从质谱鉴定方法上可以分为自下而上（bottom-up，BU）的蛋白质组学和自上而下（top-down，TD）的蛋白质组学等。

二、蛋白质组学的主要技术

1. 蛋白质的分离技术

（1）双向凝胶电泳（two-dimensional gel electrophoresis，2-DE）：该技

术基于蛋白质的分离，其原理是根据不同蛋白质的等电点和相对分子质量的差异使之在二维平面上分开。双向凝胶电泳是一种经典的蛋白质分离方法，但存在重复性差、人为误差大等问题。

（2）差异凝胶电泳（differential gel electrophoresis，DIGE）：科研人员在双向凝胶电泳基础上开发出差异凝胶电泳技术，该技术在电泳前将不同蛋白质样品标记上不同的荧光，并在同一块电泳胶内分离，从而提高了实验效率和准确性。

（3）多维液相色谱（multi-dimensional liquid chromatography，MDLC）：该技术基于肽（先将蛋白质酶解成多肽）的分离，是指2种或2种以上具有不同原理特性的液相分离方法的优化和组合，是目前最常用也最有发展前景的分离技术。该技术的优势是对蛋白质组进行分析时消除了双向凝胶电泳的歧视效应，并可直接与质谱联用，便于自动化，易于实现高通量，提高了检测的动态范围和灵敏度，因此在蛋白质组学的研究中已逐步取代双向凝胶电泳成为蛋白质分离技术的主流。

2. 蛋白质的鉴定技术　　质谱（MS）是最常用的蛋白质鉴定技术，其基本原理是将蛋白质样品先经过离子化，生成具有不同质量的带电荷的离子，再根据不同离子间质荷比（m/z）的差异来分离并确定相对分子质量。

质谱目前是蛋白质组学中发展最快，也是最具活力和潜力的技术。基于质谱的蛋白质组学分析最大的优势是能够在宽动态范围内进行蛋白质定量，进而促进了定量蛋白质组学的产生。近年来，针对自下而上的蛋白质组学技术开发了一系列基于无标记定量或稳定同位素标记的定量方法。这些新技术应用于中药作用机制的研究中，将更有利于发现药物的作用靶点及相关通路，进而阐明中药作用的分子机制。

常用蛋白质定量技术见表3-2。

表3-2　常用蛋白质定量技术

名称	主要优点	主要缺点
SILAC	标记效率高，活体体内标记	成本高，周期长，只用于细胞或模式生物
iTRAQ/TMT	高通量、重复性好，准确性高	标记试剂昂贵，标记通量有上限

名称	主要优点	主要缺点
ICAT	标记多肽易与非标记多肽分离,操作简单	只能标记2个样本,只能标记含巯基的多肽
Labelfree	操作简单,高通量	稳定性和准确性较差
PRM/MRM/SRM	高分辨率,高精度,绝对定量,可用于目标蛋白验证	复杂样本干扰大;通量相对较低
DIA/SWATH	全景式、高通量、灵敏度高,重复性好,数据可回溯	窗口过大(> 20Da),导致干扰严重

三、蛋白质组学在恶性肿瘤疾病证型研究中的运用

1. 蛋白质组学在肺癌证型研究中的运用

（1）赵健等利用 WCX2 蛋白芯片结合表面增强激光解析电离飞行时间质谱（SELDI-TOF-MS）技术，分别检测 12 例气阴两虚证肺癌和 12 例气滞血瘀证肺癌的血清蛋白，筛选出差异表达蛋白质。发现利用 m/z 为 3 952.05、3 772.35、4 170.07、3 679.34、3 156.38、4 293.14 的 6 个蛋白质可区分气阴两虚证和气滞血瘀证患者。以 m/z 为 3 952.05 建立的诊断模型可区分肺癌气阴两虚证和气滞血瘀证患者。

（2）管艳等利用差异凝胶电泳与基质辅助激光解吸电离飞行时间质谱（MALDI-TOF-MS），研究非小细胞肺癌脾虚痰湿证和其他证型血清蛋白质组学的表达差异，共分离出 6 个差异表达蛋白，其中 CO9 和 CO4A 在脾虚痰湿证组表达上调而在肺郁痰瘀证组表达下调，ITIH4、RLA2、A1AT 和 LHX5 在脾虚痰湿证组表达下调而在肺郁痰瘀证组表达上调。CO9、CO4A、ITIH4 和 A1AT 参与了补体激活、蛋白水解催化活性的调节。

2. 蛋白质组学在肝癌证型研究中的运用

（1）安海燕运用证候蛋白质组学的方法，通过对乙型肝炎后肝硬化和原发性肝癌以及其中肝气郁结型和肝肾阴虚型患者的血清蛋白质进行分析，分离并鉴定出相关差异表达蛋白质。这些蛋白涉及机体代谢、免疫、凝血、内分泌、肿瘤细胞增殖代谢等多个领域。

（2）胡艳等对利用蛋白质组学研究肝癌证候进行了探讨，预示建立肝癌特定证型的蛋白质数据库，能够为肝癌的证型诊断提供依据和方法。

（3）黄争荣等检测了 56 例肝郁气滞证和 55 例肝胆湿热证肝癌患者血清

蛋白质表达的图谱，结果发现 m/z 为 8 576Da 和 8 780Da 的 2 个蛋白质峰可能是鉴别肝郁气滞型与肝胆湿热型肝癌患者的血清生物学指标。

3. 蛋白质组学在胃癌证型研究中的运用

（1）黄飞娟等利用同位素标记相对和绝对定量（iTRAQ）技术筛选并鉴定胃癌患者和健康人唾液的差异表达蛋白。在胃癌脾虚组共鉴定出 1 258 个非冗余蛋白，相对于正常组表达，上调的差异表达蛋白有 133 种，下调的差异蛋白有 169 种；在胃癌湿热组共鉴定出 1 265 个非冗余蛋白，相对于正常组表达，上调的差异表达蛋白有 133 种，下调的差异蛋白有 153 种。

（2）高志华利用 iTRAQ 技术对脾胃虚寒型胃癌患者的胃癌组织和癌旁正常组织进行鉴定。发现与对照组相比，胃癌组一共鉴定出 2 770 个蛋白质，其中上调倍数大于 1.2 倍的蛋白质有 147 个，下调倍数小于 0.8 倍的有 159 个。其中，有明显差异的蛋白质共参与了 41 个 KEGG 信号通路，在差异表达蛋白数量最多的局部黏附信号通路中，有统计学意义的差异表达蛋白有 14 个：COL6A3、MYLK、VASP、FLNC、FLNA、ACTN2、PARVA、ACTN1、ITGA5、CAV1、VCL、PRKCA、COL4A2、ITGA1。

4. 蛋白质组学在大肠癌证型研究中的运用

（1）周小军等应用双向凝胶电泳分离大肠癌组织中的蛋白质，筛选差异表达蛋白质点并进行 MALDI-TOF-MS 分析，并鉴定差异表达蛋白。先后比较了湿热蕴结证、气血亏虚证大肠癌患者肿瘤组织之间的差异表达蛋白，以及两组患者与正常人结肠黏膜组织的差异表达蛋白。结果显示：此三组之间的差异表达蛋白主要集中在热休克蛋白（HSP）、细胞骨架蛋白、抗氧化蛋白、信号转导相关蛋白、能量产生相关蛋白、血液蛋白等。

（2）赵海燕等应用双向凝胶电泳分离大肠癌姑息治疗期血瘀组、气血亏虚组及健康组人群的血清蛋白，然后经不同波长光激发扫描得到不同样品的蛋白质组图谱，选择血瘀组与健康组和气血亏虚组相差达 1.15 倍以上的蛋白质进行质谱鉴定，最终确定了 10 个差异表达蛋白。其中血瘀组较健康组和气血亏虚组蛋白质表达量均上调的有 4 个：IL-8、维生素 D 结合蛋白前体、GDP 解离抑制因子 β、α- 二酯酰甘油激酶；均下调的 1 个为纤维结合蛋白（FN）；有 3 个较健康组上调而较气血亏虚组下调，它们是肿瘤基因 DJ-1、载脂蛋白 A-I 前体、软骨关联性蛋白前体；有 2 个较健康组下调而较气血亏虚组上调，它们是 ADP 核糖基化类蛋白 15、血清淀粉样蛋白 A。

（3）徐玉芬等利用双向凝胶电泳和质谱分析对辅助治疗期大肠癌脾气虚证、胃阴虚证、平和证型患者血清蛋白质组进行分析，探索大肠癌不同证候的血清蛋白质表达差异。在大肠癌辅助治疗期不同证候中筛选出 13 个表达有显著差异的蛋白质，其中 7 个蛋白质被确定。血红蛋白前体、α-1-B- 糖蛋白、色氨酸羟化酶 -1 和结合珠蛋白在胃阴虚证、脾气虚证患者血清中表达均上调；富含亮氨酸的 α-2- 糖蛋白 -1 在胃阴虚证、脾气虚证患者血清中表达均下调；胰蛋白酶抑制剂 HI30、转甲状腺素蛋白在胃阴虚证患者中表达上调，但在脾气虚证患者中表达无显著差异。

（4）季青等利用 iTRAQ 技术标记和液相色谱串联质谱联用技术对典型肝肾阴虚证的大肠癌和肝癌患者血浆蛋白进行鉴定。大肠癌术后肝肾阴虚证组共筛选出 9 个典型的差异表达蛋白，肝癌术后肝肾阴虚证组筛选出 9 个典型差异表达蛋白，两组共同的差异表达蛋白有 8 个，它们是激肽原 1（KNG1）、血红蛋白 α2（HBA2）、血红蛋白 β（HBB）、α1 微球蛋白比库蛋白前体（AMBP）、性激素结合球蛋白（SHBG）、羧肽酶 N 催化链（CPN1）、血浆蛋白酶 C1 抑制剂（SERPING1）、间 α 胰蛋白酶抑制因子重链 H1（ITIH1）。这些蛋白主要与补体和凝血级联途径有紧密联系。

（5）程德金应用 iTRAQ 技术对正常人及大肠癌脾虚证和湿热证患者间的唾液蛋白进行分析。发现大肠癌脾虚证患者与正常人唾液对比，其上调蛋白有 202 个，下调蛋白有 176 个；大肠癌湿热证患者与正常人唾液对比，其上调蛋白有 270 个，下调蛋白有 223 个。在大肠癌湿热证与脾虚证患者的唾液上调蛋白中，相同的有 45 个，两者差异表达蛋白分别为 157 个、225 个。两者下调蛋白中相同的有 34 个，两者差异表达蛋白分别为 142 个、189 个。该研究认为，湿热证与脾虚证之间的差异表达蛋白可作为两者证候差异的唾液蛋白分子基础，两者共同的蛋白说明了其证型的形成有共同的物质基础。

5. 蛋白质组学在乳腺癌证型研究中的运用　曹美群等测定了乳腺癌肝郁气滞证患者和肝肾阴虚证患者唾液标本的蛋白质质谱，建立了乳腺癌中医证候诊断模型。样本共检测到 243 个蛋白质峰，结果发现其中 33 个蛋白质峰在两组间差异有统计学意义。获得 *m/z* 为 8 087.575 和 3 378.142Da 2 个蛋白质组成的诊断模型，可将乳腺癌肝郁气滞证和肝肾阴虚证正确区分。

6. 蛋白质组学在甲状腺癌证型研究中的运用　孙珂焕等应用 SELDI-TOF-MS 技术分别检测痰瘀互结型和肝郁气滞型甲状腺癌患者的唾液蛋白质

指纹图谱，分析选出 *m/z* 为 4 099.85、9 418.17 的 2 个蛋白质峰，并结合生物信息学方法初步建立了证候诊断模型。

7. 蛋白质组学在其他恶性肿瘤证型研究中的运用

（1）陈舒华等利用 MALDI-TOF-MS 技术对鼻咽癌高癌家系初诊鼻咽癌气虚体质组和湿热体质组患者进行研究。发现该系气虚体质组鼻咽癌患者和湿热体质组患者之间差异表达大于 3 倍的蛋白质点有 10 个。与气虚体质组患者差异蛋白质点表达情况对比分析，鼻咽癌高癌家系湿热体质鼻咽癌患者组有 2 个蛋白质无表达，即 F- 肌动蛋白戴帽蛋白亚基和某未知蛋白质；表达下调的蛋白质有 Rho-GDP 解离抑制蛋白、Alpha 烯醇化酶；表达上调的蛋白质有神经元特异性 X11 蛋白、HSP70。这些差异表达蛋白的功能涉及遗传与转录、物质代谢、能量的产生、物质转运等。

（2）陈艳利用蛋白质组学技术对鼻咽癌气阴两虚型、气血凝结型、火毒困结型患者的鼻咽癌原发病灶组织进行分析，发现与正常组相比，气阴两虚型鼻咽癌患者 Rho-GDP 解离抑制蛋白表达上调。

|第六节|
代谢组学在恶性肿瘤病证结合型研究中的运用

代谢组学是系统生物学的重要组成部分，是目前系统生物学研究中最下游的组学，是基因组学、转录组学及蛋白质组学的延伸，是以整体性分析技术研究生命体所有代谢产物及中间体种类、数量及其变化规律的一门新兴学科。

一、概述

代谢组学采用系统的研究方法，研究机体受到外界刺激或遗传修饰时，体内产生的代谢应答及其内源性小分子物质的动态变化，结合模式识别技术，寻找表征特定状态的生物标志物，分析不同状态的代谢网络以及干预措施对代谢网络的影响，从而揭示特定状态的生物学本质及干预机制。

代谢组学最早来源于代谢轮廓分析，由 Devaux 于 20 世纪 70 年代首先提出。1999 年英国皇家理工大学 Nicholson 及其同事给出了代谢组学的概念，他们认为，代谢组学是功能基因组学的一个重要分支，是关于定量描述生物内源性代谢物质的整体及其对内因和外因变化应答规律的科学。代谢组学从整体观出发，以机体代谢物组变化为载体，试图全面解析疾病对机体的影响。辨证论治是中医诊治疾病的基本原则，所谓"证"即是指从整体性出发，对个体疾病状态下特征的描述以及对疾病内在变化规律的概括，代谢组学所研究的是人体生化网络对所有扰动因素进行应答和变化的终端信息，这两者的内涵接近。一方面代谢组学具备反映和解决证候问题的分析功能；另一方面由于决定其准确性的现代高性能仪器的进一步优化，极大地提高了诊断或评价指标的科学化、规范化和定量化，避免了人为因素的干扰，为证候标准化的研究提供了一种可行的方法。

二、代谢组学常用检测技术

由于小分子代谢物的多样性、动态性、复杂性，无论定性、定量还是动态追踪，现有的检测技术均存在局限性。以下对当前代谢组学常用检测技术从离体与在体角度进行介绍（表 3-3）。

表 3-3　代谢组学常用技术

类别	技术名称	特点
离体检测技术	核磁共振（NMR）	不需要预先对代谢组分进行分离，样品准备简单，结果可重复性好，对样品破坏性低；灵敏性较低
	质谱技术（MS）	灵敏度高，特异性强；不能直接对生物溶液或组织进行检测
在体检测技术	在体磁共振波谱（MRS）	目前唯一能无创地从分子代谢水平反映组织细胞病理生理改变的在体分析方法

1. **离体检测技术**　绝大多数代谢组学检测技术只能在离体条件下进行，质谱（MS）技术与核磁共振（NMR）技术因其独特的优势成为当前应用最广泛的代谢组学分析技术，并在医药学、植物学等多方面展现出了良好的应用前景。

（1）NMR 技术：自 20 世纪 40 年代被提出，NMR 在代谢组学的检测技术中占据重要地位，已被广泛应用于化学结构的鉴定。目前，应用最广泛的是 ^{1}H-NMR，另外还有 ^{31}P-NMR、^{13}C-NMR 等。离体 NMR 技术包含传统的 NMR 技术及新近发展的高分辨魔角旋转（HR-MAS）技术。传统的 NMR 技术需用不同方法对样本中各种代谢物提取后进行检测。而 HR-MAS 技术最大的优势在于无须预处理，即可对完整组织在其自然状态下直接进行检测，避免了溶剂损伤，并且可直接与其他组织分析，如组织病理、免疫组织化学、转录组学、蛋白质组学等相关联，目前已应用于脑、前列腺、乳腺、消化道等多种离体肿瘤组织代谢组学的研究。

（2）质谱技术：现代质谱技术具有高选择性、高灵敏性、普适性和分析速度快等特点，其与气相色谱及液相色谱联用可检测数千种化合物。新近发展的质谱系统，如四级杆串联飞行时间质谱仪、傅里叶变换离子回旋共振质谱仪和 Orbitrap 等，具有高分辨率，在复杂体系代谢产物的结构鉴定中具有突出的优势。电喷雾离子化（ESI）技术目前被用于大部分整体代谢谱分析。

（3）光谱法：传统光谱法包括分光光度法、原子吸收法、荧光光谱法等。近红外光谱（NIR）技术是近年来发展的高新环保分析技术。由于蛋白质、脂肪、糖类和生化组织均可在近红外光谱波段产生吸收光谱，故 NIR 应用于代谢组学研究具有可行性，可快速、非破坏性地测定光散射效应强、组成复杂且非均相的人体组织基质，可用于血红蛋白的测定、临床分析（血清中葡萄糖浓度、总蛋白、胆固醇等）、人体体液成分分析、人体内血液氧含量测定等。

综合目前的研究，离体样本代谢组学研究主要有以下几种方法：①用不同方法对样本各种代谢物进行提取后，采用传统 NMR、质谱、光谱等技术进行检测；②无预处理，采用 HR-MAS 对离体样本进行直接检测，避免了溶剂损伤。相关研究的样本主要是血清（血浆）、尿液、组织细胞及其提取液等，其他还包括唾液、淋巴液、羊水、囊肿液、卵泡液、脑脊液、眼泪等。

2. **在体检测技术**　在体磁共振波谱（MRS）技术为目前唯一能无创地从分子代谢水平反映组织细胞病理生理改变的在体分析方法，在代谢组学检测技术的发展中具有明显优势，有助于疾病的早期诊断、鉴别诊断、预后及疗效监测，目前已不同程度地应用于颅脑、前列腺、乳腺等疾病的诊断与研究。

医学领域波谱研究运用的原子核主要为 ^1H，即质子。^1H-MRS 常见物质峰有胆碱（Cho）峰、脂质（Lip）峰、肌酸（Cr）峰、乳酸（Lac）峰、乙酰天门冬氨酸（NAA）峰等。

（1）Cho 峰出现于 3.2，包括甘油磷酸胆碱、磷酸胆碱和胆碱的作用，涉及细胞膜磷脂代谢，其含量反映了细胞膜的转换功能。

（2）Lip 峰主要包括位于 0.9～1.3 的三酰甘油—CH_3 及三酰甘油—CH_2，产生共振的 Lip 峰物质来自细胞囊泡内游离脂质或细胞外的游离脂肪粒，而游离的脂质是由各种原因引起的细胞膜结构破坏、细胞膜崩解造成的，例如缺氧、坏死、凋亡和炎症。

（3）Cr 峰代表的化合物主要包括肌酸和磷酸肌酸，在 MRS 上其共振峰主要位于 2.99，与细胞能量利用及储存状态有关。

（4）Lac 是无氧酵解代谢的产物，Lac 峰的出现或增高常提示无氧酵解的增加，如缺血、低氧等，其在 MRS 上由独特的双重共振峰组成，位于 1.31 和 4.1，由相邻质子 J 耦合间磁场相互作用所致，Lac 峰与水的共振峰十分接近，常被抑制。

（5）NAA 峰出现在 2.0，其一直被作为神经元的标志物。

三、代谢组学在恶性肿瘤疾病证型研究中的运用

目前关于恶性肿瘤证型的代谢组学研究数量较少，对于各类恶性肿瘤及其各种证型并不能全部覆盖，使用的技术和研究的样本也比较局限。在此节介绍现有的相关研究。

1. 在肺癌证型研究中的运用

（1）肺癌痰湿蕴肺证、气阴两虚证患者呼出气冷凝液的代谢组学研究：周贤梅、尤寅骏利用气相色谱 - 质谱（GC-MS）技术分析肺癌痰湿蕴肺证和气阴两虚证患者呼出气冷凝液（EBC）代谢产物。

研究发现 9 种潜在的肿瘤标志物，其中有 3 种化合物为痰湿蕴肺组和气阴两虚组 EBC 所共有，而在健康人对照组中仅少数人存在。提示这 3 分子可能为痰湿蕴肺组及气阴两虚组特有化合物，8 种为 3 组共有化合物。肺癌痰湿蕴肺组和气阴两虚组各有一种特有化合物，3- 氨基 -2- 苯甲酰基 -4，5，6，7- 四氢苯并 [b] 噻吩为痰湿蕴肺组所特有，1-（苯基磺酰基）吡咯为气阴两虚组所特有。

（2）不同证型非小细胞肺癌患者肿瘤组织代谢组学研究：马俊杰等运用胸腔镜技术研究非小细胞肺癌虚证组、实证组和肺部结节良性者各60例，运用气相色谱-质谱法观察其代谢物成分的变化，运用主成分分析（PCA）及偏最小二乘判别分析（PLS-DA）对其进行差异性研究。

研究结果显示，两个肿瘤组（虚证组、实证组）与对照组比较有16个化合物存在差异，其中棕榈酸、柠檬酸、丙酮酸、丙氨酸、甘油磷酸胆碱、磷酸胆碱、亚油酸、油酸、乳酸、肌醇含量肿瘤组高于对照组，缬氨酸、葡萄糖、谷氨酰胺、亮氨酸、异亮氨酸、赖氨酸含量对照组高于肿瘤组；虚证组与实证组比较有10个化合物存在差异，其中柠檬酸、丙酮酸、丙氨酸、磷酸胆碱、甘油磷酸胆碱、乳酸、肌醇含量虚证组高于实证组，缬氨酸、葡萄糖、谷氨酰胺含量实证组高于虚证组。非小细胞肺癌中医证型与肺癌组织代谢组学存在一定相关性。乳酸、葡萄糖、肌醇、磷酸胆碱、甘油磷酸胆碱、缬氨酸、柠檬酸、谷氨酰胺、丙氨酸及丙酮酸为其敏感的诊断化合物，而以前四者最为敏感。

2. **在胃癌证型研究中的运用** 胃癌根治术前肝胃不和证患者中医证候的血清代谢组学研究：谷建钟等采用GS-MS技术对健康对照组25例、胃癌术前肝胃不和证组25例和胃癌根治术后25例患者的血清代谢化合物进行检测，应用PCA和PLS-DA，寻找不同证候之间的差异性代谢化合物。

与正常的健康对照组相比，胃癌术前肝胃不和证组中2-氨基丁酸、乳酸、亮氨酸、脯氨酸、乙醇胺5种代谢化合物表达上调，甘氨酸、葡萄糖、苯甲酸、棕榈酸、反式油酸甲酯、硬脂酸、花生四烯酸、胆固醇8种代谢化合物表达下调。

3. **在大肠癌证型研究中的运用**

（1）大肠癌和肝癌术后"异病同证"的代谢组学研究：魏滨等对大肠癌和肝癌术后肝肾阴虚证、脾虚证、湿热证和隐证的血浆代谢物谱进行代谢组学（GC-MS）检测，采用PCA法寻找其"异病同证"的共同代谢物，并通过KEGG数据库分析代谢通路。

研究显示，大肠癌和肝癌术后肝肾阴虚证共同的代谢物是甘氨酸、尿素、色氨酸和丙氨酸，其代谢调控以氨基酸的降解为主；脾虚证共同的代谢物是甘氨酸、尿素、色氨酸、葡萄糖、赖氨酸和肌醇，氨基酸的降解和糖类的分解功能受到影响；湿热证的共同代谢物是甘氨酸、尿素、色氨酸、葡萄糖、丙酸、甘露醇、山梨醇和赖氨酸，以影响糖类物质分解和供能过程为主要特征。

（2）基于代谢组学的方法对脾虚湿郁证大肠癌生物标志物的探讨：蒋鑫超等利用基于超高效液相色谱 - 四级杆飞行时间质谱（UPLC-Q-TOF-MS）技术的代谢组学研究方法，寻找与脾虚湿郁证大肠癌发生、发展密切相关的生物标志物群。

在健康组与大肠癌脾虚湿郁组的比较中发现，在血浆中甘氨酸、L- 丝氨酸、胆碱、精氨酸、柠檬酸有着明显差异；尿液中丙氨酸、柠檬酸、苯乙酰基谷氨酰胺存在差异。在健康组与大肠癌阴虚热毒组的比较中发现，血浆中脯氨酸、亮氨酸、赖氨酸有着明显差异；尿液中甘氨酸、丙氨酸、琥珀酸、5- 羟基色氨酸有着明显差异。在大肠癌脾虚湿郁组与大肠癌阴虚热毒组的比较中发现，血浆中甘氨酸、缬氨酸存在差异；尿液中天冬氨酸、异柠檬酸、5- 羟基色氨酸存在差异。

4. 肝癌证型研究中的运用

（1）原发性肝癌患者中医基本证候血清代谢组学研究：陈群伟等应用基于核磁共振（NMR）波谱技术的代谢组学研究方法获得血清 ^{1}H-NMR 谱，谱图经相位校正、标准化、格式转换等处理后用 PLS-DA 等模式识别、多元统计分析方法，发掘不同基本证候（分为气滞证组与非气滞证组、血瘀证组与非血瘀证组、水湿证组与非水湿证组、气虚证组和非气虚证组、血虚证组和非血虚证组、阳虚证组和非阳虚证组）样本代谢组变化模式，并对主要差异代谢物进行鉴定，分析其生物学意义。

利用 ^{1}H-NMR 谱图信息，PLS-DA 可以分别将肝癌组与正常对照组、阳虚证组和非阳虚证组代谢谱变化区分开，肝癌其他证候分组代谢谱区分不明显。经鉴定，肝癌阳虚证组和非阳虚证组有显著统计学意义的差异代谢物有6 类，分别是极低密度脂蛋白胆固醇 / 低密度脂蛋白胆固醇（VLDL-C/LDL-C）、异亮氨酸、乳酸、脂类、胆碱、葡萄糖 / 糖类。肝癌阳虚证组与非阳虚证组相比，这些差异代谢物浓度明显下降，提示阳虚证与脂类代谢、氨基酸代谢、糖代谢、能量代谢紊乱或衰减有关。

（2）基于数据挖掘原发性肝癌临床病证特点及血瘀证代谢组学研究：占义平等运用液相色谱 - 质谱联用（LC-MS）分析技术，进行色谱分离、质谱检测、数据采集，采用 PLS-DA 模型的 VIP（variable importance in the projection）值（阈值 > 1），并结合独立样本 T 检验（$P \leqslant 0.05$）来寻找与肝癌病证相关的差异性代谢物，并进一步采用 Metabo Analyst3.0 对差异性代谢影响通路分析。

结果显示，肝癌血瘀证组、非血瘀证组及健康组在代谢成分上出现较好的分组趋势及代谢产物离散趋势，组间聚类良好，筛选出差异性代谢物。肝癌组和健康组之间存在显著性差异性代谢物 68 种，涉及相关代谢通路 16 种，经深入分析得出 D- 赤 - 咪唑甘油磷酸、L- 组氨酸、古洛糖酸等 11 种主要差异性代谢物。肝癌血瘀证组和非血瘀证组之间存在 26 种显著性差异性代谢物，涉及相关代谢通路 9 种，经深入分析得出 α- 酮异戊酸、雌酮 2 种主要差异性代谢物。

（3）基于核磁共振的脾虚湿盛证肝癌患者血浆代谢组学研究：刘雅荣等对脾虚湿盛证肝癌患者、非脾虚湿盛证肝癌患者和脾虚湿盛证健康人血浆进行 ^{1}H-NMR 检测，谱图积分结果用正交偏最小二乘判别分析法（OPLS-DA）进行分析。

与脾虚湿盛证健康人比较，脾虚湿盛证肝癌患者血浆中多种氨基酸（包括亮氨酸、缬氨酸、异亮氨酸、组氨酸、苯丙氨酸、谷氨酰胺、谷氨酸、酪氨酸、甘氨酸、丙氨酸等）含量明显下降，血浆中乳酸、肌酸、β- 葡萄糖、α- 葡萄糖、胆碱含量也明显下降；脾虚湿盛证肝癌患者血浆中 VLDL-C、β- 羟丁酸、丙酮、乙酰乙酸以及不饱和脂类等代谢物含量升高。与非脾虚湿盛证肝癌患者相比较，脾虚湿盛证肝癌患者血浆中亮氨酸、缬氨酸、异亮氨酸、组氨酸、苯丙氨酸、谷氨酰胺、谷氨酸、酪氨酸、甘氨酸、丙氨酸等多种氨基酸含量明显偏低，血浆中肌酸、肌酸酐等代谢物含量也明显偏低；而脾虚湿盛证肝癌患者血浆中乳酸、丙酮、β- 葡萄糖、α- 葡萄糖、不饱和脂类等代谢物含量升高。由此可见，脾虚湿盛证肝癌患者脂肪代谢增强，糖代谢紊乱，蛋白质合成代谢异常，体内多种正常生命代谢的紊乱程度较非脾虚湿盛证肝癌患者严重，因而其预后可能比后者差。

5. **其他恶性肿瘤证型研究中的运用**　部分学者针对单一证型的肿瘤患者进行代谢组学分析。如巴吐尔·买买提明等选取健康志愿者、肿瘤肾虚痰瘀证患者和肿瘤非肾虚痰瘀证患者，采用高效液相色谱法（HPLC）检测血浆中 17 种氨基酸含量，分析各组中不同氨基酸含量的差异性。结果显示，肿瘤肾虚痰瘀证患者血浆中天冬氨酸、谷氨酸、丝氨酸、胱氨酸、苯丙氨酸、缬氨酸、蛋氨酸、赖氨酸、异亮氨酸、亮氨酸和酪氨酸 11 种氨基酸含量均高于肿瘤非肾虚痰瘀证患者。

冯凡超等建立了基于 GC-MS 胸腔积液代谢组学的研究方法。对胸腔积液邪犯胸肺、饮停胸胁、阴虚内热及痰瘀互结等证候进行了代谢组学分析，利用 OPLS-DA 建模发现各组间分布有一定的分离趋势，可见基于 GC-MS 的代谢组学研究对于胸腔积液的辨证分型有一定意义。

病证结合动物模型、分子生物学技术和系统生物学在恶性肿瘤病证结合研究中发挥着各自的作用。病证结合动物模型对恶性肿瘤疾病证型的基础研究和临床研究、分子生物学研究可以揭示中医药治疗恶性肿瘤的作用机制和中医证候的本质。系统生物学，包括基因组学、转录组学、蛋白质组学等，对于中医现代化研究的作用定位分为两个方面：一方面是中医证候的现代化研究，如证候规范化、证候本质研究；另一方面是中医药干预的研究，从更广泛的层面上揭示了中医药的作用机制。

在恶性肿瘤的中药新药研发的环节中，从成熟的病证结合动物模型的建立，到中医证候的规范化，再到中医药作用机制的研究，现代生物学技术将发挥更大的作用。

参考文献

[1] 陈小野.实用中医证候动物模型学[M].北京：北京医科大学，北京协和医科大学联合出版社，1993.

[2] 赵博，柴丽，吴大梅.复合多因素方法复制肝郁脾虚证动物模型的实验研究[J].成都中医药大学学报，2013，36(3):10-23.

[3] 柴丽.CUMS方法复制抑郁症肝郁脾虚证动物模型的实验研究[D].贵阳：贵阳中医学院，2011.

[4] 王文萍，柴程芝，寇俊萍，等.基于"方证相应"理论验证慢性间歇性缺氧模型气阴两虚证候属性的初步研究[J].中国中医基础医学杂志，2012，18(1):50-52.

[5] 吴海良，田静.气阴两虚肺癌动物模型的建立和评价[J].浙江中西医结合杂志，2012，22(12):941-942.

[6] 师林，柯斌，宋朝阳.加味龟鹿二仙胶汤对气阴两虚Lewis荷瘤小鼠化疗的减毒增

效作用 [J]. 中药材，2014，37(8):1434-1437.

[7] 袁颖，郭忻，金素安，等 . 黄芪当归不同配伍对气虚血瘀证大鼠血液流变学及血清干扰素 -γ、白细胞介素 -4 的影响 [J]. 中国中医药信息杂志，2013，(11):44-46

[8] 马程功，马跃荣 . 中医药证候动物模型的研究进展 [J]. 成都中医药大学学报，2018，41(1):119-123.

[9] 周冬枝，吴苏冬，刘永惠 . 胃癌中医证型与 P53，bcl-2，bax 基因蛋白表达关系的研究 [J]. 北京中医药大学学报，2013，26(2):56-59.

[10] 王娜 . 中晚期原发性肺癌痰证证候特征的探索性研究 [D]. 北京：中国中医科学院，2009.

[11] 王洪琦，张正，赵燕平，等 . 恶性肿瘤组织中 HSP70、P53 表达与中医热证的关系 [J]. 中国中西医结合杂志，2004，24(10):897-899.

[12] 罗明，李建明，陈海生，等 . 大肠癌虚证实证与 CD44v6、PCNA 表达的相关性研究 [J]. 中国中西医结合外科杂志，2012，18(3):234-237.

[13] 陈文，欧阳学农，林求诚 . 血管内皮生长因子与胃癌中医证型关系的研究 [J]. 中国中西医结合杂志，2007，27(2):127-130.

[14] 潘卫新 . 胃癌癌前病变中医病证与 TFF1、EGFR 表达相关性研究 [D]. 扬州：扬州大学，2009.

[15] 鲁爱辉，宋艳华，佟秀萍，等 . 原发性肝癌的中医证型与血清肿瘤标志物的关系探讨 [J]. 中医药导报，2013，19(11):47-49.

[16] 于永铎 . 大肠癌"湿热瘀毒"证候病机与相关肿瘤标志物的临床研究 [D]. 沈阳：辽宁中医药大学，2008.

[17] 吴继萍，李斯文 . 结直肠癌中医辨证分型与肿瘤标志物 (ISGF) 相关性的研究 [J]. 光明中医，2006，21:32-35.

[18] 贾永森，林清，秦丽娟，等 . 不同证候噎膈患者血清调控食管癌 EC9706 细胞 PI3K/Akt/NF-κB 信号通路差异分析 [J]. 中国全科医学，2015，18(34):4261-4265.

[19] 杜国亮，李群星，宋江润，等 . 结直肠癌虚实辨证与 P2IWAFl、P21H-ras 蛋白表达相关性研究 [J]. 中国医药导刊，2009，11(4):642-643.

[20] 姜毅，金晓炜，张建玲，等 . 血清肿瘤标志物的变化与结直肠癌中医辨证分型相关性研究 [J]. 中国中医药信息杂志，2011，18(3):27-29.

[21] 刘宣，季青，柴妮，等 . 湿热因素对结肠癌血管新生与肝转移的影响 [J]. 中华中医药杂志，2015，30(06):1934-1937.

[22] 孙校男，郭勇．大肠癌辅助化疗期血瘀证血清蛋白质组学探究 [J]. 中华中医药学刊，2013，31(5):1081-1083.

[23] 魏滨，呼雪庆，宋雅楠，等．大肠癌和肝癌术后"异病同证"的代谢组学研究 [J]. 世界科学技术—中医药现代化，2016，18(9):1500-1506.

[24] 杨传标，薛军，殷平善，等．大肠癌脾虚证 bcl-2 基因表达与健脾康复汤的调节作用 [J]. 第一军医大学学报，2005，25(10):1268-1269.

[25] CHEN Q L, LU Y Y, ZHANG G B, et al. Characteristic analysis from excessive to deficient syndromes in hepatocarcinoma underlying miRNA array data [J]. Evid Based Complement Alternat Med, 2013,2013:324636. .

[26] 李群星，方海洋．真核细胞起始因子 4E 与胃癌中医证型关系的研究 [J]. 甘肃中医学院学报，2009，26(6):20-24.

[27] 熊江霞，陈厚早，朱华庆，等．限制性内切酶酶切及限制性内切酶酶切图谱分析 [J]. 安徽医科大学学报，2003，38(2):157-159.

[28] 王颖芳，王宇亮，韩彬，等．人参中 miRNA 的提取和鉴定分析 [J]. 实用中医内科杂志，2012，26(8):7-8.

[29] HE Z G, ZHONG H, HU Y H.Analysis of differential protein expression in Acidithiobacillus ferrooxidans grown under different energy resources respectively using SELDI-protein chip technologies[J]. Journal of Microbiological Methods，2006，65(1):10-20.

[30] ESPINA V, WOODHOUSE E C, WULFKUHLE J, et al. Protein microarray detection strategies：focus on direct detection technologies[J]. J Immunol Methods， 2004，290(12)：121-133.

[31] DALTON R A. Can researchers find recipe for protein sandchips[J]. Nature，1999，402(6763)：718-719.

[32] SIMON R. Applications of tissue microarray technology[J]. Methods Mol Biol, 2010，664：1-16

[33] 徐丽娜，范松青．组织芯片技术在肿瘤分子标志物研究中的应用 [J]. 国际病理科学与临床杂志，2009，29(30):240-244.

[34] 司富春，岳静宇，王振旭，等．近 20 年肿瘤中医证候分子研究的数据挖掘 [J]. 世界中西医结合杂志，2013，8(8):763-767.

[35] 马萌．肿瘤微环境及其中医证本质——中医现代化路径之探索 [J]. 中华中医药杂志，

2018，33(6):2255-2261.

[36] ZHANG L，HOU D X，CHEN X，et al. Exogenous plant MIR168a specifically targets mammalian LDLRAP1：evidence of cross-kingdom regulation by microRNA[J]. Cell Res，2012(22):107-126.

[37] ANDREW R C，MIRANDA Y F，GEORGE S，et al. Cross-kingdom inhibition of breast cancer growth by plant miR159[J]. Cell Res，2016，26(2)，217-228.

[38] 高嵩. 胰腺癌患者唾液中 miR-21 和 miR-181a 表达与中医证型相关性研究 [D]. 上海：复旦大学，2013.

[39] GAO S, CHEN L Y, WANG P, et al. MicroRNA expression in salivary supernatant of patients with pancreatic cancer and its relationship with ZHENG [J]. Biomed Res Int. 2014, 2014:756347.

[40] 罗国安，梁琼麟，王义明. 中医药系统生物学发展及展望 [J]. 中国天然药物，2009，7(4):242-248.

[41] 翁莉，杜鹃，何文婷. 原发性肝癌肝肾阴虚证患者外周血单个核细胞的特征性差异基因 [J]. 中西医结合学报，2012，10(4):406-415.

[42] 节阳华，何文婷，张洪亮. 白头翁汤治疗晚期结直肠癌的药效基因组学研究 [J]. 中国医药，2015，10(6):865-868.

[43] JACQUIER A. The complex eukaryotic transcriptome: unexpected pervasive transcription and novel small RNAs[J]. Nat Rev Genet，2009，10(12)：833.

[44] 许楠. 术前乳腺癌肝郁证与相关 lncRNA 的初步研究 [D]. 南京：南京中医药大学，2015.

[45] 辛萍，匡海学，李晓亮，等. 蛋白质组学技术及其在中药作用机制研究中的应用 [J]. 中国中药杂志，2018，43(5):904-912.

[46] 赵健, 黄维华, 王远东, 等. 应用 SELDI-TOF-MS 技术筛选肺腺癌患者血清诊断标志物 [J]. 肿瘤基础与临床,2008(1):7-9..

[47] 管艳. 非小细胞肺癌脾虚痰湿证与肺郁痰瘀证差异的客观化研究 [D]. 广州：广州中医药大学，2015.

[48] 安海燕. 乙肝病毒相关性肝硬化及原发性肝癌血清证候蛋白质组初步研究 [D]. 广州：南方医科大学，2007.

[49] 胡艳，陈锐深，王昌俊. 运用蛋白质组学研究原发性肝癌中医证型的探讨 [J]. 时珍国医国药，2009，20(6):1547-1548.

[50] 黄争荣，张小卿，叶韵斌，等.蛋白质指纹图谱在原发性肝癌中医辨证分型应用的初步研究 [J]. 现代中西医结合杂志，2012，21(33):3660-3661，3664.

[51] 黄飞娟，贺佐梅，谢光珊，等.无创伤胃癌唾液生物标记物的筛选——基于 iTRAQ 技术的胃癌唾液定量蛋白质组学研究 [C].// 中国中西医结合学会诊断专业委员会.中国中西医结合学会诊断专业委员会第十次全国学术研讨会论文集.秦皇岛：中国中西医结合学会诊断专业委员会，2016.

[52] 高志华.胃癌的中医证型分布情况及脾胃虚寒型胃癌的 iTRAQ 研究和个体化治疗分子检测 [D]. 锦州：锦州医科大学，2017.

[53] 周小军，周福生，孔梅，等.大肠癌虚实证候与蛋白质差异性表达的研究 [J]. 中华中医药杂志，2011，26(8):1808-1811.

[54] 周小军，周怀力，苟新敏，等.大肠癌湿热蕴结证患者蛋白质差异性表达的研究 [J]. 中华肿瘤防治杂志，2010，17(22):1831-1834.

[55] 周小军，周福生，苟新敏，等.大肠癌气血亏虚证患者蛋白质差异性表达的研究 [J]. 中国中西医结合急救杂志，2010，17(5):274-277.

[56] 赵海燕，屠德敬，夏溪，等.6 例姑息治疗期大肠癌血瘀证血清蛋白质组学探索性研究 [J]. 中华中医药学刊，2012，30(8):1777-1779.

[57] 徐玉芬，杨新妹，孙校男，等.基于"同病异治"的大肠癌不同证候血清蛋白组学探索研究 [J]. 中华全科医学，2015，13(4):647-649，663.

[58] 季青，陆奕宇，宋雅楠，等.基于 iTRAQ 蛋白组学技术的大肠癌和肝癌术后肝肾阴虚证血浆差异表达蛋白的研究 [J]. 中华中医药杂志，2017，32(6):2626-2630.

[59] 程德金.基于唾液定量蛋白质组学的大肠癌病证结合分子诊断研究 [D]. 武汉：湖北中医药大学，2017.

[60] 曹美群，吴正治.基于 iTRAQ 和生物信息学技术筛选乳腺癌肝郁气滞证和肝肾阴虚证唾液差异表达蛋白 [C].// 中华中医药学会.2012 年朱文锋学术思想研讨会暨中医诊断师资班 30 周年纪念大会论文集.长沙：2012.

[61] 孙珂焕，吴正治，曹美群，等.甲状腺癌中医辨证唾液蛋白质组诊断模型研究 [J]. 中国中医药信息杂志，2013，20(4):13-15.

[62] 孙珂焕，曹美群，吴安民，等.应用 SELDI 技术建立甲状腺癌辨证分型的血清蛋白质组学诊断模型 [J]. 中国中医药科技，2014，21(2):111-113.

[63] 陈舒华，田道法，张继平，等.鼻咽癌高癌家系癌患者不同体质证型的蛋白质组学研究 [J]. 中国中西医结合耳鼻咽喉科杂志，2013，21(1):5-9.

[64] 陈艳.不同类型鼻咽癌原发病瘤灶组织蛋白质组学特征及其与中医证型相关性 [D].
长沙：湖南中医药大学，2009.

[65] 周贤梅，尤寅骏.肺癌痰湿蕴肺证、气阴两虚证患者呼出气冷凝液的代谢组学研究
[J].辽宁中医杂志，2012，39(7):1214.

[66] 马俊杰，王小龙，刘会平.不同证型非小细胞肺癌患者肿瘤组织代谢组学研究 [J].中
国中西医结合杂志，2015，35(6):659-663.

[67] 谷建钟，郑贤炳，李妍，等.胃癌根治术前肝胃不和证患者中医证候的血清代谢组
学研究 [J].浙江中医杂志，2016，51(4):241-243.

[68] 蒋鑫超.基于代谢组学的方法对脾虚湿郁证大肠癌生物标志物的探讨 [D].南京：南
京中医药大学，2015.

[69] 陈群伟，黄雪强，杨根金，等.原发性肝癌阳虚证患者血清代谢组特征初步研究 [J].
中华中医药学刊，2012，30(3):526.

[70] 刘雅荣.基于核磁共振技术的脾虚湿盛证肝癌患者血浆代谢组学研究 [D].乌鲁木齐：
新疆医科大学，2016.

[71] 巴吐尔·买买提明，哈木拉提·吾甫尔.痰瘀证肿瘤患者血浆代谢组学研究 [J].中国
中西医结合杂志，2011，31(4):492-495.

[72] 冯凡超.胸腔积液证型分布及其基于 GC-MS 的代谢组学研究 [D].南京：南京中医药
大学，2016.

第四章
恶性肿瘤专科特色病证结合中药新药

| 第一节 |
康莱特注射液

一、概述

康莱特注射液（KLT）是我国自行开发研制的中药二类抗肿瘤新药。它是从薏苡仁中提取天然有效抗癌活性物质薏苡仁油，以先进制剂工艺研制而成的可供静脉直接大剂量输注的新型脂肪乳剂。康莱特注射液具有益气养阴、消瘀散结的功效，适用于气阴两虚、脾虚湿困型的非小细胞肺癌（NSCLC）以及原发性肝癌（PHC）。其配合放、化疗联合应用可以起到一定的增效减毒作用。对中、晚期肿瘤患者具有一定的抗恶病质和止痛作用。实验药理学研究证实，康莱特注射液对体内外多种肿瘤细胞具有较强的杀伤和抑制效果。

二、药理作用

（一）诱导肿瘤细胞凋亡

1. 康莱特注射液可以诱导胃癌细胞 SGC-7901 凋亡，抑制细胞增殖，抑制率为 47.2%，SGC-7901 胃癌细胞的凋亡指数为 21.1%，较对照组 11.2% 明显升高；增殖指数为 34.85%，较对照组 57.37% 明显下降。

2. 康莱特注射液合并吉西他滨能抑制移植于裸鼠的人胰腺癌细胞 Panc-1 的生长，抑瘤率达 40.11%，两者具有协同效应，联合运用效果明显高于单药使用。

3. 康莱特注射液对 K562 细胞周期有明显的影响，并存在剂量依赖性。

当剂量在 1μl/ml 时，48h S 期和 $G_2 + M$ 期细胞百分率明显上升，G_1 期百分率细胞明显下降；当剂量增至 5μl/ml 时，S 期细胞百分率明显下降，$G_2 + M$ 期细胞百分率明显上升；当剂量增至 10μl/ml 时，S 期细胞百分率降至对照组的 11.6%，而 $G_2 + M$ 期百分率比对照组高 11 倍；剂量提高到 50μl/ml 时，即导致细胞 100% 死亡，此时无法分析细胞周期时相分布。

（二）抑制新生血管形成

姜晓玲等通过分离大鼠胸、腹主动脉进行原代培养，研究康莱特注射液对血管形成的影响，结果发现与对照组相比，康莱特组新生血管较少，抑制作用明显。其可能机制如下。

1. 抑制血管内皮分裂和迁移。研究发现，康莱特注射液具有使细胞周期阻滞于 $G_2 + M$ 期，DNA 合成期（S 期）细胞比例减少的作用。

2. 抑制肿瘤细胞释放血管生成正向调控因子。

3. 以抗体的形式阻断血管生成正向调控因子或其受体。

4. 干扰内皮细胞分化成为完整的毛细血管，防止新生血管与宿主血管之间的吻合形成。

（三）免疫调节

康莱特注射液具有一定的免疫调节作用。研究表明，与阴性对照组和 5-氟尿嘧啶（5-FU）组相比，康莱特组对实验兔 $CD4^+$ 值有显著的升高作用，显示康莱特对细胞免疫有促进作用，适当加大剂量可提高疗效。多中心临床研究结果证明，受试患者经康莱特注射液治疗后，免疫功能明显提高，其中白细胞降低情况得到明显改善，NK 细胞活性和 IL-2 水平显著增高。

三、康莱特注射液联合化疗干预非小细胞肺癌

临床上，康莱特注射液常与化疗联合应用于气阴两虚证、脾虚湿困证非小细胞肺癌的治疗。其具有益气养阴、消瘀散结的功效，与化疗联用可以提升治疗有效率，并且可以显著减轻化疗不良反应，提高患者生存质量。

对原发性支气管肺癌的多中心临床研究结果证明，康莱特组有效率为 12.15%（26/214），化疗对照组有效率为 14.29%（13/91），两组疗效无显著性差异。康莱特注射液对原发性支气管肺癌患者的咳嗽、痰血、胸痛、发

热、神疲乏力、食欲不振等症状改善作用明显优于化疗组，可显著提高受试患者的免疫功能，还具有保护外周血象等作用，对肝、肾、心功能无明显不良影响。

徐先琼的研究结果显示，化疗联合康莱特注射液治疗老年患者晚期肺癌，可提高肺癌的治疗效果、减少并发症的发生、提高患者的生存质量。在化疗基础上应用康莱特注射液治疗组 23 例，其中缓解（CR + PR）11 例，无法评估（NC）9 例，疾病进展（PD）3 例，治疗的有效率为 47.8%；对照组 22 例患者，CR + PR 5 例，NC 10 例，PD 7 例，有效率为 22.7%，差异具有统计学意义（$P < 0.05$）。经治疗后两组患者的咳嗽、胸痛、痰血、纳差及乏力均有不同程度的改善。相比之下，联合用药组较单纯化疗组症状改善明显，尤其是纳差和乏力两大症状，具有统计学意义（$P < 0.05$）。

李瑛等为了探索康莱特联合化疗的最佳时机，分别使用吉西他滨、顺铂干预人肺腺癌细胞 95D，在干预前、干预中、干预后使用康莱特注射液，用四唑盐（MTT）法检测细胞增殖率。结果表明在化疗药物干预前使用康莱特注射液对 95D 细胞的抑制作用最为明显，为康莱特注射液联合化疗的使用时机提供了一定证据。

四、康莱特注射液联合放疗干预多种恶性肿瘤

康莱特注射液配合放疗对气阴两虚、脾虚湿困型非小细胞肺癌患者存活率、缓解率等多个方面都有显著的提升效果。在改善生活质量的同时具有放射增敏作用，有效地达到了增效减毒的目的，广泛应用于临床。秦银忠对康莱特注射液配合放疗对非小细胞肺癌的疗效及患者免疫功能的影响进行研究，结果显示，康莱特注射液联合放疗组患者 31 例 PR，18 例 SD，11 例 PD，总有效率为 51.67%，疾病控制率为 81.67%；单纯放疗组患者 12 例 PR，25 例 SD，23 例 PD，总有效率为 20.00%，疾病控制率为 61.67%。两组相比，康莱特注射液联合放疗组总有效率及疾病控制率均明显增高，差异有统计学意义（$P < 0.05$）。与此同时，在 T 淋巴细胞亚群变化方面，康莱特注射液联合放疗组患者治疗前后 $CD3^+$、$CD4^+$、$CD8^+$、$CD4^+/CD8^+$ 及 NKT 细胞活性差异均无统计学意义；单纯放疗组各种淋巴细胞活性显著下降（$P < 0.05$）；治疗后康莱特注射液联合化疗组各种淋巴细胞活性均明显强于单纯放疗组（$P < 0.05$）。

在减轻放疗不良反应方面，刘苗生等观察放疗配合康莱特注射液治疗31例中上段食管癌患者，并以性别、病理类型、期别相同的31例作为配对对照组。结果显示，治疗组白细胞水平和 KPS 显著高于对照组，毒副作用间断时间为（1.43±0.48）d，显著低于对照组的（3.24±1.02）d（$P<0.05$），治疗组的 1 年、2 年生存率较对照组略高，但差异无统计学意义。研究表明联合应用康莱特注射液可以提高中、晚期食管癌放疗患者的耐受性，减少治疗间断时间，从而保证治疗有效率。万震等通过随机对照研究发现康莱特注射液配合放疗治疗鼻咽癌与单纯放疗相比，放射性皮炎发生率更低（$P<0.05$），有效发挥了减毒作用。

五、康莱特注射液单独用于晚期恶性肿瘤患者的姑息治疗，改善患者生活质量

康莱特注射液对晚期恶性肿瘤患者的治疗作用是多方面的。冯斌等关于康莱特注射液对晚期恶性肿瘤姑息治疗的研究结果显示，康莱特注射液对晚期肿瘤的客观疗效为 8.7%，缓解稳定率为 76.1%，镇痛率为 59.0%，经治疗后的 KPS 评分平均提高了 17 分。免疫功能、体重也都得到了明显提高。

使用康莱特注射液（100ml 静脉滴注，每日 1 次，连用 20d 为 1 个疗程）治疗晚期消化道肿瘤患者 30 例，治疗后晚期消化道肿瘤缓解率为 26.7%，稳定率为 76.7%，镇痛有效率为 79.2%，对血象、肝肾功能、心电图变化无明显影响，能够显著提高患者生存质量。

康莱特注射液中的有效成分薏苡仁油对癌组织有较强的趋向性，以抑制肿瘤细胞分裂的方式抑制癌细胞增殖，并有镇痛、减轻肿瘤负荷、激活免疫细胞活性的作用。康莱特注射液Ⅲ期临床研究资料显示，康莱特注射液可使90% 以上的晚期肿瘤患者生活质量得到提高，并可提高机体免疫功能及升高外周血象，癌症疼痛控制有效率为 80%，KPS 评分显著提高率为 70%。

漆辉雄在临床研究中以 10% 康莱特注射液 200ml，1 次 /d，连用 20d 为1 个疗程，进行实验研究。接受治疗的 82 例患者在接受本法治疗期间均未使用其他抗癌药物，治疗期间给予保肝护肝、生物反应调节剂及支持对症处理。结果 1 个疗程治疗后癌症疼痛控制总有效率达 82%，与国外研究报道的90% 接近。癌症疼痛会从心理、生理、精神和社会多方面影响患者的生活质量，经康莱特注射液治疗后，89% 的患者 KPS 评分提高，其中提高≥ 20 分

者达 73%，生活质量评分提高 ≥ 10% 者占 74%。

康莱特注射液对于多种恶性肿瘤产生的癌痛都有一定程度的缓解作用。研究表明，在 328 例晚期癌痛患者中，包括肺癌、肝癌、乳腺癌、恶性消化道肿瘤等，使用康莱特注射液治疗癌痛缓解率达 80.49%。对不同程度疼痛（轻、中、重）的患者治疗后，轻度癌痛者 100% 得到控制，中度疼痛者 86.18% 得到缓解，重度疼痛者 62.28% 可缓解。经康莱特注射液治疗后 92.02% 的患者 KPS 评分提高，其中提高 20 分以上者达 76.6%，生活质量提高率为 91.22%，体重增加者占 42.29%，而体重稳定者占 52.13%。

与此同时，康莱特注射液还可改善肿瘤患者的食欲。一方面康莱特注射液能抑制晚期癌症患者血清中恶病质发生发展的介导因子，从而改善食欲；另一方面康莱特注射液作为脂肪乳剂，能够提供高能量营养支持。再结合其良好的抗肿瘤功效，康莱特注射液在临床上对于气阴两虚、脾虚湿困型的肿瘤治疗方面展现出了独特的优势。

| 第二节 |
金龙胶囊

一、概述

金龙胶囊由鲜守宫、鲜金钱白花蛇和鲜蕲蛇组成，具有破瘀散结、解郁通络的功效，临床上常用于原发性肝癌血瘀郁结证。方中鲜守宫味咸性寒，为君药，入血分透筋达络、破瘀解毒散结、通经活络而止痛，且能补肺肾、益精血。鲜金钱白花蛇味咸性温，为臣药，具有搜风通络、破瘀散结、降痰解毒、活血止痛的作用，辅助君药可加强破瘀散结、解郁通络之功，同时能协同蕲蛇共同引药入肝经。鲜蕲蛇味甘、咸性温，入肝经，为佐使药，其性善走窜，内走脏腑，外切皮毛，具有搜风定痛、通经达络的功效，既可加强君药滋阴破瘀散结的功效，又可加强臣药的通络解郁散结力量。全方配伍精当，药性平和，用二蛇之温制守宫之寒而不滞，用守宫之寒制二蛇之温而不燥，用于治疗多种肿瘤实证。金龙胶囊由现代低温冷冻生化分离提取工艺制备，基本提取了所用原料的全部有效成分，保持了各有效成分的最大生物活性以及它们之间的最佳天然配比，具有高含量、高活性的特点。

金龙胶囊可以通过阻滞肿瘤细胞有丝分裂，从而抑制肿瘤细胞增殖，防止肿瘤复发转移、抑制肿瘤生长。此外，金龙胶囊能够强化细胞的新陈代谢，有利于增强患者的免疫力，减轻化疗药物对肝脏及造血系统造成的不良反应。临床报告显示，金龙胶囊能够延长原发性肝癌患者的生命，提高患者的生活质量，在稳定瘤体、控制肿瘤发展、减轻化疗药物的血液学毒性等方面也具有显著作用。金龙胶囊现已被广泛应用于多种恶性肿瘤的治疗当中，其对血瘀郁结证的肝癌治疗效果尤为显著。

二、药理作用

金龙胶囊保留了各种动物药材的小分子多肽、氨基酸类物质及核苷酸、酶、微量元素的生物活性。壁虎（守宫）中有效的抗肿瘤活性成分守宫硫酸多糖可显著抑制肝癌 SMMC-7721 细胞的增殖，对正常肝细胞无细胞毒作用，且能够抑制肝癌细胞的迁移。这为金龙胶囊治疗肿瘤提供了有力的实验研究支持，也为进一步阐明金龙胶囊的具体机制奠定了良好的基础。进一步的药理学研究表明，金龙胶囊可增加 T 细胞、NK 细胞和巨噬细胞的数量并增强这三者的功能，其治疗血瘀郁结证原发性肝癌的有效性已得到临床证实。

三、金龙胶囊联合介入手术干预原发性肝癌

肝癌为肝胆胰外科常见恶性肿瘤之一，分为原发性肝癌、继发性肝癌或转移性肝癌。早期肝癌患者多无典型症状，被发现时已为中、晚期，极大地降低了手术切除率。TACE（即采用 Seldinger 方法对患者肝脏肿瘤供血血管进行选择，并将丝裂霉素 10～16mg、顺铂 40～80mg、5- 氟尿嘧啶 1.0g 等化疗药物注入）为当前临床治疗肝癌的最佳方式之一，但因门静脉在肿瘤的部分供血中有所参与，且在肿瘤供血动脉栓塞后此种供血方式会出现代偿性上升，影响临床治疗效果，仅接受介入治疗的患者术后有 20%～50% 的肿瘤组织为完全坏死组织，且多数患者经多次治疗后仍存在肿瘤细胞，故无显著的远期疗效。同时 TACE 的治疗手段易损伤患者肝功能，严重者易出现肝功能衰竭，因此阻碍了患者接受 TACE 治疗。当前如何降低治疗对肝功能的损伤，提高临床疗效及 II 期手术切除率是临床工作者亟待解决的重点课题。

金龙胶囊配合介入治疗对原发性肝癌具有显著的治疗效果，并且有利于保护患者细胞免疫功能，减少药物不良反应，降低患者死亡率，在原发性肝癌患者介入治疗中具有重要价值。

郑操等对金龙胶囊与介入治疗原发性肝癌疗效进行了研究，结果显示治疗组（TACE 治疗配合口服金龙胶囊）临床总有效率（60.00%）显著高于对照组（35.71%）（单纯 TACE 治疗）；治疗组临床总控制率（86.67%）显著高于对照组（60.71%）。此外，该研究表明，金龙胶囊能够提高正常细胞的新陈代谢，有利于提高患者的免疫力，从而减轻介入治疗对肝脏及消化系统造成的不良反应以及因介入治疗引起的白细胞降低；治疗组不良反应总发生率（30.00%）显著低于对照组（64.29%）。该项研究表明，金龙胶囊配合介入治疗能有效提高原发性肝癌的临床治疗效果，且能减少介入治疗相关不良反应的发生。

李宾等对金龙胶囊联合介入治疗原发性肝癌的研究结果显示，金龙胶囊联合介入治疗组（81.63%）的有效率明显高于单纯介入组（57.14%），特别是在小于 5cm 的肿瘤。生活质量和肝功能 Child-Pugh 分级改善方面，金龙胶囊联合介入治疗组的效果亦优于单纯介入组。

金龙胶囊在与介入治疗联合应用治疗原发性肝癌的过程中取得了显著的治疗效果，二者联用还有利于保护患者细胞免疫功能，降低不良反应发生率，对于原发性肝癌患者的治疗具有重要价值。

四、金龙胶囊抑制原发性肝癌术后复发及转移

金龙胶囊对于肝癌术后的复发以及恶性肿瘤复发肝转移的预防与治疗是多层次、多环节、多靶点的整体调节。临床研究表明，其抗癌作用广泛，涉及肿瘤细胞生长、转移等多个环节。

李辉等研究了金龙胶囊对可切除肝癌手术后复发和转移的预防作用，结果表明对于 3cm 以上的可切除肝癌，金龙胶囊可以显著提高患者的 2 年和 3 年生存率。患者的 2 年生存率：治疗组为 72.7%，对照组为 50%；3 年生存率：治疗组为 61.8%，对照组为 36.7%。同时可显著提高 1 年、2 年、3 年的无瘤生存时间：治疗组分别为 69.1%、29%、13%，对照组分别为 47%、10%、0%。可见，金龙胶囊可显著改善原发性肝癌患者的远期手术效果，延长患者的生存时间和无瘤生存时间，且不良反应较少。

李立新等观察金龙胶囊对高侵袭迁移能力的 MHCC97H 细胞体外黏附、侵袭、趋化能力的干预作用。结果显示，不同剂量金龙胶囊作用 24h 后，0.08mg/ml 组对 MHCC97H 细胞黏附、迁移、侵袭抑制率最为明显，显著优于空白对照组。该研究结果表明，金龙胶囊对恶性肿瘤转移过程中细胞黏附、迁移、侵袭三个基本步骤均具有一定调控作用，为临床上金龙胶囊防治肝癌的转移提供了理论依据。

五、金龙胶囊减缓恶性肿瘤的肝转移过程

张晓前将 60 例非小细胞肺癌肝转移患者随机分为对照组和治疗组，在采用洛铂 / 碘油进行介入栓塞化疗的基础上，治疗组术后第 3 天开始加用金龙胶囊，整个治疗过程中不使用免疫调节剂。近期疗效：对照组 30 例患者，其中 CR3 例、PR8 例、SD10 例、PD12 例，有效率为 27%（8/30）；治疗组 30 例患者，其中 CR4 例、PR8 例、SD9 例、PD9 例，有效率为 40%（12/30）。无进展生存时间及 1 年生存率方面，对照组 8 例有效患者无进展生存时间为 7.8 个月，治疗组 12 例有效患者无进展生存时间为 11.3 个月，Kaplan-Meier 检验显示，治疗组优于对照组。随访 1 年后，对照组 21 例存活，治疗组 25 例存活，治疗组 1 年生存率为 83%，高于观察组的 70%。该研究结果表明，金龙胶囊联合洛铂对非小细胞肺癌肝转移患者实施介入治疗，可提高肺癌肝转移治疗的有效率，延缓病情进展。杨倚天等选取结肠癌肝转移患者 46 例，随机分为对照组和治疗组，3 个月后治疗组病情进展率明显低于对照组（$P < 0.05$），生活质量评分与免疫功能改善均优于对照组（$P < 0.05$）。孙浩等将 62 例结直肠癌肝转移患者分为治疗组和对照组，联合金龙胶囊治疗组近期临床受益率、癌胚抗原（CEA）下降比率、生活质量提高率均高于对照组（$P < 0.05$）。王运锋将 68 例胃癌肝转移患者分为单纯化疗组和化疗 + 金龙胶囊组，结果显示，化疗 + 金龙胶囊组临床总缓解率明显高于单纯化疗组，KPS 评分明显优于单纯化疗组，毒副作用发生率明显低于单纯化疗组。可见，金龙胶囊对于多种恶性肿瘤的肝转移均具有一定的延缓、抑制作用。

六、金龙胶囊对恶性肿瘤患者的机体免疫调节作用

免疫机制在肿瘤中的应用已成为研究的热点，应用金龙胶囊可通过多种

环节提高机体免疫效应而达到抗肿瘤的目的。徐淑玲等在小鼠腹腔注射环孢素A（CsA）以诱导免疫抑制（选择性抑制 CD4$^+$细胞），采用流式细胞仪检测，结果显示金龙胶囊能够提高受抑动物 CD3$^+$、CD4$^+$细胞数量及 CD4$^+$/CD8$^+$比值，具有明显对抗 CsA 引起的免疫抑制、促进免疫功能恢复的作用。

七、金龙胶囊对于其他恶性肿瘤的干预作用

金龙胶囊能够在一定程度上抑制多种恶性肿瘤（如肺癌、胃癌、结肠癌等）细胞的生长。刘玉琴经过一系列的研究证实，金龙胶囊能抑制小鼠肺腺癌（LA795）肿瘤的生长，抑制率为 27.4%。戴明等发现金龙胶囊对肺腺癌 A549 移植瘤生长有抑制作用，对照组移植瘤组织有明显新生血管生成。黄卉等建立裸鼠原位脑肿瘤动物模型，将裸鼠分为模型组，金龙胶囊高、低剂量组进行灌胃治疗，利用荧光成像技术实时监测肿瘤，与模型组相比，连续灌胃给药 28d 后，金龙胶囊高、低剂量组均能明显抑制颅内肿瘤生长。刘娇萍等探讨金龙胶囊对结肠癌血管生成拟态（VM）及迁移诱导蛋白 7（Mig-7）的影响，结果发现金龙胶囊可干扰结肠癌 VM 的形成，可能与下调 Mig-7mRNA 和 Mig-7 蛋白的表达有关。

多种实验研究以及十余年的临床应用证实，金龙胶囊能够通过诱导分化、抑制血管形成、调节免疫反应等机制发挥抗肿瘤作用，不仅对气滞血瘀型肝癌有显著的治疗效果，且对多种肿瘤具有抑制作用，在原发性恶性肿瘤的治疗和防治肿瘤复发转移方面都具有独特优势。同时该药不良反应较少、可长期服用的优点进一步促进了其广泛的临床应用。

| 第三节 |

安替可胶囊

一、概述

安替可胶囊在 1996 年获得国家新药证书，目前在临床消化系统肿瘤的

治疗过程中得到了广泛的应用。安替可胶囊以蟾皮、当归为主要药物成分，具有软坚散结、活血化瘀、解毒通络的作用。特别在应用于食管癌瘀毒证时，具有明显的改善临床症状、提升患者生存质量、降低复发转移率的作用。安替可胶囊主要用于消化道肿瘤瘀毒证的治疗，可以配合放、化疗应用于各期消化道肿瘤。对于不适宜放、化疗的患者，可以单独应用或与中药制剂等联合应用，以增强治疗力度。

二、药理作用

（一）增强机体免疫功能

1. **提高巨噬细胞吞噬功能**　安替可胶囊能明显提高碳粒廓清率，增强环磷酰胺免疫抑制鼠腹腔巨噬细胞的吞噬功能及增加胸腺和脾脏的重量。安替可胶囊及其组分当归可诱导巨噬细胞释放 TNF。

2. **增强小鼠自然杀伤细胞（NK 细胞）和淋巴细胞活性**　安替可胶囊 200mg/kg、400mg/k 的剂量下可明显增强 T、B 淋巴细胞和 NK 细胞活性。500mg/kg 的剂量下安替可胶囊组小鼠 NK 细胞杀伤率为 73.39%。

3. **促进血清溶血素及抗体形成细胞的生成**　安替可胶囊 400mg/kg 可使环磷酰胺免疫抑制小鼠的血清溶血素及抗体形成细胞恢复至接近正常。

4. **增强 IL-2 活性**　安替可胶囊及其组成成分蟾皮和当归都可显著增强 IL-2 活性，提示安替可胶囊对小鼠非特异性、体液和细胞免疫具有促进作用。

（二）抑瘤作用

安替可胶囊及其组分蟾皮和当归对 H22 移植瘤的瘤重抑制率分别为 45.05%、43.95%、27.79%，抑瘤作用明显，但不及 5-FU（55.79%）。安替可胶囊对人瘤细胞及人瘤细胞裸鼠移植瘤都有明显的抑制作用。人瘤细胞对安替可胶囊的敏感性顺序依次为：Mgc803/Eca109 > SMMC7721/HeLa > SPCA21，提示安替可胶囊对人胃癌、食管癌和肝癌具有较好的疗效。

（三）抗氧化作用

安替可胶囊及其组分当归可显著增加血中过氧化氢酶（CAT）、谷胱甘肽过氧化物酶（GSH-Px）和组织中超氧化物歧化酶（SOD）的含量，使清除自由基的能力增强，能减少（防止）原初氢氧自由基（OH·）和单线态氧（$^1O_2$）的产生，抑制细胞分裂，最终抑制肿瘤细胞。放疗增敏实验研究表明，蟾皮和当归两种中药配伍应用，可增加放射线对肾癌细胞的杀伤力，增加肾癌细胞放射后的凋亡百分比，提高肾癌细胞的放射敏感性。

三、安替可胶囊联合放疗干预恶性肿瘤

安替可胶囊可以与放疗联合使用，起到一定的增敏作用。研究表明，放疗与安替可胶囊联合治疗晚期消化道肿瘤，CR 为 33%，PR 为 39%，总缓解率（CR + PR）为 72%；而放疗对照组中，CR 为 12.5%，PR 为 21.9%，总缓解率（CR + PR）为 34.4%，治疗组总缓解率与对照组相比明显提高（$P < 0.01$）。

安替可胶囊与放疗联用治疗鼻咽癌，可加快肿瘤消退速度及提高颈淋巴结的完全消退率。安替可治疗组与对照组鼻咽癌完全消退所需的平均放射剂量分别为（41.6 ± 8.9）Gy 和（50.7 ± 9.2）Gy，两组比较差异有显著性（$P < 0.05$）。治疗组与对照组颈淋巴结完全消退所需的平均放射剂量分别为（47.4 ± 10.3）Gy 和（56.2 ± 9.7）Gy，两组比较差异也有显著性（$P = 0.0011$）。赵增虎等关于调强放疗联合口服安替可胶囊治疗的研究显示，安替可胶囊对鼻咽癌原发灶消退一半及全消的增敏比分别为 1.33 和 1.17。何友海报道安替可胶囊对食管癌锁骨上淋巴结放疗增敏比为 1.25。而安替可胶囊的放疗增敏机制可能还在于能促进肿瘤细胞 *FasR* 的基因表达，抑制 *RasL* 和 *Bcl-2* 的基因表达，从而促进肿瘤细胞的凋亡，并恢复机体的免疫监视与免疫清除功能。

四、安替可胶囊改善恶性肿瘤患者生活质量

大量临床试验研究表明，安替可胶囊能有效改善肿瘤患者吞咽困难、疼痛、恶心、呕吐等临床症状并且还有保护血象和降低癌胚抗原（CEA）等作用。临床试验显示该药止痛作用显著，且对吞咽困难的缓解作用、增加体重和提高生存质量的作用非常显著。

五、安替可胶囊对于其他恶性肿瘤的干预作用

安替可胶囊在其他多种恶性肿瘤的临床治疗中也有一定程度的应用。研

究表明，在增强介入治疗原发性肝癌后 2 个月的近期疗效评价中，治疗组 126 例中 CR 为 9.5%，PR 为 41.2%，明显优于对照组（CR4.5%，PR27.2%）。且治疗组所有患者甲胎蛋白（AFP）含量均下降，其中 64 例转阴，也明显优于对照组。安替可胶囊还可缓解介入治疗引起的胃肠道反应，增加体重，减轻疼痛，提高生活质量，同时可减轻化疗所致的骨髓抑制。

王敏探讨了安替可胶囊联合卡培他滨和奥沙利铂治疗晚期结直肠癌临床疗效。对照组口服卡培他滨片，同时静脉滴注注射用奥沙利铂。治疗组在对照组治疗基础上口服安替可胶囊，2 粒 / 次，3 次 /d。两组患者均连续治疗 9 周。观察两组患者的临床疗效，同时比较治疗前后两组患者血清基质金属蛋白酶 -2（MMP-2）和 MMP-9 的水平，评价两组患者生存质量改善情况和不良反应发生率。结果显示，经治疗后，对照组客观缓解率（ORR）为 40.48%，临床获益率（CBR）为 71.43%；治疗组 ORR 和 CBR 分别为 61.90%、90.48%，两组 ORR、CBR 比较差异具有统计学意义。经治疗后，对照组和治疗组患者生存质量改善率分别为 80.95% 和 95.24%；两组患者血清 MMP-2 和 MMP-9 水平均较同组治疗前明显降低（$P < 0.05$），且治疗组上述两项指标降低得更显著（$P < 0.05$）。治疗过程中，治疗组不良反应发生率为 28.57%，低于对照组的 54.76%，两组不良反应发生率比较差异具有统计学意义（$P < 0.05$）。由此可见，安替可胶囊联合卡培他滨和奥沙利铂治疗晚期结直肠癌具有很好的临床疗效，可以降低肿瘤细胞浸润和转移能力，改善患者生活质量，具有一定的临床应用推广价值。

| 第四节 |
其他恶性肿瘤专科特色病证结合中药新药

一、艾迪注射液

中药复方艾迪注射液于 2000 年被批准为国家中药二级保护品种，2004 年入选国家基本医疗保险、工伤保险和生育保险药品目录。艾迪注射液以斑蝥为君药，人参、黄芪、刺五加为佐药，全方具有清热解毒、消瘀散结的功效。艾迪注射液现已被应用于多种恶性肿瘤的临床治疗，其中对于瘀毒内阻类证型的恶性肿瘤治疗效果更为明显。

现代研究表明，斑蝥素是斑蝥毒性的主要成分，也是抗癌的有效成分，它在抑制肿瘤细胞的同时不降低周围血中的白细胞数量，对机体无明显的免疫抑制作用。其他三味佐药在诱导肿瘤细胞凋亡、抑制肿瘤细胞增殖、抑制肿瘤血管生成等多方面可协同抗肿瘤，同时它们具有毒副作用低、不易产生耐药性、提高机体免疫力等优点，因此在肿瘤防治中发挥着重要作用。艾迪注射液临床广泛用于原发性肝癌、肺癌、直肠癌、恶性淋巴瘤、妇科恶性肿瘤等。

二、榄香烯注射液

榄香烯（elemene）是从传统中草药姜科植物温郁金（温莪术）中提取获得的萜烯类化合物。榄香烯注射液以 p- 榄香烯为主要成分，并含有少量 γ- 和 β- 榄香烯及其他萜类化合物，通过实验研究和临床试验已于 1994 年作为国家二类抗肿瘤新药上市应用。

现代研究表明，榄香烯具有诱导肿瘤细胞凋亡、诱导肿瘤细胞分化、抗肿瘤细胞浸润和转移、抗肿瘤血管生成、逆转肿瘤细胞耐药、对放疗及化疗增敏、提高机体免疫力的作用。对癌性胸腔积液、腹水以及某些恶性实体瘤有一定的疗效。可用于介入、腔内化疗及癌性胸腔积液、腹水的辅助治疗。同时还可以与化疗、放疗联合应用，增强疗效、减轻毒副作用及提高患者生存质量。

三、华蟾素类中药制剂

华蟾素（cinobufacini）系中华大蟾蜍皮的水制剂，主要含有蟾毒内酯等有效成分，具有清热解毒、利水消肿、化瘀溃坚等功效。

现代研究表明，华蟾素在抗肿瘤方面有重要的作用，能有效抑制肿瘤细胞的增殖，同时诱导和促进肿瘤细胞的分化和凋亡，以及增强机体免疫力等。本品对于多种中、晚期恶性肿瘤抑制作用，对癌性疼痛的治疗效果显著，同时可应用于淋巴结肿大、恶性肿瘤肝转移。

四、消癌平类中药制剂

消癌平是从萝藦科牛奶菜属植物通关藤的干燥藤茎中提取而来的药物。

其主要成分为多糖、C-21 甾体皂苷、有机酸、生物碱等，具有消炎、平喘、抗癌、降压、抑菌、保肝利尿等作用。临床多用于消化道、呼吸道肿瘤的治疗，较少单独使用，与其他抗肿瘤药物联合应用可以起到增加抗肿瘤药物疗效、延长生存期、控制肿瘤病灶、降低不良反应等作用。

现代研究表明，消癌平可以通过抑制血管生成、阻滞肿瘤细胞周期、抑制肿瘤细胞增殖、诱导肿瘤细胞分化和凋亡及降低部分抗肿瘤药物的耐药性，发挥抗肿瘤活性的作用，同时消癌平还可以提高化疗患者的免疫力。其现已被广泛地应用于多种恶性肿瘤的治疗，特别是在消化道肿瘤、肺癌的治疗中体现出独特的优势。

五、肝复乐片

肝复乐片是由党参、白术、柴胡、鳖甲、香附、茵陈、郁金等多种中药组成的复方制剂，具有健脾理气、化瘀软坚、清热解毒的功效，现已被广泛应用于肝癌等多种恶性肿瘤的临床治疗。其中肝复乐对于肝郁脾虚证型的疗效更为突出，能有效地改善胁肋疼痛、神疲乏力、食少纳呆、脘腹胀满、心烦易怒、口苦咽干等症状。

现代研究表明，肝复乐具有显著的抑制肿瘤生长的作用，还能够对机体进行适当的免疫调节，并且具有保护肝脏的功能，常用于肝癌的辅助治疗，临床多联合介入或射频消融治疗肝癌。

六、复方苦参注射液

复方苦参注射液是由苦参和白土茯苓经加工制成的纯中药制剂，其有效成分为氧化苦参碱、氧化槐果碱、苦参碱、皂苷等。本品具有清热利湿、凉血解毒、散结止痛的功效。该药具有良好的抑制肿瘤作用，可有效地缩小或稳定瘤体，并改善疼痛、发热、出血、乏力等临床不适症状。

现代研究表明，复方苦参注射液具有抑制肿瘤细胞增殖、抗血管生成、抑制内皮细胞迁移、降低炎症因子 IL-1B 和 TNF-α 的作用，进而达到治疗效果。复方苦参注射液配合放、化疗可减毒增效，抑制肿瘤生长，提高临床抗肿瘤的疗效，对不适宜放、化疗的肺癌等恶性肿瘤的患者也可单独使用，并能在一定程度上控制病情，提高免疫力，改善患者生存质量。

七、复方斑蝥胶囊

复方斑蝥胶囊的主要成分为斑蝥、熊胆粉、三棱、莪术、人参、黄芪、刺五加、半枝莲、山茱萸、甘草等，具有破血散结、祛瘀解毒、抗癌的功效，临床上主要用于治疗原发性肝癌、肺癌、直肠癌、恶性淋巴瘤等。

现代研究表明，复方斑蝥胶囊能够抑制肿瘤生长、抑制新生血管形成、降低肝癌 BEL-7402 细胞 Bcl-2 蛋白的表达、诱导肿瘤细胞凋亡、提高 NK 和 LAK 细胞活性、升高 IL-2 及 TNF-α 水平及改善 T 细胞亚群比例，从而增强机体的细胞免疫功能，提升治疗效果。

八、复方红豆杉胶囊

复方红豆杉胶囊是根据广西少数民族经验与中医药传统理论和经验研制的中药制剂，由血榧（南方红豆杉）、铁包金、白花蛇舌草、玄参、柴胡等药物组成，具有扶正祛邪、通络散结的功效，主要用于气虚痰湿、气滞血瘀证型的乳腺癌、卵巢癌、肝癌等恶性肿瘤的治疗。

现代研究表明，复方红豆杉胶囊有较强的抑制肿瘤的作用，能增强荷瘤小鼠的免疫功能、网状内皮系统的吞噬功能和迟发超敏反应，增加小鼠半数溶血值，延长荷瘤小鼠耐常压缺氧的生存时间。复方红豆杉胶囊可以联合放、化疗增效减毒，也可单独用于恶性肿瘤的晚期姑息治疗，达到一定的抑制肿瘤生长、提高生活质量和延长生存期的效果。

九、槐耳颗粒

槐耳颗粒作为国家中药一类新药的典型代表，其主要活性成分为糖蛋白及 18 种以上的氨基酸，并含有多种矿物质，具有扶正固本、活血消癥的功效，适用于正气虚弱，瘀血阻滞，原发性肝癌不宜手术和化疗者的辅助治疗用药，有改善肝区疼痛、腹胀、乏力等症状的作用。现代药理研究表明，槐耳颗粒具有诱导肿瘤细胞凋亡、增强免疫、抑制血管生成及改善耐药性等多种作用，同时具有使用安全、方便等优点，临床上也广泛应用于白血病、骨肉瘤、乳腺癌、肺癌等多种恶性肿瘤。Zhou 等证实槐耳颗粒对胰腺癌细胞 Panc-1 有确切杀伤抑制作用。将槐耳颗粒及 5-Fu 分别与人胰腺癌细胞 Panc-1 共同培养时，发现槐耳颗粒组凋亡率可达 15%～20%，疗效优于 5-Fu 组，其促进凋亡发生作用与上调凋亡基因 *Caspase-3* 的表达和诱发生物学效应有关。进一步研究发现，槐耳颗粒也可抑制 Panc-1 的生长，主要使其阻滞在 G_1 期，还可抑制胰腺癌细胞 VEGF 的分泌，这可能也是槐耳颗粒抗胰腺癌的机制之一。

宋志远等通过建立胰腺癌原位移植裸鼠模型，将其随机分组：对照组，予 0.9%NaCl 溶液 0.4ml 灌胃，1 次 /d，0.9%NaCl 溶液 0.2ml 腹腔注射，2 次 / 周；槐耳颗粒组：予槐耳颗粒溶剂 0.4ml 灌胃，1 次 /d，0.9%NaCl 溶液 0.2ml 腹腔注射，2 次 / 周；吉西他滨组：予 0.9%NaCl 溶液 0.4ml 灌胃，1 次 /d，吉西他滨 0.2ml 腹腔注射，2 次 / 周；槐耳颗粒 + 吉西他滨组：予槐耳颗粒溶剂 0.4ml 灌胃，1 次 /d，吉西他滨 0.2ml 腹腔注射，2 次 / 周。测量移植瘤重量，槐耳颗粒组、吉西他滨组和槐耳颗粒 + 吉西他滨组荷瘤裸鼠胰腺肿瘤重量都低于对照组，差异有统计学意义（$P < 0.05$）。槐耳颗粒组与对照组比较，抑瘤率可达到 32.2%；槐耳颗粒与吉西他滨组联合应用时，抑瘤作用更加明显，抑瘤率达到 51%。

参考文献

[1] 郑世营，李印，李虹，等 . 抗 Fas 单克隆抗体诱导人胃癌细胞系 SGC-7901 细胞凋亡的研究 [J]. 中华实验外科杂志，2006，23(2):177-178.

[2] 李大鹏 . 康莱特注射液药效学及临床研究进展 [J]. 中国新药与临床杂志，2007，26(10):778-782.

[3] 姜晓玲，张良，徐卓玉 . 薏苡仁注射液对血管生成的影响 [J]. 肿瘤，2000，20(4):313.

[4] 徐先琼，李德志 . 康莱特在老年晚期非小细胞肺癌化疗中的疗效观察 [J]. 现代肿瘤医学，2010，18(10):1959-1960.

[5] 李瑛，焦顺昌，杨俊兰，等 . 康莱特联合化疗药物增敏的最佳时机的实验研究 [J]. 现代肿瘤医学，2006(6):654-656.

[6] 秦银忠 . 康莱特配合放疗对非小细胞肺癌的疗效及患者免疫功能的影响 [J]. 实用癌症杂志，2016，31(4):578-580.

[7] 刘苗生，王崇宇 . 康莱特增强中晚期食管癌患者对放疗的耐受性 [J]. 现代肿瘤医学，2006，14(5):566-567.

[8] 万震，耿建华 . 放疗配合康莱特注射液治疗鼻咽癌 60 例 [J]. 中医药管理杂志，

2006，14(8):63-63.

[9] 徐晓红，孙晓梅，段平.康莱特治疗晚期消化系肿瘤 30 例疗效观察 [J].陕西肿瘤医学，2001，9(1):44.

[10] 漆辉雄，杜珂.康莱特注射液治疗晚期癌症患者癌性疼痛的临床观察 [J].现代中西医结合杂志，2012，21(24):2665-2666.

[11] 林洪生.肿瘤中成药临床应用手册 [M].北京：人民卫生出版社，2010.

[12] 刘玉琴，高进，李建生.金龙胶囊抗肿瘤复发、转移的实验研究 [J].北京医学，2005(9):554-557.

[13] 石怀芝.金龙胶囊配合辨证施治治疗原发性肝癌 30 例临床观察 [J].北京中医，2000(5):30-32.

[14] 辛亮，吴雄志，谢广茹.守宫硫酸多糖对肝癌 SMMC-7721 细胞分化和增殖的影响 [J].天津医药，2011，39(12):1123-1126.

[15] 李宾，赵立新，刘志伟.金龙胶囊联合介入治疗原发性肝癌 150 例临床分析 [J].中华肝胆外科杂志，2013，19(7):530-533.

[16] 郑操，张荣胜，潘勇，等.金龙胶囊与介入治疗原发性肝癌的疗效及对 T 淋巴细胞亚群、肿瘤免疫因子的影响 [J].现代消化及介入诊疗，2018，23(4):506-509.

[17] 李丹，刘延庆.金龙胶囊抗肿瘤的研究进展 [J].湖北中医杂志，2018，40(8):57-60.

[18] 李辉，张波，于国泳.金龙胶囊对可切除肝癌手术后复发和转移的预防作用 [J].首都医药，2007(24):35-36.

[19] 李立新，叶胜龙，王艳红，等.金龙胶囊对人肝癌高转移细胞系转移的抑制作用 [J].肝脏，2011，16(3):240-241.

[20] 张晓前，南志宇.金龙胶囊联合洛铂对非小细胞肺癌肝转移患者疗效及免疫功能调节作用的观察 [J].中国药物与临床，2018，18(12):2170-2171.

[21] 杨倚天，房星宇，宋海洋，等.金龙胶囊联合肝动脉化疗栓塞术治疗结肠癌肝转移疗效分析 [J].解放军医学院学报，2014，35(3):231-233+237.

[22] 孙浩，周明川.金龙胶囊联合化疗治疗结直肠癌肝转移的临床观察 [J].河北医科大学学报，2010，31(7)：768，770.

[23] 王运锋.金龙胶囊联合化疗治疗胃癌肝转移的临床探究 [J].世界最新医学信息文摘，2015，15(93)：59.

[24] 刘玉琴.金龙胶囊抗肿瘤作用的实验研究 [J].首都医药，2010，17(9):40-41.

[25] 戴明，杨清蓉，钟华成，等.金龙胶囊对荷人肺腺癌 A549 裸鼠皮下移植瘤生长的影

响 [J]. 光明中医，2014，29(7):1387-1389，1394.

[26] 黄卉，崔向微，岳贵娟，等 . 复方中药金龙胶囊抗脑肿瘤药效及机制的初步探讨 [J].
解放军药学学报，2014，30(3):188-191+209.

[27] 刘娇萍，袁昌劲，余涛，等 . 金龙胶囊对结肠癌血管生成拟态及 Mig-7 的影响 [J]. 肿
瘤防治研究，2016，43(12):1059-1062.

[28] 王四旺，谢艳华，朱玲珍 . 安替可胶囊抗肿瘤作用的机理 [J]. 第四军医大学学报，
1997(4):73-77.

[29] 谢方云，黄惠英，胡家柱，等 . 安替可胶囊联合放射治疗鼻咽癌的疗效观察 [J]. 中国
中西医结合杂志，2001，21(12):888-890.

[30] 赵增虎，丁瑞亮，刘秀芳，等 . 调强放疗联合口服安替可胶囊治疗老年食管癌 [J]. 现
代中西医结合杂志，2013，22(15):1675-1677.

[31] 何友海 . 安替可对转移性食管癌的放疗效果的影响 [J]. 江苏临床医学杂志，2000，
(2):164.

[32] 刘寒春，程智，李建良，等 . 安替可与介入治疗联合治疗原发性肝癌的临床分析 [J].
中国现代医学杂志，2000，10(4):61.

[33] 王敏，杨勇，李冲 . 安替可胶囊联合卡培他滨和奥沙利铂治疗晚期结直肠癌的临床
研究 [J]. 现代药物与临床，2016（7）:1036-1039.

[34] 汤秀红，秦叔逵，谢恬 . 榄香烯注射液抗肿瘤作用基础研究的现状和进展 [J]. 临床肿
瘤学杂志，2010，15(3):266-273.

[35] 韩鸿彬，陈嘉勇 . 华蟾素抗肿瘤作用及其机制的研究进展 [J]. 中国肿瘤生物治疗杂
志，2005(2):160-162.

[36] 李娟娟，张云，韩利文，等 . 消癌平药理作用与不良反应研究进展 [J]. 现代医药卫
生，2017，33(2):223-225.

[37] 黄立中，曾松林，蒋益兰，等 . 肝复乐片治疗原发性肝癌 31 例疗效观察 [J]. 湖南中
医杂志，1997(1):4-5+12.

[38] 林丽珠，周岱翰，陈瑶，等 . 复方苦参注射液对肺癌和肝癌细胞抑瘤作用研究 [J]. 中
药新药与临床药理，2009，20(1):21-23.

[39] 吴迪，梁健，廉建伟，等 .RP-HPLC 法同时测定复方苦参注射液中氧化槐果碱、氧
化苦参碱和苦参碱的含量 [J]. 沈阳药科大学学报，2006(4):220-223.

[40] 夏恪迪，张赢予，张馨木，等 . 复方斑蝥胶囊体内抗肿瘤作用的实验研究 [J]. 中国药
业，2007(15):13-14.

[41] 杨军，丁敏，张太君，等 . 复方斑蝥胶囊抑制人肝癌细胞 SMMC-7721 的增殖和诱导凋亡的实验研究 [J]. 中成药，2007(5):772-774.

[42] 滕红丽，李珏，钟鸣，等 . 复方红豆杉胶囊治疗肝癌 60 例临床研究 [J]. 中医杂志，2006(4):277-279.

[43] 钟鸣，李茂，余胜民，等 . 复方红豆杉胶囊抗肿瘤药效学实验研究 [J]. 中国实验方剂学杂志，2002(5):45-47.

[44] 修忠标，朱夏 . 金克对骨肉瘤的化疗增效及减毒作用的临床观察 [J]. 康复学报，2004，14(1):30-31.

[45] 李思维，邹立勇，尹宜发 . 槐耳颗粒在肿瘤临床中的应用 [J]. 中国肿瘤，2005，14(10):698-700.

[46] 周进，李德春，匡玉庭 . 金克 (槐耳清膏) 抑制胰腺癌细胞 Panc-1 生长转移的实验研究 [J]. 苏州大学学报 (医学版),2005(2):226-228，240.

[47] 宋志远，张晖，孔棣 . 槐耳颗粒对人胰腺癌细胞 Panc-2 原位移植模型的干预研究 [J]. 吉林医学，2019，40(1):3-6.

分　论

第五章
肺癌病证结合研究及应用

原发性支气管肺癌（简称肺癌）是世界范围内癌症死亡的首位原因。在我国近些年的流行病学调查中发现，随着人口老龄化和空气污染的不断加重，肺癌的发病率逐年增高，且发病率及死亡率非常接近，目前肺癌已成为我国死亡率最高的恶性肿瘤。我国肺癌的发病率和死亡率的分布特点为城市高于农村、男性高于女性，但近年来的流行病学调查显示这种差距正在逐渐缩小。

病证结合，在传统意义上指的是中医辨病与辨证相结合，始于《黄帝内经》，在东汉医家张仲景所著的《伤寒杂病论》中进一步发展。伴随西方医学的引入及发展，中西医结合成为现代医学发展的又一新体系，给"病证结合"赋予了新的含义，即在西医辨病的基础上加以中医辨证，被目前中医辨治肿瘤的临床与研究所常用，从而实现两种医学模式的优势结合与互补。无论肺癌病理分型及分期如何，根据患者症状及体征，可归属于中医学"肺积""息贲""肺疽""肺痈""肺痿"等病证范畴。在临床治疗中，因患者当前阶段证型不同，治疗及预后均有差异。

| 第一节 |
肺癌病证结合研究进展

中医学作为中国特有的诊疗方式，以"整体观"及"辨证论治"为基本原则。其中以整体观为基础，辨证论治是中医药疗效的关键。"证"为辨证论治的核心所在，充分体现了疾病的社会和心理因素，以及患者的主观感受和外在表现，具有针对性及灵活性，便于诊疗方式的选择，指导临床用药。现代医家重视病证结合的理念，将中医学传统概念的"证"与现代医学的"病"相结合，更加全面、客观地评价患者病情，提高了临床疗效。在利用现代医学手段明确肺癌分期、病理分型的同时，明确中医证候与上述各方面的关系，成为当代学者探讨肺癌的病证结合研究的热点之一。

一、肺癌病理分型与中医证型

研究表明，肺癌的病理类型与中医辨证分型之间存在相关性。周建龙等指出，腺癌中比例较大者为气阴两虚型和阴虚火旺型，大细胞癌中比例较大者为气阴两虚型。赵东杰等认为，不同证型间病理分型存在显著差异，鳞癌患者集中表现为肺郁痰瘀，腺癌患者集中表现为脾虚痰湿和肺郁痰瘀。黄金昶则认为，腺癌性质偏寒湿，鳞癌、小细胞癌（small cell lung cancer，SCLC）性质偏温热。

徐晓翌等对非小细胞肺癌（non-small cell lung cancer，NSCLC）患者的中医证型与组织病理分型进行了统计分析，共入组 NSCLC 患者 96 例，所有入组患者均经病理确诊：腺癌 75 例，鳞癌 21 例。结果发现，腺癌中医辨证以寒湿证比例最多（46.7%），其次为气阴两虚证（24.0%）；鳞癌中医辨证以气阴两虚证最多（38.1%），其次为痰热证（28.6%），（表 5-1）。

同一研究团队还通过入选确诊肺癌的患者 101 例，对其中医证型与组织病理分型进行了统计分析，其中 NSCLC 86 例（腺癌 67 例、鳞癌 19 例）、SCLC15 例。研究发现，腺癌患者的中医辨证以寒湿证明显居多，其次为虚证（分别占 44.8%、25.4%）；鳞癌中医辨证以气阴两虚证及痰热证居多（分别占 36.8%、31.6%）；SCLC 以痰热证及气阴两虚证居多（分别占 40.0%、33.3%）（表 5-2）。

表 5-1　96 例 NSCLC 患者的中医证型与组织病理分型　　单位:/ 例(%)

病理分型	寒湿证	痰热证	气滞血瘀证	气阴两虚证	合计
腺癌	35(46.7)	11(14.7)	11(14.7)	18(24.0)	75(78.1)
鳞癌	3(14.3)	6(28.6)	4(19.0)	8(38.1)	21(21.9)

表 5-2　101 例肺癌患者的中医证型与组织病理分型　　单位:/ 例(%)

病理分型	寒湿证	痰热证	气滞血瘀证	气阴两虚证	合计
腺癌	30(44.8)	9(13.4)	11(16.4)	17(25.4)	67(66.3)
鳞癌	3(15.8)	6(31.6)	3(15.8)	7(36.8)	19(18.8)
SCLC	2(13.3)	6(40.0)	2(13.3)	5(33.3)	15(14.9)
合计	35(34.7)	21(20.8)	16(15.8)	29(28.7)	101(100.0)

　　杨琪等共收录肺癌患者 200 例，全部患者经病理学明确诊断：SCLC 31例，腺癌 96 例，鳞癌 60 例，腺鳞癌 10 例，大细胞癌 3 例。通过研究分析发现，SCLC、腺癌、鳞癌以及腺鳞癌的中医辨证分型主要以阴虚热毒证、气阴两虚证等常见，其次为气血瘀滞证、气虚痰湿证。大细胞癌的发病率低，例数较少，此研究中未总结其与证型的相关性（表 5-3）。

表 5-3　200 例肺癌患者的中医证型与组织病理分型 　　　　　单位:/ 例

病理分型	气虚血瘀证	阴虚热毒证	气阴两虚证	气血瘀滞证	合计
SCLC	4	9	13	5	31
腺癌	14	22	42	18	96
鳞癌	7	16	26	11	60
腺鳞癌	2	3	3	2	10
大细胞癌	0	1	1	1	3
合计	27	51	85	37	200

　　根据临床试验结果及现代医家临证经验进行总结：肺腺癌的中医辨证以寒湿证及虚证为主；肺鳞癌的中医辨证以气阴两虚证及痰热证为主；小细胞肺癌以气阴两虚证及痰热证多见；由于大细胞肺癌的发病率较低，其与证型关系的相关研究较少，故对应规律不易总结。

　　另有学者认为中医证型与肺癌病理分型的相关性并非特异。原因主要为患者来源的特殊性，接受中医药治疗的肺癌患者以晚期者多见，中医辨证根据当前阶段进行，与患者最初的病理类型无明显相关性。周建龙等指出，中医证型随着肺癌病情的进展会发生不断的变化，但肺癌病理类型一般不变。

二、肺癌临床分期与中医证型

　　肺癌的发病大多经历了从实到虚再到虚实夹杂的过程，不同的病程各有特点，病因病机总由正虚邪犯为病，早期以痰、瘀、癌毒为主，兼有正虚；随着疾病发展及各种治疗手段应用后，正气渐衰而邪存，故临床表现以虚证或虚实夹杂为主。王蕾等发现，Ⅰ～Ⅲ期肺癌患者的中医证型以肺脾气虚为主，而在Ⅳ期肺癌患者中以气阴两虚为主，当Ⅳ期患者发生远处转移时，辨证为气阴两虚证的比例显著增多。

　　徐晓翌等对肺癌患者中医辨证与西医临床分期的相关性进行分析，寻找其中的规律。共入选确诊的肺癌患者 101 例，入组病例均经病理确诊。根据 TNM 分期标准，Ⅰ期 11 例、Ⅱ期 21 例、Ⅲ期 29 例、Ⅳ期 40 例。在入选病例中，Ⅰ期肺癌患者多辨为寒湿证（36.4%，4/11）及痰热证（36.4%，4/11）；Ⅱ期肺癌患者多辨为寒湿证（42.9%，9/21），其次为痰热证（33.3%，7/21）；Ⅲ期肺癌患者多辨为寒湿证（34.5%，10/29）；Ⅳ期肺癌患者多辨为气阴两虚证（47.5%，19/40）（表 5-4）。

表 5-4　101 例肺癌患者的中医证型与西医临床分期情况

TNM 分期	寒湿证 / 例(%)	痰热证 / 例(%)	气滞血瘀证 / 例(%)	气阴两虚证 / 例(%)
Ⅰ期	4(36.4)	4(36.4)	2(18.2)	1(9.1)
Ⅱ期	9(42.9)	7(33.3)	3(14.3)	2(9.5)
Ⅲ期	10(34.5)	7(24.1)	5(17.2%)	7(24.1%)
Ⅳ期	12(30.0)	3(7.5)	6(15.0)	19(47.5)

　　鲍建敏收录 NSCLC 患者共 113 例，其中Ⅰ期 43 例，Ⅱ期 16 例，Ⅲ期 47 例，Ⅳ期 7 例。根据对各期患者进行辨证分型，结果发现，Ⅰ期肺癌患者的中医证型以脾虚痰湿型为主，占 48.84%（21/43），其次为气滞血瘀型，占 23.26%（10/43）。Ⅱ期肺癌患者也以脾虚痰湿型为主，占 37.50%（6/16），其次为气滞血瘀型，占 25.00%（4/16）。Ⅲ期肺癌患者以阴虚内热型和气阴两虚型为主，各占 29.79%（14/47）。Ⅳ期肺癌患者以气阴两虚型为主，占 57.14%（4/7）（表 5-5）。

表 5-5　113 例 NSCLC 患者的中医证型与西医临床分期情况　　　　　单位:例

TNM 分期	脾虚痰湿证	气滞血瘀证	肾阳亏虚证	阴虚内热证	气阴两虚证
Ⅰ期	21	10	6	5	1
Ⅱ期	6	4	2	2	2
Ⅲ期	6	11	2	14	14
Ⅳ期	0	1	1	1	4
例数	33	26	11	22	21

杨琪等共收录肺癌患者 200 例，Ⅰ期 8 例，Ⅱ期 11 例，Ⅲ期 83 例，Ⅳ期 98 例。通过分析结果发现，Ⅰ期、Ⅱ期的肺癌患者均以气虚痰湿证为主，Ⅱ期肺癌患者的辨证其次为阴虚热毒证，Ⅲ期、Ⅳ期患者均以气阴两虚证为主，其次分别为阴虚热毒证、气血瘀滞证（表 5-6）。

表 5-6　200 例肺癌患者的中医证型与西医临床分期　　　　　　单位：例

TNM 分期	气虚痰湿证	阴虚热毒证	气阴两虚证	气血瘀滞证	总计
Ⅰ期	5	3	0	0	8
Ⅱ期	6	3	1	1	11
Ⅲ期	7	26	30	20	83
Ⅳ期	9	19	54	16	98
总计	27	51	85	37	200

根据临床试验结果及现代医家临证经验进行总结，Ⅰ期及Ⅱ期肺癌的中医辨证分型多见痰湿证，以实证最为多见；Ⅲ期证型多见阴虚热盛证，渐成虚实夹杂；Ⅳ期肺癌的中医辨证多见气阴两虚证，以虚证多见，肺癌的临床分期与中医辨证分型显示出了一定的相关性。

三、肺癌 *EGFR* 基因表达与中医证型

肺癌 *EGFR* 基因表达与中医证型关系的相关研究不多，临床观察发现 *EGFR* 基因突变型患者中医证型属寒证为多，野生型患者中医证型属热证为多。吉非替尼、厄洛替尼为热药，表皮生长因子受体（EGFR）药物治疗后患者往往体质偏热阴虚即为佐证。学者前期进行了中医药联合表皮生长因子受体酪氨酸酶阻滞剂（EGFR-TKIs）延缓晚期 NSCLC 耐药时间的优势人群证型特点的研究，在对入组患者进行生存分析时发现，中医证型不同，服用 EGFR-TKIs 的无进展生存期（PFS）不同，由此推测肺癌 *EGFR* 基因表达与中医证型存在相关性。童凤军通过研究发现 *EGFR* 基因突变阳性率在痰湿蕴肺型患者、气滞血瘀型患者、阴虚热毒型患者、气阴两虚型患者中依次增高。

徐晓翌等对肺癌患者的中医辨证与 *EGFR* 基因的相关性进行分析，共入选确诊肺癌患者 101 例，对入组患者的病理组织标本应用突变扩增阻滞系统

（ARMS）测定 *EGFR* 基因是否突变，结果发现肺癌患者的 *EGFR* 基因突变阳性率按痰热证、气滞血瘀证、气阴两虚证、寒湿证依次出现递增（表5-7）。

表 5-7　101 例肺癌患者的中医证型及 *EGFR* 基因突变相关性分析

中医证型	*EGFR* 基因突变（＋）/ 例（%）	*EGFR* 基因突变（－）/ 例（%）	合计 / 例
寒湿证	20（57.14）	15（42.86）	35
痰热证	4（19.05）	17（80.95）	21
气滞血瘀证	5（31.25）	11（68.75）	16
气阴两虚证	12（41.38）	17（58.62）	29
合计	41	60	101

崔庆丽等入组 NSCLC 512 例，所有患者均经病理检查确诊，经 *EGFR* 基因检测显示：18、19、20、21 号外显子总突变人数为 248 例，突变率为 48.4%，其中以 19、21 号外显子突变为主。分析结果显示 *EGFR* 基因在辨证为脾虚痰湿证的 NSCLC 患者中突变率最高，而辨证为阴虚痰热证、肺郁痰瘀证及气阴两虚证的患者中，*EGFR* 基因突变率无明显差异（表 5-8）。

表 5-8　512 例 NSCLC 患者的中医证型及 *EGFR* 基因表达相关性分析

中医证型	总例数	突变 / 例（%）
阴虚痰热证	92	29（31.5）
肺郁痰热证	103	40（38.8）
脾虚痰湿证	185	127（68.6）
气阴两虚证	132	52（39.4）

楚瑞阁等收录 120 例病理诊断明确的 NSCLC 病例，中医辨证分型为痰湿蕴肺证患者有 22 例，肺阴亏虚证患者有 24 例，气血亏虚证患者有 30 例，肾阳虚衰证患者有 23 例，肺脾气虚证的患者有 21 例。中医各证型与 *EGFR* 基因表达相关性分析显示：肺癌患者证型特点与 *EGFR* 基因突变率存在相关性，且按肺阴亏虚证、气血亏虚证、痰湿蕴肺证、肾阳虚衰证、肺脾气虚证的顺序依次增高（表 5-9）。

表 5-9　120 例 NSCLC 患者的中医证型及 *EGFR* 基因表达相关性分析

中医证型	总例数	EGFR 基因突变 / 例（%）
肺阴亏虚证	24	5（20.83）
痰湿蕴肺证	22	9（40.90）
气血亏虚证	30	12（40.00）
肺脾气虚证	21	13（61.90）
肾阳虚衰证	23	14（60.87）

　　根据既往临床观察研究结果发现，*EGFR* 基因突变阳性者多见虚实夹杂，正虚兼见痰湿、痰热、气滞等标实证素存在。张配配探讨 NSCLC 中医证型与 *EGFR* 基因突变之间的相关性，结果也发现 *EGFR* 基因在虚实夹杂证患者中突变率最高（64.81%），其次为虚证（29.63%）、实证（5.56%）。许海柱研究经 EGFR-TKIs 治疗后的 NSCLC 患者中医证型分布情况，结果发现经靶向药物治疗后的 NSCLC 患者证型主要为肺阴亏虚证、气阴两虚证和肺脾气虚证，其核心证型是肺阴亏虚证，分析其原因可能与靶向药物相关毒副作用、肺癌自身特点等有关。

　　采用临床流行病学的调查方法，系统探讨经靶向治疗前后的肺癌患者中医证型分布规律特点、中医辨证依据以及病机特点，可为中医药联合靶向治疗提供客观化临床辨证依据。采用靶向治疗前后证候的动态变化观察及开展不同地域多中心临床研究，从而使调查结果更加客观可信，有效指导临床治疗。

| 第二节 |
肺癌的证型分布特点

　　西方医学将肺癌具象化，从肺癌的临床特点入手，从宏观角度研究其发病部位、毗邻关系、是否转移等，从微观角度研究病理分型、血清学、免疫系统、分子机制、基因等，利用影像学检查、内镜介入检查、病理检查等确诊肺癌，运用手术、化疗、放疗、靶向治疗及免疫疗法等手段治疗肺癌。中医学以"整体观"为基本原则，从机体全身状态出发辨治肺癌，将肺癌看作全身性疾病的一个局部表现，从整体入手，调节人体功能以达到治疗肺癌的目的。近年来，随着国家及社会对于中医学认知度的提高，中西医结合概念深入人心，越来越多的专家学者将肺癌的病证结合应用于临床，全面提高了肺癌诊疗效果。下面从流行病学调查及文献研究两个方面，探讨肺癌病证结合证型分布特点。

一、临床流行病学调查

由于患者存在先天禀赋、个人情况、患病时间、病理分型、临床分期、治疗措施等不同，表现为同病异证的现象，故采用辨证论治仍然是目前中医临床治疗肺癌的主要手段。近年来，大量的专家学者通过流行病学调查发现，西方医学定义的"病"与中医传统意义上的"证"存在关联，为病证结合辨治肺癌提供了依据。

朱盼等通过聚类分析方法探求肺癌初诊患者的中医证型分布规律，研究期间共收录212例肺癌患者，其中包括腺癌30例、鳞癌59例、小细胞癌20例、其他类型9例、无病理分型94例。通过中医证型聚类，发现将212例肺癌聚为5类较佳，分别为痰热阻肺证、痰湿蕴肺证、气滞湿阻证、肺脾气虚证、瘀阻肺络证。王少墨等认为晚期肺癌的中医病机较为复杂，往往多证兼杂出现，以目前标准复合证的形式无法全面反映肺癌的中医证型分布特点，故采用单证对388例原发性肺癌患者的中医证型分布状况进行分析，按发病率排序依次为肺阴虚证（31.70%），肺气虚证（21.65%），脾气虚证（17.78%），瘀阻肺络证（12.37%），其余证型发病率较低。陆兵采用了前瞻性流行病学方法对48例Ⅳ期肺腺癌初诊患者进行了分析，结果发现中医证型主要为气滞血瘀证、气阴两虚证及痰热阻肺证。杨小兵等采用回顾性研究分析了207例晚期NSCLC患者的中医证型分布特点，发现证型占比由高到低依次为气虚痰湿型（76.3%）、气阴两虚型（9.2%）、气滞血瘀型及阴虚毒热型（均为5.8%），以及热毒炽盛型（2.9%）。基于大样本数据进行肺癌中医证型的流行病学调查，所得结论对临床治疗具有指导意义，每个中心采用的证型评价及分析方法需要更多的标准化指标进行统一。

许安恒收录98例在2015—2017年就诊的NSCLC患者，所有患者均经病理检查确诊为肺癌，包括腺癌患者48例、鳞癌患者42例、肺泡癌患者6例、大细胞癌患者2例。中医辨证将入组患者分为肺络瘀阻证、痰湿蕴肺证、阴虚毒恋证、气阴两虚证。①肺络瘀阻证：患者主要表现为胸闷气短，胸痛，甚至有针刺感；部分患者可能存在痰中带血，嘴唇发暗、发紫，舌苔薄，脉象细弦或细涩。②痰湿蕴肺证：患者咳嗽咳痰比较严重，且痰质黏稠，色白黄，有胸痛、胸闷的感觉；可能存在精神状态疲惫，舌苔白腻，脉象濡滑。③阴虚毒恋证：患者咳嗽严重，时而咳痰，咳血，胸痛；部分患者存在睡眠质量差，盗汗，心情暴躁，潮热，口渴，大便干结，舌苔薄，脉象细数。④气阴两虚证：患者主要表现为咳嗽、咳痰较少，但是咳嗽的声音比较弱，且存在短暂的喘憋；部分患者可能存在精神乏力，口干，盗汗，面色苍白，舌苔薄，脉象细弱。其中辨为肺络瘀阻证的患者有 36 例，包括腺癌患者 17 例、鳞癌患者 15 例、肺泡癌患者 3 例、大细胞癌患者 1 例；痰湿蕴肺证患者有 15 例，包括腺癌患者 7 例、鳞癌患者 6 例、肺泡癌患者 1 例、大细胞癌患者 1 例；辨为阴虚毒恋证患者共有 8 例，包括腺癌患者 3 例、鳞癌患者 4 例、肺泡癌患者 1 例；气阴两虚证患者 39 例，包括腺癌患者 21 例、鳞癌患者 17 例、肺泡癌患者 1 例。结果说明 NSCLC 患者中肺络瘀阻型和气阴两虚型所占的比例最高，并且证型积分结果显示这两种证型患者的积分最高，表示其症状最为严重，承受的痛苦较大，严重影响患者的生活，降低了患者对医护指导的依从性，预后相对较差，甚至会影响患者的生存期。

韩丹等选择了 861 例来自 2010—2015 年上海某医院门诊与急诊住院原发性非小细胞肺癌患者，经病理检查，结果显示鳞癌 340 例，腺癌 408 例，腺鳞癌 23 例，低分化癌 38 例，小细胞癌 49 例，其他 3 例。以脏腑辨证为基础，结合八纲辨证和气血津液辨证对上述患者进行中医辨证分型，结果显示肺癌发病率居前的基本证型由高到低依次为脾气虚证（55.05%）、肺阴虚证（44.72%）、肺气虚证（32.40%）、湿困脾胃证（20.67%）、痰湿阻肺证（10.10%）。肺癌患者中的肺脏相关证型包括：肺气虚证、肺阴虚证、痰热阻肺证、痰湿阻肺证、瘀阻肺络证，其中肺阴虚证发病率最高（44.72%），其余基本证型的发病率由高到低依次为肺气虚证（32.40%）、痰湿阻肺证（10.10%）、瘀阻肺络证（8.71%）和痰热阻肺证（7.08%）。各期肺癌患者中肺阴虚证、肺气虚证呈平均分布；痰湿阻肺证在早期肺癌患者中出现的频率较高，痰热阻肺证和瘀阻肺络证在中晚期肺癌患者中出现的频率较高。

原发性支气管肺癌的中医证型分布在患者个体之间存在差异，随着肺癌的病理分型及分期不同也会发生变化。临床观察研究表明肺癌患者的证型分布特点与患者预后关系密切，可有效指导治疗方案的制定，提高患者生活质量、延长生存期。

二、文献分析

冯丹丹等基于 1996 年 6 月—2017 年 6 月国内涉及肺癌中医证型临床研究的相关文献，分析总结中医证型分布规律及中医证型与临床分期、免疫功能指标、肿瘤标志物指标等的相关性，结果发现气阴两虚、脾虚痰湿、肺脾气虚、阴虚内热、气血瘀滞、痰瘀蕴结、痰热阻肺等为肺癌常见中医证型，并且肺癌的中医证型与临床分期、免疫功能指标、肿瘤标志物、病理类型、舌象等具有相关性，并且多数文献报道中医证型与临床分期关系密切，随着疾病进展，中医证型遵循一定发展规律。王保芹通过检索 2007 年 1 月—2016 年 11 月万方数据库及 CNKI 收录的 48 篇有关中医或中西医结合研究肺癌的文献，结果发现纳入文献中肺癌的不同证型名称有 38 种，均为独立证型，出现频次最多的是气阴两虚证，其次是气虚痰湿证、气滞血瘀证、阴虚毒热证等。钱静华等将肺癌主要证型分为 6 种，即脾肾阳虚证、肺脾气虚证、肺肾两虚证、痰湿证、痰热证和血瘀证，并认为肺脾气虚证、肺肾两虚证、痰湿证、痰热证等多见于肺癌早期患者；脾肾阳虚证患者多见于化疗阶段，此时患者正虚受邪，肺气亏损，治疗多以扶正为本；术后患者肺气虚征象明显；放疗、化疗、分子靶向治疗之后，可予以清热解毒中药，但要适可而止。李萍等对 1997—2007 年国内关于肺癌的中医辨证分型进行统计分析，纳入文献 43 篇，共计 1 889 例患者，中医证型按照出现的频次由高到低依次为气阴两虚、阴虚内热、脾虚痰湿、气滞血瘀、气虚、痰热壅肺、痰瘀互结和阴阳两虚。

| 第三节 |

肺癌证型演变规律与预后关系

证候是疾病过程中某一阶段（时点）机体对内外致病因素的综合反映，在疾病的发展过程中，证候不断变化，疾病的不同时点、不同阶段，可表现为不同的证候，体现出一定的证型演变规律。肺癌的发生、发展是一个复杂的动态变化过程，加之抗肿瘤手段的应用，决定了肺癌患者的证型伴随着病程发展而发生变化。

一、肿瘤分期与证型演变规律的关系

李丛煌等观察晚期 NSCLC 患者中医证候的动态演变，根据患者情况采用化疗、放疗、靶向治疗及最佳支持治疗等，所有患者均接受中医辨证治疗。对初次治疗的晚期 NSCLC 患者在病情发展的 7 个不同时点（包括治疗前，治疗后 42d、84d、150d、270d、390d 及 510d）动态观察中医证候。结果发现各时点共出现 20 种不同的中医辨证分型。在证候要素研究方面，治疗后的 42d、84d、390d、510d 与治疗前比较，气虚证素差异具有统计学意义（$P < 0.05$）；治疗后 510d 与治疗前比较，阴虚证素、痰湿证素和血瘀证素差异具有统计学意义（$P < 0.05$）；在虚实证候研究方面，治疗后 42d、84d、390d、510d 与治疗前比较，实证和虚实夹杂证差异具有统计学意义（$P < 0.05$）。晚期 NSCLC 患者中医证型随着病程的推移，单证逐渐减少，复证逐渐增加。虚证、实证的单纯表现呈减少的趋势，而虚实夹杂证则逐渐增多。证候要素中气虚、阴虚、痰湿及血瘀等均呈现增加的趋势。

二、化疗对证型演变的影响

孟林凤探讨 60 例晚期 NSCLC 患者应用紫杉醇联合顺铂（TP）方案化疗前后中医寒热证候的构成，结果发现 TP 方案化疗可影响患者的寒热证候，使患者倾向于寒性的症状及舌象增加，倾向于热性的症状及舌象减少，34.3% 属热证的患者转化为寒证，且都具有统计学差异。故化疗方案对肺癌患者证型演变具有一定的影响。另外，刘哲等借助数据挖掘方法对 122 例肺癌患者应用药物化疗前后的中医证型进行分析，根据患者情况进行标准化疗方案的选择，结果发现患者化疗前多以痰湿证、阴虚证为主，化疗后多以痰湿证、气血两虚证、阴虚证为主，化疗后气血两虚证、气阴证、阳虚证的人数较化疗前明显增加。

化疗药物种类不同，对肺癌患者不同阶段的证型演变存在不同的影响。莫潘艳观察 NSCLC 患者在分别应用含铂类和非铂类化疗方案前后的中医证型演变规律，病理类型为鳞癌的患者采用吉西他滨 + 顺铂（GP）为一线化疗方案，病理类型为腺癌的患者采用培美曲塞＋顺铂（PC）为一线化疗方案，非铂类的二线化疗方案采用培美曲塞单药化疗。结果发现，含铂类的化疗方案治疗 NSCLC 后血瘀证减轻，气虚证和痰湿证加重；而培美曲塞组在化疗前后，均以气虚证为主，夹杂血瘀、痰湿及热痰等实邪。此研究结果为中医药准确辨治经化疗后的肺癌患者提供了依据，并且为日后相关的临床及基础研究提供了参考。

三、靶向治疗对证型演变的影响

EGFR-TKIs 作为目前晚期 NSCLC 的重要治疗手段，日益受到临床关注，但绝大部分患者治疗 9～13 个月后即产生耐药，此为靶向药物治疗的瓶颈。在针对其耐药的中医药治疗方面，发现可根据服药后患者的证型变化进行分阶段的中医药辨治。根据既往研究及患者服用药物后出现的皮肤红疹、干燥瘙痒、手足脱皮皲裂等症状，"以证测药"，可推导 EGFR-TKIs 的药性属热。李姜对晚期 NSCLC 患者口服吉非替尼治疗前后的中医证候进行研究，以探讨肺癌经靶向治疗前后的证型分布及演变特征，结果发现患者治疗前以气虚证及痰湿证为主，经治疗后患者的气阴两虚证、阴虚内热证较治疗前明显增加，表明吉非替尼乃热毒之品，耗气伤阴，并有加重血瘀之象。陆淑瑾在中医药联合埃克替尼治疗晚期 NSCLC 的疗效及其中医证型动态变化研究中发现，靶向药物治疗前，各证型患者所占整体病例的比例为：痰浊壅肺型占 30.9%，肺脾气虚型占 29.1%，气阴两虚型占 27.3%，阴虚内热型占12.7%；治疗 3 个月后，肺脾气虚型稍增，痰浊壅肺型稍减，治疗前后各证型变化比较，差异无统计学意义；治疗 6 个月后，气阴两虚型占 41.8%，肺脾气虚型占 32.7%，阴虚内热型占 16.4%，痰浊壅肺型占 9.1%，治疗前后比较，4 种证型差异有统计学意义（$P = 0.013$）；治疗 9 个月后，气阴两虚型占 52.7%，肺脾气虚型占 27.3%，阴虚内热型占 12.7%，痰浊壅肺型占7.3%，治疗前后比较，4 种证型差异有统计学意义（$P = 0.005$）。由此可看出服用靶向药物后，热邪耗气伤阴，气阴两虚证渐增；热邪可温化痰饮，痰浊壅肺证渐减，机体由虚实夹杂转为以虚为主。

四、氩氦刀治疗对证型演变的影响

除了既往研究标准化疗方案及靶向药物对肺癌患者治疗前后的中医证型

演变的影响外，张玉成还研究了氩氦刀治疗 NSCLC 中医证候的演变规律，结果发现中晚期 NSCLC 患者的中医证候大多虚实夹杂，主要表现为虚证（气虚、气阴两虚）、痰证（痰湿、痰热）、血瘀证；氩氦刀治疗后患者在痰证基础上出现热证表现，表现为痰湿证减少，痰热证增多，而虚证、血瘀证未见明显变化；从两周的观察来看，氩氦刀对 NSCLC 患者痰证、虚证有一定程度改善的趋势，但不明显；氩氦刀治疗前后证候主要定位在肺，兼及脾、肾，治疗后患者肺脏证候在一定程度上得到了相应的缓解，但不明显。何佩珊等研究老年晚期 NSCLC 患者氩氦刀治疗前后的证候类型分布及变化规律，共收集 104 例患者，分别于术前 1 天、术后 1 周、术后 1 个月、术后 3 个月进行辨证，发现主要以气虚痰湿、气虚痰湿 + 其他要素、气虚 + 其他要素 3 种形式为主，气虚为最主要的证候要素。研究结果为 NSCLC 经氩氦刀治疗前后应用中医药治疗提供证候学依据，以丰富失去手术机会的老年或中晚期 NSCLC 患者的临床治疗手段，提高临床疗效。

| 第四节 |
肺癌方证应用及机制研究

现代医家结合肺癌患者症状及体征，结合临床经验积累，形成验方并经过临床实践逐渐演化成熟，广泛运用于肺癌的中医药治疗中，为提高肺癌的临床疗效做出了贡献。根据临床研究观察，本节总结了中药方剂在改善肺癌患者症状及生活质量、延长生存期等方面的作用。利用现代研究技术，从分子机制出发分析中药处方的治疗机制，试图明确揭示中药处方的作用靶点，便于准确评价中医药治疗肺癌的疗效，使疗效评价方法更加客观。

一、肺瘤平膏在肺癌治疗中的应用及分子机制研究

肺瘤平膏是中国中医科学院广安门医院肿瘤科朴炳奎教授在长期的临床实践中创立的治疗 NSCLC 的经验方。朴炳奎认为，NSCLC 患者多是因邪毒久蓄、化热耗气伤阴，临床观察患者多表现为气阴两虚、瘀毒互结，故主张治疗应当以益气养阴、解毒活血为法，从而研究创立了以益气养阴、活血解

毒立法的肺瘤平膏（组成：黄芪、西洋参、沙参、麦冬、拳参、败酱草、白花蛇舌草、仙鹤草、桔梗、川贝母、杏仁、桃仁）。经过长期临床研究证实，肺瘤平膏可以有效改善肺癌晚期患者的临床症状及生活质量，延长患者生存期，并且在机制研究中发现其在抑制肺癌的复发转移方面具有确切疗效。

临床观察研究方面，张培彤等采用前瞻性随机对照的方法共观察中晚期NSCLC患者119例，分为两组（单纯化疗组56例、化疗+肺瘤平组63例），结果发现按照中医治疗中晚期肺癌患者临床受益（疗效）评定标准评价，化疗+肺瘤平膏组疗效优于单纯化疗组（$P < 0.05$）；在改善临床症状、免疫功能降低方面，联合应用优于单纯化疗组（$P < 0.05$）；化疗+肺瘤平膏能够改善化疗引起的白细胞、粒细胞降低，减少肺部症状（$P < 0.05$），并能改善化疗后患者恶心呕吐及便秘等症状（$P < 0.05$）。郑红刚等观察肺瘤平膏对NSCLC患者外周血树突状细胞亚型及免疫功能的影响，共入组40例患者，随机分为中药组、化疗组，另外选择10例健康人群作为对照组，均采用流式细胞仪检测树突状细胞（DC）亚群、T细胞亚群及NK细胞的含量。结果发现：NSCLC患者较正常人外周血髓系树突状细胞（MDC）低表达，机体免疫功能显著下降；中药组患者治疗后的MDC含量、MDC/淋巴系树突状细胞（LDC）值较化疗组显著提高（$P < 0.01$），$CD3^+$、$CD4^+$、NK细胞数量及$CD4^+/CD8^+$值均提高，$CD8^+$细胞含量则下降（$P < 0.05$）。结果表明，肺瘤平膏可以有效改善肺癌患者的免疫功能。在研究肺瘤平膏联合化疗对肺癌患者的干预时，发现可对细胞免疫功能及相关炎症因子水平产生影响：以202例非小细胞肺癌患者作为研究对象，随机分为单化疗组（对照组）、肺瘤平膏与化疗联合治疗组（观察组），每组各101例。通过随访发现，观察组患者经治疗后的有效率及稳定率均显著高于对照组（$P < 0.05$）；治疗后观察组$CD3^+$、$CD4^+$、$CD4^+/CD8^+$及NK细胞数量均显著高于对照组（$P < 0.05$），而$CD8^+$数量显著低于对照组（$P < 0.05$）；观察组患者经治疗后血清中IL-6、TNF-α、hs-CPR水平均较对照组显著降低（$P < 0.05$），并且治疗后观察组不良反应情况显著低于对照组（$P < 0.05$）。

机制研究方面，发现肺瘤平膏在抑制肺癌细胞侵袭及转移方面效果显著。实验研究发现，肺瘤平膏的含药血清能降低炎性微环境下人腺癌细胞（A549细胞）的迁徙及侵袭能力，并且在48h时的抑制作用最强。其分子机制为：本方可显著下调编码 NF-κB 信号通路主要基因 *CHUK*、*IK-BKB*、*RelA* 的表达水平，下调其相关蛋白 IKKa、P-IKKa、P-IKKβ、P-IKBα 的表达，上调 IKBα 的表达，不同程度地调节 A549 细胞胞质与胞核中 P-NF-κBP65 的表达，降低其胞核 / 胞质值，从而发挥抑制肿瘤的复发转移作用。并且，本方可降低炎性微环境下 A549 细胞 24h、48h 时 TNF-α 的表达水平，可能与上调 E-cadherin 及下调 N-cadherin、NF-κB、MMP-2、MMP-9 蛋白相关。赵元辰等通过利用流式细胞术分别测定了空白组、模型组及肺瘤平膏组肺癌荷瘤小鼠脾脏的 DC 数量、巨噬细胞数量及表型。结果发现，肺瘤平膏可通过调节荷瘤小鼠脾脏中树突状细胞及巨噬细胞的数量及表达，使其尽可能保持稳定，进而调节荷瘤小鼠的免疫功能处于平衡状态，发挥抗肿瘤作用。

二、补中益气汤在肺癌治疗中的临床观察及组方药理分析

中医学认为，化疗在治疗肺癌的同时，也作为邪毒因素侵入人体，损伤肝肾、脾胃，化为热毒耗伤患者阴液，导致人体阴津亏虚或气血亏虚，从而呈现出气血损伤、脾胃失调、肝肾亏虚的证型表现，以脾胃失调为病机根本。针对 NSCLC 化疗期间"气血亏虚、脾胃失调、肝肾亏虚"的病机特点，补中益气汤（组成：黄芪、人参、炙甘草、当归、白术、柴胡、陈皮、升麻等）联合化疗以改善肺癌患者经治疗后出现的乏力、恶心呕吐、疼痛等临床表现，对化疗引起的骨髓抑制也具有一定作用。

戴娜通过选取符合诊断标准的晚期 NSCLC 患者 72 例，随机分为治疗组和对照组，每组各 36 例，对照组采用单纯化疗，治疗组在对照组的基础上给予补中益气汤联合干预。结果发现，治疗组患者生活质量提高稳定率（94.4%）明显高于对照组（75.0%）（$P < 0.05$），并且治疗组患者咳嗽、发热、咳血、胸痛等症状也得到了改善（$P < 0.05$）；在联合应用后，骨髓抑制（血红蛋白和白细胞减少）、消化道反应（恶心呕吐）和肝肾功能损伤等化疗不良反应的发生率均降低（$P < 0.05$）。李小海等探讨加味补中益气汤对肺癌术后放、化疗效果的影响，共选择 80 例肺癌术后患者，随机分为对照组与观察组，术后均采用放、化疗干预，观察组在此基础上用加味补中益气汤治疗。通过临床观察发现：经治疗后，观察组 CD4 [+] 数量上升，CD4 [+] /CD8 [+] 比值上升，CD8 [+] 数量下降，变化幅度高于对照组（$P < 0.05$）；经治

疗后，观察组中医症状积分降低幅度低于对照组（$P < 0.05$）；观察组白细胞、血红蛋白、血小板降低等骨髓抑制以及胃肠道不良反应等不良事件发生率均低于对照组；治疗后，观察组功能、症状、总体健康等维度评分均上升，上升幅度高于对照组（$P < 0.05$）。结果表明，在肺癌术后放、化疗中加用加味补中益气汤，可减少放、化疗的毒副作用，改善患者免疫功能，从而提升患者术后的生存质量。

在基础研究方面，黄英兰探讨补中益气汤对 Lewis 肺癌小鼠表皮生长因子（epidermal growth factor receptor，EGFR），核转录因子 κB（nuclear factor kappa beta，NF-κB）、细胞间黏附分子 -1（intercellular cell adhesion molecule-1，ICAM-1）表达及蛋白酪氨酸激酶 -1（januskinase-1，JAK1）、信号转导及转录激活蛋白 1（signal transducer and activator of transcription 1，STAT1）对蛋白磷酸化的影响。结果发现，补中益气汤能够降低 Lewis 肺癌小鼠瘤质量和瘤指数，可以降低 EGFR、NF-κB、ICAM-1、JAK1、STAT1 的表达水平，揭示了补中益气汤对肺癌具有治疗效果的作用机制。

通过对补中益气汤组方的药理分析发现，人参含有的人参皂苷具有镇静安定、镇痛、肌松和降温作用，可以保护患者的胃肠道及肝脏，并且对骨髓的造血功能有保护和刺激作用，可以使红细胞、血小板数量和血红蛋白含量增加，改善患者的骨髓抑制；黄芪具有抗肿瘤、增强机体免疫力、抗缺氧等作用，可以用于提高呼吸系统免疫能力，并且对损伤的肠黏膜有保护作用，从而改善肺癌患者的生活质量，降低患者经治疗后胃肠道反应的发生率；陈皮含有的挥发油对胃肠有温和刺激作用，可促进消化液的分泌，从而促进食欲，同时挥发油具有刺激被动祛痰的作用，使痰液易于咳出，在扩张支气管方面也具有作用，具有一定的平喘止咳之效，同时有保肝的作用；白术对癌细胞有抑制作用，能够升高因化疗引起下降的白细胞，对于胃肠道及肝损伤亦有保护作用；炙甘草有明显的镇咳、祛痰作用，其所含的次酸能阻断致癌物诱发肿瘤生长。上述中药主要功效为健脾和胃、补气养血、补益肝肾，可配合化疗起到增效减毒作用，明显改善咳嗽、发热等中医临床症状。

| 第五节 |

肺癌病证结合诊断及疗效评价

一、肺癌的辨病诊断

（一）肺癌的中医病因病机

肺居胸中，主气，司呼吸，主宣发肃降，通调水道，外合皮毛，开窍于鼻。肺为娇脏，喜润恶燥。《素问·五脏生成》云："诸气者，皆属于肺。"中医学认为，肺癌的发生与正气亏损和邪毒入侵密切相关。患者正气亏损，阴阳失调，外邪乘虚而入，滞于肺中，导致肺功能失调，气机升降失司，血行不畅而成瘀，津液失布而成痰，痰瘀互结，日久生毒，痰、瘀、毒胶结，而成肺积。

由此可见，肺癌病位虽在肺脏，但它是一种机体全身属虚、局部属实的疾病。虚以气虚、阴虚、气血两虚多见，实以气滞、痰凝、血瘀、癌毒多见。

（二）诊断要点

1. **临床表现**　早期肺癌患者可无特异性表现，约 50% 的肺癌患者早期症状为体重减轻或食欲不振。如果肺癌发生的高危人群（吸烟者，石棉、射线接触史者，既往 COPD、原因不明的纤维化性肺泡炎患者）出现咳嗽、咯血、血痰、胸痛、胸闷、气急、发热等症状，应警惕肺癌的发生。当肺癌发展到晚期阶段，伴随癌灶的增大及转移（淋巴结、腹部、骨、中枢神经系统）造成周围组织的压迫或侵袭，而出现压迫症状（声音嘶哑、吞咽困难、头面部及前胸部淤血、静脉曲张等）或严重感染，甚至出现恶病质。另外，肺癌患者还会出现异位内分泌综合征表现，如黑棘皮病、皮肌炎、周围神经疾病、激素（抗利尿激素、甲状旁腺激素等）分泌失调综合征等。

2. **年龄及吸烟史**　年龄多在 40 岁以上，85% 以上的肺癌与患者长期吸烟史密切相关，包括主动吸烟及被动吸烟。

3. **影像学检查**　通过胸部 X 线检查、CT 检查、支气管碘油造影等影像学手段，发现肺部出现类圆形阴影、肺不张、血胸等典型表现。

4. **病理学检查** 通过病理学检查，确定肺癌分类及侵犯范围。

（三）辅助检查

1. **影像学检查**

（1）X线检查：作为肺癌初筛的主要影像学检查手段，可分为正位片、侧位片、呼气相摄片、体层摄片、支气管造影、血管造影等。正侧位胸片可全面观察病变的部位、形态以及相应病变肺叶、肺段的阻塞性改变，对气胸及胸腔积液等诊断具有较高的价值。

（2）CT检查：对于癌灶行横断层扫描，且无重叠，分辨率较X线检查高。主要用于：明确常规胸片上易于重叠的部位是否存在癌灶；利用不同窗位、窗宽以及CT值区分组织类别；发现X线发现不了的微小病灶；确诊肿瘤侵犯范围、与组织相邻关系及转移情况；反映病灶是否钙化。

（3）磁共振成像（MRI）检查：对比上述两种影像学手段，MRI的对比度及分辨率更优，更易鉴别及确诊肿瘤侵犯范围、与组织相邻关系及转移情况。可鉴别新生物与炎性病变：新生物中，肺癌的T_1、T_2均值最高，其次为淋巴瘤、转移瘤等；炎性病变的T_1、T_2均值小于新生物。对于显示癌灶分叶、毛糙及胸膜反应，MRI的分辨率较优，可轻松鉴别肺癌与肺不张。但显示病变钙化程度的能力差。

（4）正电子发射计算机断层成像（PET-CT）：主要用于胸内淋巴结及远处转移灶的筛查，可鉴别肺内小结节，明确肿瘤分期。

2. **内镜检查**

（1）支气管镜检查：作为诊断肺癌的有效手段，通过镜下直接观察癌灶部位、范围，直观推测手术可能性，指导手术方式的选择；镜下经气管取组织做病理检查。常规纤维支气管镜检查阳性率以中央型较周围型高，90%～100%的中央型肺癌可通过纤维支气管镜摘取组织行病理学检查而确诊。

（2）纵隔镜检查：作为诊断肺癌纵隔淋巴结转移的有效手段，纵隔镜检查可减少不必要的剖胸探查。检查禁忌证有气管切开造瘘、切口处皮肤感染、上腔静脉综合征、桶状胸等。但纵隔内重要器官较多，采取组织标本具有一定危险性，易引发并发症，故仅用于少数病例。

3. 病理学检查

（1）痰液细胞学检查（痰检）：原发性肺癌源于主、支气管上皮，因而肿瘤细胞可脱落于气管中，而随痰液排出。痰检可用于肺癌的诊断。但由于痰中检出肿瘤细胞具有随机性，故需要增加痰检次数，从而提高阳性率，以送检 4～6 次为妥，阳性率为 60%～80%。痰液标本必须新鲜，防止细胞溶解，影响检出率。一般认为中心型肺癌的痰检阳性率较周围型高。

（2）胸腔积液脱落细胞学检查：大多数肺癌患者可出现胸腔积液，可通过引流患者胸腔积液进行脱落细胞学检查，从而明确诊断，但少数患者的胸腔积液细胞学检查呈阴性，需要临床医师综合考虑以确定胸腔积液是否为肿瘤引起。

（3）淋巴结及经皮肺穿刺活检：手术摘除或穿刺浅表肿大淋巴结，做病理切片检查，判断肿瘤细胞类型及是否转移；影像学引导下取肺组织做病理学检查，确诊率可达 80%～90%。注意经皮肺穿刺禁忌情况：肺大疱，严重出血倾向，严重心、肺功能障碍，患者精神状态异常且不能配合操作等。

（4）手术病理：手术切除病变组织进行病理学检查，以明确病变性质及细胞性质，了解病变范围及手术切缘有无残留，便于免疫组织化学染色检查以确定肿瘤的神经内分泌状态，为手术方案及术后治疗方案提供依据。

4. **肿瘤标志物**　作为重要的辅助手段，为肺癌的诊断提供参考。有研究表明，对于肺癌的诊断，癌胚抗原（CEA）、神经元特异性烯纯化酶（NSE）、CA19-9 的检测特异性均达到 86% 及以上，若三者联合检测可将灵敏度提高至 95.64%。神经元特异性烯醇化酶（NSE）、多巴脱羧酶（DDC）、神经降压素、促胃液素等标志物对小细胞肺癌的诊断具有较好的敏感性。但由于肿瘤标志物会受到其他疾病的干扰，特异性不高，故只作为辅助诊断手段，不能作为确诊依据。肺癌相关肿瘤标志物及敏感的病理分型见表 5-10。

表 5-10　肺癌相关肿瘤标志物及敏感的病理分型

肿瘤标志物	敏感的肺癌病理分型
NSE	小细胞肺癌
CYFRA21-1	鳞癌 > 腺癌 > 大细胞癌 > 小细胞癌
CEA	广谱肿瘤标志物

肿瘤标志物	敏感的肺癌病理分型
ProGRP	小细胞肺癌
TPA	无特异性
SCCA-Ag	鳞状细胞癌

二、肺癌的中医证型分类

肺癌的中医证型分类参考《恶性肿瘤中医诊疗指南》。

（一）证素要点

临床上肺癌患者常见虚实夹杂，故可数型并见。

1. **气虚证**

主症：神疲乏力，少气懒言，咳喘无力。

或症：面色淡白或㿠白，自汗，纳少，腹胀，气短，夜尿频多，畏寒肢冷。

主舌：舌淡胖。

或见舌：舌边有齿痕，苔白滑，薄白苔。

主脉：脉虚。

或见脉：脉沉细，脉细弱，脉沉迟。

2. **阴虚证**

主症：五心烦热，口干咽燥，干咳少痰。

或症：痰中带血，盗汗，声音嘶哑，眠差，大便干，小便短少。

主舌：舌红少苔。

或见舌：舌干裂，苔薄白或薄黄而干，花剥苔，无苔。

主脉：脉细数。

或见脉：脉浮数，脉弦细数，脉沉细数。

3. **痰湿证**

主症：胸脘痞闷，恶心纳呆，咳吐痰涎。

或症：胸闷喘憋，面浮肢肿，脘腹痞满，头晕目眩，恶心呕吐，痰核，大便溏稀。

主舌：舌淡苔白腻。

或见舌：舌胖嫩，苔白滑，苔滑腻，苔厚腻，脓腐苔。

主脉：脉滑或濡。

或见脉：脉浮滑，脉弦滑，脉濡滑，脉濡缓。

4. **血瘀证**

主症：胸部疼痛，刺痛固定，肌肤甲错。

或症：肢体麻木，出血，健忘，脉络瘀血（口唇、爪甲、肌表等），皮下瘀斑，癥积。

主舌：舌质紫暗或有瘀斑、瘀点。

或见舌：舌胖嫩，苔白滑，苔滑腻，苔厚腻，脓腐苔。

主脉：脉涩。

或见脉：脉沉弦，脉结代，脉弦涩，脉沉细涩，牢脉。

5. **热毒证**

主症：口苦身热，尿赤便结，咳吐黄痰。

或症：面红目赤，口苦，便秘，小便黄，出血，疮疡痈肿，口渴饮冷，发热。

主舌：舌红或绛，苔黄而干。

或见舌：舌有红点或芒刺，苔黄燥，苔黄厚黏腻。

主脉：脉滑数。

或见脉：脉洪数，脉数，脉弦数。

（二）辨证方法

符合主症 2 个，并见主舌、主脉者，即可辨为本证。

符合主症 2 个，或症 1 个，任何本证舌、脉者，即可辨为本证。

符合主症 1 个，或症不少于 2 个，任何本证舌、脉者，即可辨为本证。

（三）辨证分型

肺癌各阶段中医辨证分型见表 5-11。

表 5-11　肺癌分阶段中医辨证分型

治疗阶段	辨证分型
手术阶段	气血亏虚、脾胃虚弱
化疗阶段	脾胃不和、气血亏虚、肝肾阴虚
放疗阶段	气阴两虚、热毒瘀结
靶向治疗阶段	血热毒盛、脾虚湿盛
单纯中医治疗阶段	肺脾气虚、痰湿瘀阻、热毒壅肺、气阴两虚

三、疗效评价

1. **影像学评价**　参考 2009 年颁布的 RECIST 标准（实体瘤疗效评价标准 V1.1），依据影像学检查手段进行实体瘤疗效评价，以其最大直径及最大垂直径的乘积表示肿瘤治疗前后的变化和疗效。缓解期指从开始出现客观缓解直至证实肿瘤进展的时间。缓解程度根据吸收程度又可分为以下几种情况。

（1）完全缓解（CR）：经胸部 CT 或 / 和支气管镜检查发现病灶完全吸收，任何病理性淋巴结（无论是否为靶病灶）的短径必须缩小至 < 10mm，至少维持 28d。

（2）部分缓解（PR）：病灶缩小≥ 30%，至少维持 28d。

（3）疾病进展（PD）：病灶较治疗前扩大 20% 以上，或出现新病灶。

（4）疾病稳定（SD）：靶病灶减小的程度没达到 PR，增加的程度也没达到 PD 水平，介于两者之间，至少维持 28d。

客观缓解率（ORR）：肿瘤体积缩小达到预先规定值并能维持最低时限要求的患者比例。ORR 为 CR 与 PR 的比例之和，不包括 SD。

疾病控制率（DCR）：经治疗后获得缓解和病变稳定的病例数占整个可评价例数的百分比。DCR 为 CR、PR 与 SD 的比例之和。

2. **采用反映疾病的结局指标或替代指标进行疗效评价**　例如：总生存期（OS）、无进展生存期（PFS）、无病生存期（DFS）等。具体定义如下。

（1）主要终点指标采用 OS 为主要终点指标。将其定义为从随机化到任何因素导致患者死亡的时间。

（2）OS 的替代终点指标包括以下几种。其中，最常用的为 PFS。

无进展生存期（PFS）：指从随机化至出现肿瘤客观进展或全因死亡的时间。

至疾病进展时间（TTP）：指随机分组至出现影像学进展之间的时间间隔。

无复发生存期（RFS）：指肺癌患者初次手术至最早出现复发证据的时间。

无病生存期（DFS）：指从随机化开始至疾病复发或由于疾病进展导致患者死亡的时间。

3. 临床症状、生活质量及证候评价 根据 2018 年《证候类中药新药临床研究技术指导原则》疗效指标的选择原则，重视患者症状、生活质量等疗效评价，可以按下面几种疗效评价方法对肺癌患者的证候疗效进行评价标准的选择。

（1）以改善肺癌患者目标症状或体征为目的者，应以目标症状或体征消失率 / 复常率，或临床控制率为疗效评价指标，但同时应注意对观察目标症状或体征痊愈时间和 / 或起效时间的评价。

（2）引入肺癌患者报告结局指标，将患者"自评"与医师"他评"相结合，根据特定的疗效评价结局指标设计问卷表格以供评价。

（3）基于生存质量或生活能力、适应能力改善等方面的考虑，推荐采用公认的具有普适性或特异性的生存质量或生活能力、适应能力等量表进行疗效评价。

（4）采用能够反映证候疗效的客观应答指标进行评价，包括现代医学中的理化指标、生物标志物等，例如血常规、肿瘤标志物（CEA、NSE、CYFRA21-1、SCCA 等），临床试验期间需观察评估中医证候疗效的起效时间、缓解时间或消失时间；中医证候疗效评价及量表可以参考 2002 年《中药新药临床研究指导原则（试行）》中制定的肺癌中医证候判定标准，对每一症状进行分级，并赋予积分值（表 5-12）。

·显著改善：治疗后临床证候积分值比治疗前积分下降 ≥ 70%。

·部分改善：治疗后临床证候积分值比治疗前积分下降 ≥ 30%。

·无改善：治疗后临床证候积分值比治疗前积分无变化。

表 5-12　肺癌证候分级量化表

症状	轻(1 分)	中(2 分)	重(3 分)
咳嗽	白天间断咳嗽,不影响正常生活	介于轻度和重度之间	昼夜咳嗽频繁,影响工作和睡眠
痰血	痰中带血丝	痰中有血块,占 1/2,或每日痰血在 10 次以下	痰血在 10 次以上或咯血
气急	活动后即气急,呼吸困难(轻度发作)	休息时亦感呼吸困难(中度发作)	静息时喘息明显不能平卧,影响睡眠和活动
胸痛	偶有发作,隐隐作痛,不影响正常工作	发作频繁,疼痛重,影响工作	反复发作,疼痛剧烈
胸闷	轻微胸闷	胸闷明显,时见太息	胸闷如窒
发热	37.2 ~ 37.5℃	37.6 ~ 38℃	38.1℃以上
咯痰	昼夜痰量 10 ~ 60ml	昼夜痰量 < 60 ~ 100ml	昼夜痰量 100ml 以上
神疲乏力	稍感倦怠乏力	容易疲劳,四肢乏力	四肢乏力,嗜睡懒言
食欲不振	食量不减,但觉乏味	食量减少 1/3	食量减少 1/2
口干咽燥	稍感口渴,少饮水	口干明显,饮水量较平常增加 1/2 ~ 1 倍	口干明显,饮水量较平常增加 1 倍以上
心悸	稍感心悸	常有心悸,发作 3 次 /d 以上	严重心悸,需药物治疗
心烦失眠	偶有情绪不宁及失眠	时有情绪不稳定,易烦躁发愁,夜眠易醒	易烦躁发怒,易失眠
自汗盗汗	偶有自汗盗汗	动则汗出,有盗汗	不活动亦自汗,盗汗量多
恶心呕吐	偶有恶心呕吐	常有恶心,每天呕吐 1 ~ 2 次	每天呕吐 3 次以上
腹泻	便软或稍烂,成堆不成形,2 ~ 3 次 /d	便烂,便溏,4 ~ 5 次 /d 或稀便 1 ~ 2 次 /d	稀便,3 次 /d 以上
便秘	大便干结,每日一行	大便秘结,每日一行	大便艰难,数日一行
舌质、苔	偏红,偏淡,苔薄黄	红,舌体胖、边有齿痕,苔腻	红绛,舌边有齿印,苔黄,少津
脉象	弦细、濡	弦细数、濡滑	细弱、濡细、细数

| 第六节 |
肺癌病证结合研究思路

　　肺癌的中医证型多样，原因在于恶性肿瘤疾病本身复杂的生物学特性及其治疗的多样性决定了临床症状的多样性，导致了恶性肿瘤中医证候的复杂性。

　　在研究中，应对各证型的本质进行探索。西医学的病理学、生物化学、免疫学、分子生物学等理论与技术的发展，对中医药治疗肺癌疗效的客观评价具有重要意义，也将丰富现代肿瘤学的内涵。近年来，一些学者在总结临床疗效的基础上，分析肺癌证型和用药规律，筛选有效药物，组成基本方药或制成新剂型，再进行临床或药效学试验，并做疗效评价，为研制更多安全有效的中药新药提供完备的研究方法，将有助于肺癌病证结合的临床应用，提高肺癌诊疗水平。

一、肺癌病证结合动物模型的建立思路与方法

　　肺癌病证结合动物模型是指运用中医证型理论、肺癌的现代医学特征与实验动物学知识的有机结合，模拟或复制出的与人体患病时特征相同或相近的动物模型。模型动物同时具有疾病与证候的特征，便于研究的开展。动物模型的不可控因素较少，可以在一定限制条件下短时间内模拟和复制，有助于基础实验的开展及特定结论的验证。病证结合动物模型同时具有疾病与证候两个条件，体现了疾病治疗过程中辨病与辨证相结合的特点，可用于药物疗效验证、新药研发等多方面。

（一）注重研究的病证关联性

　　构建肺癌病证结合模型，应注重肺癌与证候的相关性，使所建立的肺癌病证结合模型动物特征符合人体患病特点。肺癌中医辨证多为气虚痰湿证、气滞血瘀证、阴虚内热证、气阴两虚证、热毒炽盛证等，建立病证结合动物模型时应遵循此关联性。另外，应注重采用较为公认的处理方法，以构建相应证型的肺癌动物模型，注重肺癌分期与病理分型不同，证型特点不同的动态变化，严格控制动物造模条件、时间，以体现相应证候。对于观察结论指标，应选用具有特异性、重现性、定量指标的动物模型进行观察。

（二）注重实验动物的选择

可以通过比较实验动物的解剖特征、生理特性及实验敏感程度，以获得与人类肺癌患者接近的特征性特点，便于病证结合动物模型的建立。在模型动物的选择上，应选择与人体疾病的宏观及微观变化规律尽可能相似的动物。

小鼠基因与人类基因的同源性在90%以上，且基因操作较容易，在肺癌研究中应用较多，又因肺癌小鼠模型具有散发性和异源性的特点，因此多用于制备移植性肺癌小鼠模型。而大鼠因支气管上皮的厚度与人类有明显差异，因此大鼠不是制作肺癌模型的理想动物。在研究基因突变及血管生成因素对肿瘤生成的影响时，转基因鼠应用较广泛。

羊的自发性支气管肺癌和人类相似，比鼠类和犬类等实验动物原发性肺癌的发生率高，因此适合于肺癌病因、病史的研究。

犬类实验动物与人类有着漫长的共同生活历史，其生活方式及环境更接近于人类，且犬类动物具有发达的血液循环和神经系统，其自发性肺癌的概率低（约1%），因此适合于肺癌的临床研究，是制作肺癌的理想模型。

兔 VX2 肿瘤具有易于移植、侵袭性强、成功率高的特点，其形态学和生物学特性与人类肿瘤相似，并且生长周期短，非常适合基础研究。

（三）肺癌动物模型

肺癌病证结合动物模型必须反映肺癌和中医证候的双重特征，通常采用2种制法：采用多种因素，先后（或同时）构建肺癌动物模型与中医证候动物模型；以肺癌动物模型为基础，辨证归纳中医证候，确定病证结合动物模型。但由于第2种制法的中医证型限定条件不可控，使造模成功率降低，故多采用第1种制法，即根据研究所需确定模型动物数目及动物种属，进行肺癌病证结合动物模型的制作。

进行肺癌病证结合基础研究，为了解肺癌的生物学特征及制定更有效的肺癌诊断、治疗方法，需要模拟出与人类肺癌病因、发病机制、发展过程相似的肺癌动物模型。

1. **化学诱导肺癌模型**　通过使用化学致癌物，常用的如苯并芘、二乙基亚硝胺、3-甲基胆蒽苯等，采用灌胃、吸入、腹腔注射、支气管灌注或支气管黏膜下注射等方法对模型动物进行诱癌。在此类模型中，自发肺肿瘤频率最高的小鼠品系为 A/J，而频率最低的则为 C57BL6/J 小鼠。

2. **转基因肺癌动物模型**　是指应用基因工程技术，使模型动物体内包含有整合在基因组中的克隆 DNA 序列，将遗传改变传递给后代，以获得带有某种遗传性疾病的动物模型。例如高昆等人利用 SPC-CRE 转基因小鼠与 LSLK-rasG12D 转基因小鼠杂交，繁衍出肺组织特异性低表达 Cre 重组酶的 SPC-CRE 转基因小鼠，并对 7 月龄和 9 月龄小鼠的肿瘤结节进行检测，证实获得了 SPC-CRE-Kras 双阳性转基因小鼠，自发肺部肿瘤小鼠模型。

3. **异位移植模型**　皮下移植是构建肺癌动物模型的首选方法，由于其操作简单方便，通常只需将肿瘤细胞悬液或外科手术中采集的肿瘤组织移植到实验动物的背部、腋部、后肢等即可。例如，马雪曼等用无菌注射器吸取混有 Matrigel 的小鼠 Lewis 肺癌细胞悬液，右侧腋后线下 2cm 处斜行入针，刺入皮下，每只注射 0.1ml 的 1×10^7 个 /ml 细胞悬液，形成圆形小皮丘，注射完按压入针点，出针，并利用小动物活体成像系统检测肿瘤生长和转移情况，并通过对比发现移植部位在腹股沟和腋下的成瘤率高。

4. **原位移植模型**　这种造模方法不仅有较高的肿瘤成瘤率，而且能突显肿瘤的侵袭和转移特性，从更大程度上模拟人体肺肿瘤的微环境，故该模型为目前较为理想的肺癌动物模型，常用的有以下几种：支气管注射模型、肺内注射模型、胸腔注射模型。例如胥孜杭等人将稳定表达虫萤光素酶的 Lewis 肺腺癌细胞与 Matrigel 按 1∶1 比例混匀后注射于 C57BL/6 小鼠左肺，其特点是所需细胞数量少，5×10^4 个细胞即可成瘤，成功率达 90%。

（四）肺癌相关证候动物模型造模方法举隅

1. 气虚证肺癌动物模型建模方法

（1）耳缘静脉放血法：根据中医"气血相依"理论，对模型动物每周 2 次进行耳缘静脉放血，以达到放血耗气的目的。

（2）睡眠剥夺法：用水环境站台睡眠剥夺法将模型动物放置于高出水面的平台之上，当模型动物疲劳进入快速眼动睡眠阶段时，由于平台面积较小，动物将会掉入水中打断其睡眠，动物为脱离水面会再次爬上平台，此过程反复进行。

（3）负重游泳法：在模型动物尾部绑缚重量约为其体重 15% 的重物，放入适宜水温、水深可没过动物鼻尖的水槽中进行游泳力竭，以动物鼻尖没入水面 10s 为判断力竭的标准，每天 1 次，连续 14d。

（4）"刨花烟熏"法：对模型动物在密闭环境中应用刨花烟熏 30min，连续 10d。

建模成功评价指标：实验动物自发活动减少，胆怯倦怠，反应迟缓，攻击行为减少；皮肤略松弛，背部毛色暗淡；小便频数，大便溏；舌体胖大，舌苔白腻；体重增长。

2. 阴虚证肺癌动物模型建模方法

（1）左甲状腺素联合链脲佐菌素注射法：给予模型动物 0.2mg/（kg·d）左甲状腺素（T_4）皮下注射，连续注射 1 周；第 5 周，一次性腹腔注射链脲佐菌素溶液 35mg/kg。

（2）长期负荷运动法：使实验动物游泳 6 周，每周 5d，每天 1 次，日游泳时间由 10min 逐日增加至第 5 周末 120min，持续 1 周至造模结束。游泳水深 60cm，水温（30±2）℃。《本草经解》曰"七伤者，食伤、忧伤、饮伤、房室伤、饥伤、劳伤、经络营卫气伤之七伤也。七伤皆伤真阴"；《素问·举痛论》有"劳则耗气"之说，"劳则气耗……劳则喘息汗出，外内皆越，故气耗矣"。由此可见，短暂的剧烈运动可导致一时性的气耗，而长期过度的劳作造成的则是真阴受损。

建模成功评价指标：实验动物体重明显下降，肛温有增高趋势，体形瘦小，皮毛干枯无光泽，日游泳训练结束后，惊恐不安，在笼内乱跳乱窜，表现为高度的惊恐兴奋，多饮、多食，尿频数，大便干结，舌红，舌干少津。

3. **痰湿证肺癌动物模型建模方法** 采用高脂饲喂法。将实验动物饲养于室温 20℃左右，湿度 55% 左右，人工光照明暗各 12h 的通风良好的条件下，并给予高脂饲料（由 20% 猪油、4% 白糖、2% 奶粉、1% 胆固醇、73% 普通饲料组成）喂食，持续 2 周。

建模成功评价指标：实验动物出现倦怠懒动，形体肥胖，毛色油亮发光；肛周污秽，大便黏软，部分不成形；舌体胖大，舌苔白腻；体重增加。血清中总胆固醇、甘油三酯、低密度脂蛋白胆固醇升高。

4. 血瘀证肺癌动物模型建模方法

（1）注射肾上腺素联合束尾法：每天定时对模型动物进行颈背部皮下注射 0.1% 肾上腺素，持续 1 周，同时用绷带细条束缚实验动物四肢，并加笼外木棒敲击 5min，持续 7d，建立血瘀证模型。

（2）夹尾联合电脉冲刺激法：每天上午定时对模型动物用粘有胶布的夹子夹住其尾巴（力度适中，产生疼痛但不造成皮肤损伤），使其保持激怒状态，每次 45min。下午定时于双腿分别刺入针灸针，断续波电脉冲刺激每天 6h，共 3 周。

（3）慢性应激刺激法：以雄性 SD 大鼠为例，在稳定的人工光照条件下喂养实验动物，采用不可预知的慢性应激刺激法进行干预，包括足底电击刺激 10～12h（电压为 25～35V，持续时间为 60～120s，每间隔 8～15min 给予刺激 1 次），噪声刺激 10～12h（噪声频率为 5～15kHz，强度等级为 3，持续时间为 60～120s，每间隔 8～15min 给予刺激 1 次），闪烁光刺激（频率为 1～3Hz，持续时间为 60～120s，每间隔 8～15min 给予刺激 1 次），以及 24h 光照与黑暗刺激。以上刺激平均在 7d 中各给予一次，连续重复 6 周，每天生理盐水灌胃 1ml/100g。

建模成功评价指标：实验动物刚开始出现急躁易怒、互相撕咬、饮食饮水减少等情况，进而体毛无光泽、体重下降、困倦、精神萎靡，严重者会出现爪和尾部紫暗，耳色暗红，舌质紫暗。也可通过分析动物模型的血管活性分子、血脂、血液流变学等指标，验证血瘀证动物模型是否建立成功。

5. 热毒证肺癌动物模型建模方法

（1）皮下注射干酵母法：以 SD 大鼠为例，20% 现配的高活性干酵母混悬液（10ml/kg）进行实验动物皮下注射，0.5h 后开始监测大鼠体温，此后每间隔 1h 监测体温 1 次，共监测 13h，次日再测一次 24h 体温。

（2）激素 + 内毒素静脉注射法：以实验动物兔为例，每日以地塞米松注射液进行后肢肌内注射，连续用药 8 日。第 7 日晚进行喂饲后实验动物禁食禁水。第 8 日实验动物以 2.5ml/kg 呋塞米进行后肢肌内注射，2h 后经耳缘静脉缓缓注入内毒素 5μg/kg。

建模成功评价指标：实验动物出现体温逐渐升高，身体蜷缩，足部、耳郭、嘴唇尾深红发烫，竖毛，趴伏，呼吸增快，大便秘结，小便黄，舌绛。

二、肺癌病证结合分子生物学研究的思路与方法

现代循证医学的发展为中医药治疗肺癌时辨病与辨证相结合提供了很好的发展模式。在搜集四诊信息的同时，通过现代实验技术，分析分子生物学变化与中医证型的相关性，以提供在肺癌病证结合诊疗过程中的分子生物学

依据。病证结合中医药治疗肺癌的分子机制研究，几乎可以涵盖目前西药开发的所有热点，作用机制主要包括抑制肿瘤细胞、影响机体免疫、对西医抗肿瘤治疗增效减毒及调控耐药性、重塑机体内环境等。

1. **抑制肿瘤细胞的分子机制研究**　研究发现，中医药成分对肺癌细胞的生长及增殖具有很好的抑制作用，主要包括直接杀伤肿瘤细胞、延长细胞周期、诱导细胞分化及凋亡、抑制端粒酶及拓扑异构酶、影响癌基因和抑癌基因的表达等。目前中医药治疗肺癌的病证结合研究也多从以上方面着手。

2. **影响机体免疫**　中医药成分可能通过激发、增强或恢复机体的特异性／非特异性免疫效应，以增强机体自身抗肿瘤的目的。目前中医药干预肺癌的病证结合研究主要通过增强特异性免疫、激活巨噬细胞、提高 NK 细胞及 LAK 细胞活性、促进细胞因子分泌及激活补体等方面进行。

3. **对西医抗肿瘤治疗增效减毒及逆转耐药性**　放、化疗是目前肺癌的重要治疗手段，临床上被广泛采用，中医药联合西医抗肿瘤治疗主要体现在提高其治疗效果、减轻其毒副作用及逆转患者机体耐药性方面。目前，此方面的病证结合研究也成为热点，主要通过分析经抗肿瘤治疗后肺癌患者的证型分布特点及筛选干预有效的中医证型优势，以指导临床应用。

4. **重塑机体内环境**　肺癌引起的症状包括肺内症状及肺外症状两个方面，其中肺外症状主要与肺癌组织引起的机体内环境有关，中医药可通过干预肺癌患者的肺外症状而达到治疗目的，主要包括抗感染、抗炎镇痛、重塑肿瘤免疫编辑过程及抑制肿瘤转移微环境（影响基因调控、黏附因子、血管生成、血液高凝状态等）。

| 第七节 |

中医名家病证结合论治肺癌经验举隅

一、郁仁存结合临床分期、病理类型进行辨证论治肺癌

郁仁存认为，每一种癌症都有它的生物学特性以及大致相同的发生、发展规律，有其形态学变化的共同基础及病理生理、生化改变的共同规律，这

些就是肿瘤辨病的基础。治疗肿瘤时，应该将中西医两套治法按辨证与辨病结合起来，每位患者除了诊断清楚所患疾病的种类、部位、细胞类型、分期及恶性程度等辨病的内容外，还要清楚患者目前属于中医辨证的何种类型，从而纵观全局，灵活用药，提高临床疗效。

在针对 NSCLC 的临床诊疗中，郁仁存常将本病根据临床分期及联合现代抗肿瘤手段治疗分为以下 4 个证型。

1. 阴虚毒热证 干咳少痰，或痰少而黏，或痰中带血，气短胸痛，心烦寐差，或低热盗汗，口干便干，或咽干声哑，脉细数，舌质红或暗红，苔薄黄或黄白。

此型治当养阴清热，解毒散结。常用药物有南沙参、北沙参、生地黄、麦冬、前胡、地骨皮、浙贝母、杏仁、鳖甲、瓜蒌、半枝莲、白花蛇舌草、石见穿等。盗汗甚者加苎麻根、五味子、煅龙骨；咽干声嘶者加石斛、天花粉、玉竹；咯血甚者加仙鹤草、血余炭、侧柏叶。

2. 痰湿蕴肺证 痰多咳重，胸闷纳呆，便溏虚肿，神疲乏力，胸闷发憋，舌质暗或淡胖，苔白腻，脉滑数或滑。

此型多见于术后或化疗后的患者，常以健脾化痰、解毒清肺为法，方用二陈汤加苍术、制南星、前胡、杏仁、猫爪草、白花蛇舌草、龙葵、薏苡仁、金荞麦、生黄芪、桔梗、生甘草等治之。

3. 气滞毒瘀证 咳嗽不畅，气急，胸痛、如锥如刺，便秘口干，痰血暗红，唇暗舌绛，舌瘀斑点，苔薄黄，脉弦或细涩。

此型常见于中晚期 NSCLC 患者，治以理气化滞、活血解毒为法。常用药物有枳壳、桔梗、降香、紫草、瓜蒌、桃仁、杏仁、白英、龙葵、白花蛇舌草、金荞麦、干蟾蜍、石见穿、茜草等。痛甚者，加延胡索、徐长卿、五灵脂、蒲黄；咯血者加仙鹤草、血余炭、大蓟、小蓟、花蕊石、三七。

4. 肺肾两虚证 咳嗽气喘，动则喘甚，咳痰无力，胸闷自汗，面色㿠白，腰膝酸软，身倦乏力，腹胀便溏，肢凉畏寒，脉沉细无力，右寸、尺脉弱，舌淡苔白或白腻。

此型多见于晚期 NSCLC 患者，治以温肾健脾、益气解毒为法。常用药物有生黄芪、党参、茯苓、炒白术、防风、浮小麦、枸杞子、女贞子、山茱萸、补骨脂、炮姜、仙茅等。纳呆纳差者，加焦三仙、鸡内金、砂仁；便溏甚者，加山药、儿茶、泽泻，重用苍术、白术。

郁仁存认为，肺鳞癌、腺癌因分化起源不同而各具不同的病理特点，中医药针对肺癌的不同病理类型治疗，相当于从源头上解决根本问题。郁仁存在长期的临床实践中进行了经验总结。①肺鳞癌：多见于阴虚毒热型，以干咳少痰、口干便干，或咽干声哑为主症，兼阴液亏少表现，治当养阴清热、解毒散结。常用药物有金荞麦、冬凌草、石上柏、草河车、夏枯草、浙贝母、前胡、生薏苡仁、瓜蒌、紫草根、北山豆根、苦参等。②腺癌及大细胞肺癌：多以痰湿蕴肺为主要证型，以痰多咳重、胸闷纳呆、神疲乏力为主症，常兼脾虚之象。常用药物有龙葵、白英、蛇莓、夏枯草、半枝莲、白花蛇舌草、山慈菇等。

二、朴炳奎提倡病证结合、综合施治肺癌

朴炳奎认为，肺癌的病因病机为正气亏虚，毒伤肺络，痰瘀内蕴，治疗宜扶正培本、解毒散结，扶正与祛邪相结合。朴炳奎总结：肺癌早期病在肺脾，这个阶段多选用归肺、脾两经，功效为滋肺阴、补脾气的药物组成基本方，遵循"培土生金""虚则补其母"的治则；晚期多为肺、脾、肾虚，治则以"金水相生"为主，选用补益肺肾的药物，辅以健脾理气的药物。另外，治疗既要重视攻邪以解毒抗癌，又要重视扶正，益气养阴以提高机体抗癌功能，灵活掌握"邪去则正安"及"养正积自除"两者之间的辩证关系。现代药理学研究证实，如黄芪、人参等扶正益气药物，可通过改变机体免疫状态起到抗癌的作用。但针对临床患者机体及患病情况的个体特异性，应从整体观出发，灵活辨证论治，分清阴、阳、气、血的盈缺情况，不可一味补益；并且，扶正祛邪应有机结合，以达到攻补兼施、有的放矢的目的。

朴炳奎把肺癌主要分为 5 种证型，即肺气不足型、阴虚内热型、气阴两虚型、气滞血瘀型、痰湿瘀阻型。各型用药经验如下。

肺气不足型：治宜健脾益气生金。生黄芪 30g，人参（现常以党参代替）15g，白术 15g，茯苓 15g，陈皮 9g，法半夏 9g，杏仁 9g，桔梗 9g 等。

阴虚内热型：治宜滋阴润肺。沙参 15g，生地黄 15g，玄参 15g，麦冬 20g，百合 20g，鳖甲 15g，地骨皮 10g，川贝母 12g，桑白皮 12g，杏仁 9g 等。

气阴两虚型：治宜益气养阴。黄芪 30g，人参（现常以党参代替）15g，沙参 15g，麦冬 20g，鳖甲 15g，百合 20g，生地黄 15g，五味子 9g，百部

10g，瓜蒌 15g，川贝母 10g 等。

气滞血瘀型：治宜行气活血。黄芪 30g，枳壳 10g，赤芍 10g，三七 3g，郁金 12g，丹参 15g，白前 10g，莪术 10g，徐长卿 15g 等。

痰湿瘀阻型：治宜祛湿化痰祛瘀。陈皮 9g，法半夏 10g，全瓜蒌 15g，冬瓜子 9g，胆南星 12g，芦根 30g，桃仁 9g，赤芍 12g，威灵仙 15g，郁金 12g，丹参 12g，三七 3g 等。

三、林洪生提倡分阶段论治肺癌

林洪生认为，中医药在肺癌不同阶段的治则各有不同。肺癌患者经过病程演化及抗癌治疗措施的施用，造成各阶段的病症特点不同，中医药以辨证论治为基本原则，中医药分阶段论治肺癌体现了病证结合的科学性。林洪生提出分阶段诊治肺癌以调补气阴、益气固表为主，或养阴润肺与益气养阴同步进行，在此基础上再分阶段治疗。

1. **手术前后**　运用玉屏风散加养阴血之品，以顾护卫表，增强免疫力，防止术后不良反应。

2. **化疗及靶向治疗期间**　增强化疗药物的抗癌作用，预防副作用发生（消化道反应、骨髓抑制等）。林洪生主张在化疗期间以补益和调理脾胃为主，少用抗癌解毒之品。如脾气虚弱者，用益胃方加减；恶心呕吐、舌苔厚腻者，则用温胆汤加减；皮肤瘙痒者，加用白鲜皮、地肤子等凉血解毒、祛风止痒之品。

3. **放疗期间**　中医学认为放疗属于热毒之邪，易耗气伤阴。林洪生多运用沙参麦冬汤或增液汤，辅以清热解毒之品。胸部放疗引起噎膈、吐白沫痰，加用清解痰毒之威灵仙等。

4. **无法手术、放疗、化疗，只靠单纯中医药治疗期间**　增强抗癌解毒之效，在辨证用药基础上加用夏枯草、蒲公英、玄参、浙贝母等。

四、李佩文重视分段论治，视癌为瘘

李佩文认为，治疗肺癌应该明确治疗目的，分清标本缓急，重视患者当前阶段需求：可接受手术治疗的患者，在术前需改善不良症状，增加手术成功率，手术后寻求中医治疗改善术后并发症；接受放、化疗的患者，应用中药治疗增强抗癌疗效，减少副作用；经治疗的肿瘤缓解期，应用中药治疗延长生存期，预防复发或者转移；无法实施西医治疗的患者，可用中药治疗减轻痛苦，提高生活质量，延长生存期。

李佩文认为，临床所见肺癌患者多表现为干咳无痰或少痰，气短乏力，口干口渴，或有潮热，身体消瘦，舌红少津，脉细或细数，类似于中医学的"肺痿"。原因在于：患者素体阴虚，患病后癌毒更伤肺肾阴液；中医学认为，放射线为"大热峻剂"，耗伤人体阴液；手术失血、化疗药物引起剧烈呕吐、利尿剂的使用致体液丢失过多，津血匮乏导致阴伤。从而导致肺气虚损，肺阴不足，肺热叶焦，可见痿证。又因癌毒侵体，积聚于内，手术治疗损伤正气，放、化疗以毒攻毒，故辨证多为气阴两虚，治以益气养阴解毒为法。

五、刘嘉湘重视病证结合，扶正祛邪

刘嘉湘认为，肿瘤是否发生与人体正气充盛与否密切相关，随着年龄增长，体内阴阳气血亏损，正气渐虚，脾肾功能渐弱，正气失养，无力抵御外邪，易受六淫邪毒的侵害。另外，由于体内脏腑功能薄弱，随之产生气滞、血瘀、痰凝、毒聚等一系列病理变化，内外二因相结合，发为积聚。故在治疗肿瘤时，既需要重视攻伐的力量，更需要扶助正气。同时，刘嘉湘在临床治疗肿瘤时还指出肿瘤具有独特病理表现与病理过程。因此，对于恶性肿瘤的中医治疗，除在中医理论的指导下进行辨证施治以外，还可以根据其"病"的特征，参考不同的病种、病理变化、细胞类型、肿瘤转移等情况，选择有针对性的药物，以提高疗效。

针对肺癌的中医药治疗，除酌情选用石上柏、白花蛇舌草、金荞麦、藤梨根、山豆根、鱼腥草等清热解毒药外，也常选用浙贝母、夏枯草、半夏、僵蚕、海藻、瓜蒌、猫爪草、山慈菇、生南星、生牡蛎等化痰软坚药治疗。脾虚痰湿型选用六君子汤合导痰汤加减；阴虚内热型运用经验方养阴清肺消积汤加减；气阴两虚型选用四君子汤合沙参麦冬汤加减；阴阳两虚型选用沙参麦冬汤合赞育丹加减；气滞血瘀型选用复元活血汤加减。咳喘较甚者加用杏仁、桔梗、冬瓜子、前胡、紫菀、款冬、桑白皮、枇杷叶、百部等；出现恶性胸腔积液者多加用猫人参、龙葵、葶苈子等。

在联合现代抗肿瘤治疗手段方面，刘嘉湘认为，手术和部分化疗最易损伤人体脾肾之阳，随正气损伤程度轻重不同，患者常常表现为从气虚、气阳不足到脾肾阳虚之征象，治疗上从四君子汤、补中益气汤、理中丸到四神丸、金匮肾气丸、参附汤，均可随证选用；放疗和反复化疗最易损伤人体阴津阴液，日久耗损肾之阴，而成精血亏虚之证，治疗上可用清燥救肺汤、麦门冬汤、益胃汤、天王补心丹、沙参麦冬汤、三甲复脉汤、大补阴丸、杞菊地黄丸等进行随证选用；联合抑制血管生成的靶向药治疗，需配合其抑制血管生长的治疗目的，尽量避免使用活血化瘀药物，并根据辨证解决靶向药的毒副作用。例如，皮疹明显者可加用防风、白鲜皮等；腹泻严重者可用石榴皮、苦参、木香、黄连、芡实、山药等。

参考文献

[1] 周建龙，梁静，邓青南，等.非小细胞肺癌的中西医分型分期相关性研究 [J].吉林中医药，2015，35(4):358-360.

[2] 赵东杰，郝娜，康世锐，等.非小细胞肺癌中医辨证分型治疗的客观相关因素分析 [J].河北中医药学报，2016，31(1):11-13.

[3] 徐晓翌，钟津津，王磊，等.非小细胞肺癌中医证型与组织病理分型及 EGFR 基因的相关性研究 [J].新中医，2018，50(10):144-146.

[4] 徐晓翌，钟津津，王磊，等.肺癌患者中医辨证与临床分期、组织分型及 EGFR 相关性研究 [J].中国现代医生，2018，56(15):81-83+87.

[5] 杨琪，陈文宇，徐玉芬，等.肺癌患者中医体质及中医辨证分型与临床 TNM 分期及病理类型之间的关系分析 [J].中华中医药学刊，2017，35(11):2927-2929.

[6] 姚逸临，田建辉，赵丽红，等.肺癌术后患者证型分布及其与免疫功能、细胞因子关系 [J].辽宁中医药大学学报，2014，16(5):66.

[7] 王蕾，宁小晓，李和根，等.肺癌患者中医证型与其组织类型、临床分期及肿瘤标志物的相关性分析 [J].检验医学，2013，28(5):387.

[8] 王少墨，董志毅，屠洪斌，等.388 例原发性肺癌中医证候分布状况分析 [J].上海中医药大学学报，2013，27(5):30.

[9] 李蓉，焦丽静，许玲.非小细胞肺癌的中医证型分布规律 [J].上海中医药杂志，2012，(9):95.

[10] 鲍建敏.非小细胞肺癌患者中医辨证分型与临床分期淋巴结转移的相关性研究 [J].中

国中医药科技，2018，25(4):459-460+473.

[11] 高瑞珂.中医药联合 EGFR-TKIs 延缓晚期 NSCLC 耐药时间的优势人群特征的回顾性研究 [D].北京：北京中医药大学，2018.

[12] 童凤军.肺癌患者不同证型表皮生长因子受体表达的研究 [J].浙江中医杂志，2007，42(8):446-447.

[13] 崔庆丽，胡彦辉，马东阳，等.非小细胞肺癌患者中医体质证型与 EGFR 基因的相关性研究 [J].时珍国医国药，2017，28(06):1516-1518.

[14] 楚瑞阁，甘娜，胡锦清，等.肺癌中医五型与 EGFR 相关性研究 [J].辽宁中医药大学学报，2012，14(11):97-98.

[15] 张配配.非小细胞肺癌中医证型分布规律及其与 EGFR、ALK 基因表达等指标的相关性研究 [D].合肥：安徽中医药大学，2018.

[16] 许海柱，孙建立，张璇.EGFR-TKI 治疗后非小细胞肺癌中医证候研究 [J].中国中西医结合杂志，2017，37(9):1050-1053.

[17] 朱盼，李泽庚.212 例初诊肺癌中医证候分布特点 [J].安徽中医药大学学报，2019，38(1):23-26.

[18] 陆兵.Ⅳ期肺腺癌初治患者的中医证型及临床特点分析 [D].北京：北京中医药大学，2011.

[19] 杨小兵，龙顺钦，邓宏，等.207 例晚期非小细胞肺癌中医证型分布特点 [J].辽宁中医药大学学报，2013，15(3):188-190.

[20] 许安恒.98 例非小细胞肺癌中医证型分布及预后关系研究 [J].中国实用医药，2018，13(02):61-63.

[21] 韩丹，李炜，方荣.861 例原发性肺癌中医证型类别的临床调查 [J].陕西中医，2016，37(12):1589-1591.

[22] 冯丹丹，朱杭溢，吕宇克.肺癌中医证型分布地区差异文献研究 [J].中医药管理杂志，2019，27(5):5-7.

[23] 王保芹.200 例原发性支气管肺癌患者中医辨证分型与国际 TNM 分期及肿瘤标志物相关性研究 [D].合肥：安徽中医药大学，2017.

[24] 郭志丽，钱静华，范一平，等.钱静华教授治疗肺癌的证候用药规律 [J].浙江中医药大学学报，2018，42(9):683-687+694.

[25] 李萍，舒琦瑾.肺癌中医辨证分型的文献分析 [J].中华中医药学刊，2008，26(12):2694-2696.

[26] 李丛煌，刘瑞，郑红刚，等.晚期非小细胞肺癌中医证候分布及动态演变临床研究 [J].中医学报，2015，30(8):1085-1088.

[27] 孟林凤.60 例晚期非小细胞肺癌患者紫杉醇联合顺铂化疗前后中医寒热证型变化研究 [D].北京：北京中医药大学，2018.

[28] 刘哲，赵宇明，苏群，等.肺癌化疗前后血糖水平及中医证候演变的数据挖掘研究 [J].肿瘤药学，2018，8(2):268-273.

[29] 莫潘艳.非小细胞肺癌铂类和非铂类方案治疗前后中医证候演变规律的研究 [D].南宁：广西中医药大学，2016.

[30] 高瑞珂，严安，李杰.基于证型演变分段辨治延缓肺癌 EGFR-TKIs 耐药 [J].中华中医药杂志，2018，33(10):4517-4521.

[31] 邹莹.Ⅲ B/Ⅳ期非小细胞肺癌中医寒热分型与 EGFR-TKI 耐药的相关性研究 [D].广州：广州中医药大学，2015.

[32] 张慧敏.益气通络解毒方联合 EGFR-TKI 靶向治疗非小细胞肺癌的临床研究 [D].合肥：安徽中医药大学，2014.

[33] 李姜.晚期非小细胞肺癌吉非替尼治疗前后中医证型分布及演变特征 [D].南京：南京中医药大学，2016.

[34] 陆淑瑾.中医药联合埃克替尼治疗晚期非小细胞肺癌的疗效及其中医证型动态变化研究 [D].杭州：浙江中医药大学，2015.

[35] 张玉成.氩氦刀冷冻治疗非小细胞肺癌手术前后中医证候学研究 [D].北京：北京中医药大学，2006.

[36] 何佩珊，冯兴中，杨公博，等.老年晚期非小细胞肺癌氩氦刀冷冻治疗前后证型变化规律探讨 [J].中华中医药杂志，2017，32(4):1795-1798.

[37] 张培彤，林洪生，于明薇，等.中西医两种方法评价肺瘤平膏联合化疗治疗中晚期非小细胞肺癌疗效 [J].中医杂志，2012，53(5):403-406.

[38] 郑红刚，朴炳奎，林洪生，等.肺瘤平膏对非小细胞肺癌患者树突状细胞亚型及免疫功能的影响 [J].北京中医，2007(4):214-217.

[39] 王总飞，耿良，王生，等.肺瘤平膏联合化疗对肺癌患者细胞免疫功能及相关炎症因子水平的影响 [J].中草药，2018，49(22):5368-5372.

[40] LI W，CHEN C，SAUD S M，et al.Fei-Liu-Ping ointment inhibits lung cancer growth and invasion by suppressing tumor in flammatory microenvironment[J].BMC Complement Altern Med，2014(14):153.

[41] 陈赐慧，李卫东，刘瑞，等.肺瘤平膏抑制肺癌 A549 细胞增殖及炎性肿瘤微环境下的迁移和侵袭 [J].浙江中医药大学学报，2015，39(8):576-581.

[42] 陈赐慧，李卫东，刘瑞，等.肺瘤平膏对共培养条件下 A549 细胞 NF-κB 通路 mRNA 及蛋白表达的影响 [J].中华中医药杂志，2016，31(4):1207-1210.

[43] 赵元辰，刘瑞，祁鑫，等.肺瘤平膏对 Lewis 肺癌小鼠树突状细胞及巨噬细胞的实验研究 [J].北京中医药，2018，37(12):1135-1140.

[44] 戴娜.补中益气汤联合化疗治疗非小细胞肺癌作用及药理分析 [J].中医药临床杂志，2019，31(1):145-148.

[45] 李小海，杨弘，王建，等.加味补中益气汤对肺癌术后化疗效果的影响 [J].湖南中医药大学学报，2016，36(8):48-51.

[46] 黄英兰.补中益气汤对 Lewis 肺癌小鼠 EGFR、NF-κB、ICAM-1 表达及 JAK1、STAT1 蛋白磷酸化的影响 [J].中医学报，2018，33(7):1154-1158.

[47] 范存伟，李珍.补中益气汤主要药物的新药理作用 [J].医药产业资讯，2005(15):117-128.

[48] CHEN R，SHAO H，LIN S，et al.Treatment with *Astragalus membranaceus* produces antioxidative effects and attenuates intestinal mucosa injury induced by intestinal ischemia reperfusion in rats[J].Am J Chin Med，2011，39 (5) :879-887.

[49] 林洪生.恶性肿瘤中医诊疗指南 [M].北京：人民卫生出版社，2014.

[50] 侯敏，戴丽军，黄健清.化学致癌剂诱发的小鼠肺癌模型及应用研究 [J].医学综述，2015，4(21):615-617.

[51] 高昆，刘学丽，高珊，等.SPC-CRE-Kras 双阳性转基因小鼠自发肺部肿瘤模型的建立 [J].中国比较医学杂志，2013，23(7):11-15.

[52] 马雪曼，王笑民，于明薇，等.小鼠 lewis 肺癌原位移植瘤和异位皮下移植瘤模型的对比研究 [J].实用癌症杂志，2018，33(4):523-526.

[53] 马雪曼，于明薇，张甘霖，等.小鼠 Lewis 肺癌不同部位皮下移植瘤模型的比较 [J].中国实验动物学报，2017，25(4):386-390.

[54] 胥孜杭，刘菲，邹纯朴，等.小鼠肺癌原位模型的建立 [J].中国医药导报，2015，12(1):15-18.

第六章
胃癌病证结合研究及应用

胃癌是源于胃黏膜上皮细胞的恶性肿瘤，是常见的恶性肿瘤之一。其发病人数位居世界恶性肿瘤的第4位，造成的死亡人数是癌症死因人数的第2位。据统计，中国、日本、韩国等东亚国家的胃癌发病率及死亡率明显高于欧洲、非洲及北美等国家。在我国，胃癌患者约占全部恶性肿瘤的11%，并且在消化系统肿瘤之中，其死亡人数约占50%，胃癌发病率有逐渐上升的趋势。

胃癌患者常接受中西医结合治疗，因此接诊时，先明确西医诊断，临床分期如何，是否曾接受手术治疗，有无明确的病理类型，是否曾接受放、化疗，明确诊断才可详细了解患者的疾病发展情况，并可以对其预后变化进行预判。辨中医证型则是从遣方用药的目的明确其病理变化，达到处方准确，用药精准的目的。中医学将胃癌归于"噎膈""反胃""癥瘕""积聚""伏梁""心腹痞""胃脘痛"的范畴，在临床治疗中，因患者当前阶段证型不同，治疗及预后均有差异。加强胃癌中医证型的研究，有助于探索胃癌的证型分布规律，指导辨证论治，优化诊疗方案，提高临床疗效。

|第一节|
胃癌病证结合研究进展

辨证论治是中医学的核心内容，但证型常受到疾病本身、治疗过程、个体及地域等诸多因素的影响。因此，加强胃癌中医证型的研究，有助于探索胃癌的证型分布规律，指导辨证论治，优化诊疗方案，提高临床疗效。

一、胃癌病理分型与中医证型

现阶段胃癌病理分型存在多种分类方式，何裕隆将胃癌病理分型分为大体形态分型、组织学分型和其他分型3种类型，大体形态分型分为Borrmann分型、早期胃癌和黏膜内癌；组织学分型分为Lauren分型、日本胃癌分型、

WHO 分型，其中 WHO 分型为腺癌、腺鳞癌、鳞癌、类癌、未分化癌及不能分类的癌；其他分型包括 Goseki 分型、生长方式分型和浆膜浸润分型。崔涌等将胃癌病理分型分为大体分型和组织学分型，大体分型分为早期胃癌和进展期胃癌，组织学分型分为普通类型和特殊类型。普通类型分为乳头状腺癌、管状腺癌、低分化腺癌、黏液腺癌、印戒细胞癌；特殊类型分为腺鳞癌、鳞癌、类癌、未分化癌、胃溃疡癌变。有课题组提出，目前常用的病理分型主要是 Lauren 分型和 WHO 分型。

有关胃癌病理分型与中医证候的研究较少，黄晓峰等研究了 51 例早期胃癌病理分型与中医证型的相关性，其病理诊断参照 WHO 分型，中、高分化腺癌患者中脾胃湿热证最多见（24 例），其次为脾胃亏虚证（11 例），肝胃不和证最少（4 例），低分化腺癌、印戒细胞癌患者中脾胃亏虚证最多（6例），脾胃湿热证其次（5 例），肝胃不和证最少，只有 1 例（表 6-1）。

表 6-1　51 例早期胃癌患者病理分型与中医证型　　　　　　单位：例

病理分型	肝胃不和证	脾胃亏虚证	脾胃湿热证	合计
中、高分化腺癌	4	11	24	39
低分化腺癌、印戒细胞癌	1	6	5	12
合计	5	17	29	51

严惠芳等研究 105 例胃癌患者中医证候与病理类型的关系，78 例腺癌患者中，气滞血瘀证最多，为 22 例，其次为肝胃不和证，为 19 例，其他证型为脾胃气虚证 15 例、气血两虚证 10 例。15 例黏液腺癌患者中以肝胃不和证最多见（5 例），印戒细胞癌患者中肝胃不和证和脾胃气虚证较多（表 6-2）。

表 6-2　105 例胃癌患者病理分型与中医证型　　　　　　单位：例

证候	腺癌	黏液腺癌	印戒细胞癌	鳞状细胞癌	小细胞癌	类癌	总计
肝胃不和	19	5	2	1	1	0	28
气滞血瘀	22	1	1	0	1	0	25
脾胃气虚	15	1	2	1	0	0	19
气血两虚	10	2	0	0	0	0	12
痰瘀互结	5	2	1	0	0	1	9

证候	腺癌	黏液腺癌	印戒细胞癌	鳞状细胞癌	小细胞癌	类癌	总计
脾胃虚寒	3	2	0	0	0	1	6
胃阴亏虚	1	1	0	0	0	0	2
湿热蕴结	1	1	0	0	0	0	2
寒邪犯胃	1	0	0	0	0	0	1
寒湿困脾	1	0	0	0	0	0	1
合计	78	15	6	2	2	2	105

根据目前临床研究数据表明，以胃腺癌患者最为多见，通过分析患者初诊时证型发现，腺癌患者多见实证，包括湿热证、气滞证及血瘀证等。但目前的胃癌病理分型与中医证型相关性的研究，缺乏多中心、大数据的实验设计，结论证据等级低。

二、胃癌临床分期与中医证型

胃癌的发病过程基本认为是正虚邪实的过程，胃癌患者早期通常呈正气尚足，邪气初起的状态，随着疾病进展，正气渐不足，邪气渐强盛。胃癌病机为脾胃气机失调，正气不足，继而痰湿凝结，瘀血阻滞，癌毒聚集。赵辰研究53例早期胃癌患者中医证型，胃气虚证最多，为13例，瘀阻胃络证排名第二（12例）（表6-3）。

表6-3　53例早期胃癌患者中医证型及其构成

中医证型	例数	所占比例/%
胃气虚证	13	24.5
胃阴亏虚证	10	18.9
脾胃虚寒证	11	20.8
瘀阻胃络证	12	22.6
胃肠气滞证	4	7.5
痰气交阻证	3	5.7

进展期胃癌患者中，脾胃虚弱更加明显，同时有邪实停聚。黄美琴等对154例进展期胃癌患者研究发现，脾胃虚损证患者占42.86%，气血亏虚证患者占19.48%（表6-4）。

表 6-4　154 例进展期胃癌患者中医证型及其构成

中医证型	例数	所占比例 /%
脾胃虚损	66	42.86
气血亏虚	30	19.48
气滞血瘀	28	18.19
胃热阴虚	12	7.79
痰湿凝结	10	6.49
肝胃不和	8	5.19

根据目前临床研究可以看出，早期胃癌可见虚证存在，进展期胃癌患者的中医辨证分型均以虚证多见，包括气虚、阴虚、血虚等，随着胃癌病情发展，患者常出现脾胃虚损，严重影响患者的生活质量及远期预后。奚泓在研究107 例胃癌患者中医证型与分期的关系中发现，各证型中临床分期出现比例依次顺序如下。肝气犯胃证组：Ⅲ期＞Ⅰ期；胃热伤阴证组：Ⅱ、Ⅲ期比例相当；脾胃虚弱证组：Ⅲ期＞Ⅳ期＞Ⅱ期；痰湿凝结证组：Ⅲ期＞Ⅳ期＞Ⅱ期＞Ⅰ期；脾胃虚寒证组：Ⅳ期＞Ⅲ期＞Ⅰ、Ⅱ期；气血亏虚证组：Ⅲ期＞Ⅳ期＞Ⅱ期。可发现早期胃癌患者以实证多见，包括气滞、痰凝等，而晚期胃癌多以虚证多见，包括气虚、血虚等，进展期胃癌患者则多表现为虚实夹杂。

| 第二节 |
胃癌的证型分布特点

中医药在胃癌治疗中可发挥独特作用。王程燕等对 44 篇胃癌中医辨证分型文献总共 6 970 例胃癌患者病例进行统计分析，归纳总结出证型为肝胃不和证、痰湿凝结证、胃热阴伤证、脾胃虚弱证、气血双亏证、瘀毒内结（湿热）证、气滞血瘀证、痰瘀互结证、气阴两虚证、其他证型。统计发现，所有胃癌病例中脾胃虚弱型所占比例最大，占总病例数的 22.84%；其次是肝胃不和型，占 17.85%。排前 5 位的分别是脾胃虚弱型、肝胃不和型、气血双亏型、痰湿凝结型、瘀毒内结（湿热）型（表 6-5）。

表 6-5　6 970 例胃癌的证型及其构成

证型	例数	所占比例 /%
肝胃不和	1 244	17.85
痰湿凝结	863	12.38
胃热阴伤	576	8.26
脾胃虚弱	1 592	22.84
气血双亏	1 071	15.37
瘀毒内结(湿热)	854	12.25
气滞血瘀	244	3.50
痰瘀互结	171	2.45
气阴两虚	41	0.59
其他	314	4.51

其中 14 篇文献指出了中医证型与手术切除胃癌病灶的对应时间，对手术前后的证型统计发现：手术前，胃癌中医证型占比例最高的为肝胃不和证，其次是脾胃虚弱证；手术后，脾胃虚弱证所占比例最高，其次为痰湿凝结证，可以看出，手术前胃癌病机以气机不畅为主，而经手术损伤后，脾胃气虚更加明显（表 6-6）。

表 6-6　手术前后中医证型比较

证型	手术前 / 例	所占比例 /%	手术后 / 例	所占比例 /%
肝胃不和	162	21.09	35	9.56
痰湿凝结	120	15.63	63	17.21
胃热阴伤	61	7.94	38	10.38
脾胃虚弱	148	19.27	65	17.76
气血双亏	94	12.24	45	12.30
瘀毒内结(湿热)	147	19.14	49	13.39
气滞血瘀	25	3.26	41	11.20
痰瘀互结	9	1.17	14	3.83
气阴两虚	0	0.00	0	0.00
其他	2	0.26	16	4.37

刘北石采集胃癌治疗相关文献共 409 篇，录入辨证分型、年龄分布、性别、TNM 分期、病理分型、手术前后证型改变等信息，利用统计软件进行频数统计和分析。结果发现胃癌辨证分型中，以瘀毒内阻证最常见，其他依次为气血两虚证、痰湿互结证、肝胃不和证、脾胃虚弱证、阴虚胃热证；早期以肝胃不和证居多，中晚期胃癌以脾胃虚弱证、气血两虚证、瘀毒内阻证、痰湿互结证居多。

胃癌的中医证型分布在患者个体之间存在差异，随着胃癌的病理分型及分期不同也会发生变化。研究表明，胃癌患者的证型分布特点以脾胃气虚贯穿始终，术前以肝胃不和、气机不畅多见，术后以气虚为主，痰瘀多见。明确中医证型分类及分布，可有效指导治疗方案的制定，提高患者生活质量、延长生存期。

| 第三节 |
胃癌证型演变规律与预后关系

一、胃癌证型的演变规律

证是疾病发展过程中对某一阶段病理变化的概括，所以证型具有可变性，同一患者在疾病的不同时期可以出现不同证型。因此，研究证型的演变规律可以更好地分析其病机变化，从而更好地指导治疗，提高疗效。

对于胃癌证型演变规律的研究，目前多以回顾性研究为主。胃癌证型演变规律研究多以手术前、手术后、化疗后为节点，将患者症状、证候采集，进行频次分析、聚类分析、统计分析，从而得出患者的证型分布特点及胃癌不同时期的证型演变规律。

于慧将 256 例胃癌患者按照总体、手术、未手术、术后无病、术后复发或转移进行分组，应用统计软件对每组患者的证候表现进行频次分析、聚类分析，得出每组患者的主要证候表现，从而对每组患者进行中医辨证。结果发现，入组病例中胃癌的证候特点总体以脾胃气虚、肝郁气滞为主，兼有痰湿、胃热、肝胃不和、胃气上逆、气血两虚；手术前以气虚、肝郁为主，术后则多见痰瘀等病理产物堆积。

手术前后证型演变：占永久将 105 例胃癌患者手术前后症状进行统计，将临床资料结果输入计算机构建数据库，计算频数与构成比，总结出胃癌术前、术后的证型变化规律。结果发现，胃癌术前与术后的主要证型虽相同，但各证型所占频率有很大区别：胃癌术前以肝胃不和、气滞血瘀、脾胃气虚为主要证型，而术后则变为以脾胃气虚、气血两虚、痰瘀互结为主要证型，手术前后相比，术后气滞证及血瘀证减少，气虚证增多、血虚证增多。上述研究表明手术对患者正气有损伤，以致造成虚证的增多，据此可指导研究设计及临床治疗。

王旭旭观察了 132 例胃癌患者手术及化疗前后证型变化，结果发现，术前以脾胃虚寒证、瘀毒内阻证多见，占比分别为 37.4%、35.5%，其次为气血双亏证、肝胃不和证，占比分别为 16.8%、10.3%；术后患者的肝胃不和证占比为 0%，瘀毒内阻证占比为 8.4%，较手术前明显减少，脾胃虚寒证与气血双亏证明显增加，占比分别为 47.7%、43.9%；化疗后，脾胃虚寒证与瘀毒内阻证较前减少，气血双亏证较前明显增加，研究发现术后与化疗后均呈现气血双亏证增多的现象。同样证实了上述规律。

二、胃癌证型与预后的相关性

早期胃癌患者术后 5 年生存率超过 90%，而晚期胃癌的预后较差，晚期胃癌患者 5 年存活率仅为 25%，患者生活质量较差，因此对胃癌预后相关性因素的研究十分重要。中医证型作为疾病发展过程中某一阶段病理变化的概括，胃癌患者的不同证型对预后的影响也不同。

曲爱洋等采集了 44 例进展期胃癌死亡患者信息，研究中医证型的分布规律与疾病预后之间的关系。病例包括初诊时已存在远处转移的患者，以及经手术治疗后出现远处转移的进展期胃癌患者。研究者采用聚类分析对病例进行分类，辨证分型可分为 6 类，即肝胃不和证、脾胃虚寒证、气滞血郁证、痰湿凝结证、气血两虚证、胃热伤阴证。生存分析采用 Kaplan-Meier 法，结果显示肝胃不和证和脾胃虚寒证的中位生存期位列前两位，分别为（17.50±11.06）个月和（11.00±6.70）个月，其次为气血两虚证，为（8.00±6.19）个月，气滞血郁证、胃热伤阴证和痰湿凝结证的中位生存期最短。

雷耀晨等对 86 例老年晚期胃癌患者进行了观察，结果显示肝气犯胃证与脾胃虚寒证患者中位生存期时间最长，分别为（13.40±4.97）个月、（12.70±4.90）个月，气血两虚证与气滞血瘀证患者中位生存时间最短，分别为（9.50±2.81）个月、（6.10±0.84）个月，两组患者的中位生存时间相比较，差异有统计学意义。

奚泓临床观察了 107 例胃腺癌患者，对中医证型与预后进行单因素回归分析，根据生存曲线显示，中医证型中实证（肝气犯胃证、胃热伤阴证、痰湿凝结证）预后好于虚证（脾胃虚弱证、脾胃虚寒证、气血亏虚证），脾胃虚弱证及气血亏虚证的死亡风险更高。

| 第四节 |
胃癌病证结合诊断及疗效评价

一、胃癌的辨病诊断

（一）胃癌的中医病因病机

中医学认为，胃癌的病因有内、外之分，内因主要包括正气亏损、情志内伤等，外因包括外感邪毒、饮食失节等。《丹溪心法》云："翻胃大约有四：血虚、气虚、有热、有痰兼病。"六淫之邪内侵，正气不足以驱邪，致使外邪稽留不去，伤及脏腑，人体脏腑气血更加虚损，气机紊乱，痰浊及瘀血内生，疴结不散，结于胃而成胃癌。

人的情志活动与内脏功能关系密切，《素问·阴阳应象大论》云："人有五脏，化五气，以生喜怒悲忧恐。"长期的精神刺激或精神创伤超过人体生理所能调节的范围，就可能导致人体阴阳失调，脉络壅涩，脏腑功能失调而致病。情志不遂，肝气郁结，横逆犯胃，中焦失运，久则气滞血瘀，津聚成痰，痰瘀互结而成肿块。另外，饮食不节或不洁、过饥过饱、偏食均可直接损伤脾胃，脾失健运，胃失受纳、和降，水谷不化，精微失于输布，反酿湿生热，内蕴日久而成痰，阻滞经络，血行不畅而成瘀，胶结而成积聚。

本病病位在胃，病机为本虚标实，常由内因及外因搏结而成。初期以标实为主，包括气滞、血瘀、痰凝等；后期以正虚为主，标实兼见，可见气血亏虚、津液枯槁，甚至脏腑衰败。

（二）诊断要点

1. **临床表现**　早期胃癌患者常无特异的症状，随着病情的进展可出现类似胃炎、溃疡病的症状，主要有：①上腹饱胀不适或隐痛，以饭后为重。②食欲减退、嗳气、反酸、恶心、呕吐、黑便等。进展期胃癌除上述症状外，常出现以下症状：①体重减轻、贫血、乏力。②胃部疼痛，如疼痛持续加重且向腰背放射，则提示可能存在胰腺和腹腔神经丛受侵。胃癌一旦穿孔，可出现剧烈腹痛的胃穿孔症状。③恶心、呕吐。常为肿瘤引起梗阻或胃功能紊乱所致。贲门部癌可出现进行性加重的吞咽困难及反流症状，胃窦癌引起幽门梗阻时可呕吐宿食。④出血和黑便。肿瘤侵犯血管，可引起消化道出血，小量出血时仅有大便隐血阳性，当出血量较大时可表现为呕血及黑便。⑤其他症状，如腹泻（患者因胃酸缺乏、胃排空加快）、转移灶的症状等。晚期患者可出现严重消瘦、贫血、水肿、发热、黄疸和恶病质。

2. **主要体征**　一般胃癌尤其是早期胃癌，常无明显的体征，进展期乃至晚期胃癌患者可出现下列体征：①上腹部深压痛，有时伴有轻度肌肉抵抗感，常是体检可获得的唯一体征。②上腹部肿块，位于幽门窦或胃体的进展期胃癌患者，有时可扪及患者上腹部肿块；女性患者于下腹部扪及可推动的肿块，应考虑库肯伯格瘤（Krukenberg tumor）的可能。③胃肠梗阻的表现。幽门梗阻时可有胃型及振水音，小肠或系膜转移使肠腔狭窄可导致部分或完全性肠梗阻。④腹水征，有腹膜转移时可出现血性腹水。⑤锁骨上淋巴结肿大，以左侧较为多见。⑥直肠前窝肿物。⑦脐部肿块等。其中，锁骨上淋巴结肿大、腹水征、下腹部盆腔包块、脐部肿物、直肠前窝肿物、肠梗阻表现均为胃癌晚期的重要体征。

3. **影像诊断**　通过 CT、MRI、PET-CT 等影像学手段，可判断肿物位置、肿瘤与周围脏器（如肝脏、胰腺、膈肌、结肠等）或血管的关系，并可鉴别肿瘤与局部淋巴结是否发生转移等。

（三）辅助检查

1. 影像学检查

（1）X 线气钡双重对比造影：定位诊断优于常规 CT 或 MRI 检查，对临床医师手术方式及胃切除范围的选择有指导意义。

（2）超声检查（ultrasonography，US）：因具有简便易行、灵活直观、无创无辐射等特点，可作为胃癌患者的常规影像学检查。充盈胃腔之后，常规超声可显示病变部位胃壁层次结构，判断浸润深度，是对胃癌 T 分期的有益补充；彩色多普勒血流成像可以观察病灶内血供；超声双重造影可在观察病灶形态特征的基础上观察病灶及周围组织的微循环灌注特点。此外，超声检查可发现腹盆腔重要器官及淋巴结有无转移，颈部、锁骨上淋巴结有无转移；超声引导下肝脏、淋巴结穿刺活检有助于肿瘤的诊断及分期。

（3）CT 检查：CT 检查应为首选临床分期手段，我国多层螺旋 CT 广泛普及，特别推荐胸腹盆腔联合大范围扫描。在无 CT 增强对比剂禁忌情况下均采用增强扫描，常规采用 1mm 左右层厚连续扫描，并推荐使用多平面重建图像，有助于判断肿瘤部位、肿瘤与周围脏器（如肝脏、胰腺、膈肌、结肠等）或血管的关系及区分肿瘤与局部淋巴结，提高分期准确率。为更好地显示病变，推荐口服阴性对比剂（一般扫描前口服 500～800ml 水）使胃腔充分充盈、胃壁扩张，常规采用仰卧位扫描，当肿瘤位于胃体下部和胃窦部时，可以依据检查目的和患者的配合情况采用特殊体位（如俯卧位、侧卧位等），建议采用多期增强扫描。CT 对进展期胃癌的敏感度为 65%～90%，早期胃癌约为 50%；T 分期准确率为 70%～90%，N 分期为 40%～70%。因而不推荐使用 CT 作为胃癌初诊的首选诊断方法，但在胃癌分期诊断中推荐为首选影像方法。

（4）MRI 检查：推荐对 CT 对比剂过敏者或其他影像学检查怀疑转移者使用。MRI 有助于判断腹膜转移状态，可酌情使用。增强 MRI 是胃癌肝转移的首选或重要补充检查，特别是注射肝特异性对比剂更有助于诊断和确定转移病灶数目、部位。腹部 MRI 检查对了解胃癌的远处转移情况与增强 CT 的准确度基本一致，对胃癌 N 分期的准确度及诊断淋巴结侵犯的敏感度较 CT 高。MRI 可以进行良好的软组织对比，随着 MRI 扫描技术的进步，对于进展期食管 - 胃结合部癌，CT 平扫不能明确诊断，或肿瘤导致超声内镜检查无法完成时，推荐酌情尝试 MRI 检查以明确诊断。

（5）正电子发射计算机断层成像（PET-CT）：可辅助胃癌分期，但不作常规推荐。如CT怀疑有远处转移可应用PET-CT评估患者全身情况。另外，PET-CT对于放、化疗或靶向治疗的疗效评价也有一定价值，但亦不作常规推荐。在部分胃癌组织学类型中，肿瘤和正常组织的代谢之间呈负相关，如黏液腺癌、印戒细胞癌、低分化腺癌等，通常是氟代脱氧葡萄糖（FDG）低摄取水平。

（6）发射单光子计算机断层扫描仪（ECT）：骨扫描在探测胃癌骨转移病变方面应用最广、经验丰富、性价比高，且具有较高的灵敏度，但在脊柱及局限于骨髓内的病灶有一定的假阴性率，可与MRI结合提高其探测能力。对高度怀疑骨转移的患者可行骨扫描检查。

2. 胃镜检查

（1）普通白光内镜检查：是内镜检查技术的基础，对于病变或疑似病变区域首先进行白光内镜观察，记录病变区域的自然状态情况，而后再进行其他内镜检查技术。

（2）化学染色内镜检查（chromoendoscopy）：在常规内镜检查的基础上，将色素染料喷洒至需观察的黏膜表面，使病灶与正常黏膜对比更加明显。按染色原理分为物理染色和化学染色。物理染色（靛胭脂、亚甲蓝）：染料与病变间为物理覆盖关系，由于病变表面微结构与周围正常黏膜不同，染料覆盖后产生对光线的不同反射，从而突出病变区域与周围正常组织间的界限。化学染色（乙酸、肾上腺素）：染料与病变区域间发生化学反应，从而改变病变区域颜色，突出病变边界。

（3）电子染色内镜检查（electronic staining endoscopy）：可通过特殊光清晰地观察黏膜浅表微血管形态。常见电子染色内镜检查包括窄带成像技术、智能电子分光技术及智能电子染色技术。

（4）放大内镜检查（magnifying endoscopy）：可将胃黏膜放大并观察胃黏膜腺体表面小凹结构和黏膜微血管网形态特征的细微变化。此项检查可用于鉴别胃黏膜病变的良、恶性，判断病变的边界和范围。

（5）超声内镜检查（endoscopic ultrasonography）：是指将超声技术与内镜技术相结合的一项内镜诊疗技术，用于评估胃癌侵犯范围及淋巴结情况。

（6）其他内镜检查技术

1）激光共聚焦显微内镜检查（confocal caser endomicroscopy，CLE）：

可显示最高放大 1 000 倍的显微结构，达到光学活检的目的。

2）荧光内镜检查（fluorescence endoscopy）：以荧光为基础的内镜成像系统，能发现和鉴别普通内镜难以发现的癌前病变及一些隐匿的恶性病变。但上述方法对设备要求高，目前在临床常规推广应用仍较少。

3. **肿瘤标志物**　肿瘤标志物广泛应用于临床诊断，不同肿瘤标志物的联合检测可以动态观察肿瘤的发生、发展，并且评价临床疗效评价及患者的预后，提高了检出率和鉴别诊断的准确度。建议常规推荐检测 CA72-4、CEA 和 CA19-9，可在部分患者中进一步检测 AFP 和 CA12-5，CA12-5 对于腹膜转移具有检出率，具有一定的诊断和预后价值。CA24-2 和肿瘤特异性生长因子（TSGF）、胃蛋白酶原 PG Ⅰ 和 PG Ⅱ 的敏感度及特异度尚有待公认。

二、胃癌的辨证诊断

胃癌分型标准参考《恶性肿瘤中医诊疗指南》。

（一）证素要点

临床上胃癌虚实夹杂，可数型并见。

1. **气虚证**

主症：神疲乏力，少气懒言，腹痛绵绵。

或症：食少纳呆，形体消瘦，气短，自汗，畏寒肢冷。

主舌：舌淡胖。

或见舌：舌边齿痕，苔白滑，薄白苔。

主脉：脉虚。

或见脉：脉沉细，脉细弱，脉沉迟。

2. **阴虚证**

主症：五心烦热，口咽干燥，胃脘灼痛。

或症：形体消瘦，大便干结，潮热盗汗，五心烦热，口干泛酸。

主舌：舌红少苔。

或见舌：舌干裂，苔薄白或薄黄而干，花剥苔，无苔。

主脉：脉细数。

或见脉：脉浮数，脉弦细数，脉沉细数。

3. 阳虚证

主症：面色㿠白，畏寒肢冷，胃脘隐痛，喜温喜按。

或症：精神萎靡，口淡不渴，或喜热饮，小便清长，大便溏泄，或浮肿，小便不利。

主舌：舌淡苔白。

或见舌：舌胖大，苔滑。

主脉：脉沉迟。

或见脉：脉细弱。

4. 血虚证

主症：面色无华，头晕眼花，爪甲色淡，胃痛隐隐。

或症：心悸怔忡，失眠健忘，月经闭止或阴道出血色淡量少。

主舌：舌淡。

或见舌：苔白，苔薄白。

主脉：脉细。

或见脉：脉沉细，脉细弱。

5. 痰湿证

主症：胸脘痞闷，恶心纳呆，呕吐痰涎。

或症：少腹胀满膨隆，或可触及包块，口渴少饮，神倦无力。

主舌：舌淡，苔白腻。

或见舌：舌胖嫩，苔白滑，苔滑腻，苔厚腻，脓腐苔。

主脉：脉滑或濡。

或见脉：脉浮滑，脉弦滑，脉濡滑，脉濡缓。

6. 血瘀证

主症：胃脘疼痛，刺痛固定，肌肤甲错，少腹包块，坚硬固定，小腹刺痛，夜间痛甚，肌肤甲错。

或症：面色黧黑，唇甲青紫，阴道出血，色暗瘀或夹血块。

主舌：舌质紫暗或有瘀斑、瘀点。

或见舌：舌胖嫩，苔白滑，苔滑腻，苔厚腻，脓腐苔。

主脉：脉涩。

或见脉：脉沉弦，脉结代，脉弦涩，脉沉细涩，牢脉。

7. 热毒证

主症：口苦身热，尿赤便结，泛酸嘈杂。

或症：口渴，面红目赤，心烦汗出，烦躁谵妄，衄血、吐血，斑疹，躁扰发狂。

主舌：舌红或绛，苔黄而干。

或见舌：舌有红点或芒刺，苔黄燥，苔黄厚黏腻。

主脉：脉滑数。

或见脉：脉洪数，脉数，脉弦数。

8. 气滞证

主症：脘腹胀满，痛无定处。

或症：烦躁易怒，口苦咽干，嗳气，胀满闷痛，走窜不定，少腹包块，攻撑作痛，腹胀胁痛。

主舌：舌淡暗。

或见舌：舌边红，苔薄白，苔薄黄，苔白腻或黄腻。

主脉：脉弦。

或见脉：脉弦细。

（二）辨证方法

符合主症 2 个，并见主舌、主脉者，即可辨为本证。

符合主症 2 个，或症 1 个，任何本证舌、脉者，即可辨为本证。

符合主症 1 个，或症不少于 2 个，任何本证舌、脉者，即可辨为本证。

（三）辨证分型

胃癌各阶段中医辨证分型见表6-7。

表6-7　胃癌分阶段中医辨证分型

治疗阶段	辨证分型
手术阶段	气血亏虚、脾胃虚弱
化疗阶段	脾胃不和、气血亏虚、肝肾阴虚
放疗阶段	气阴两虚、热毒瘀结
单纯中医治疗阶段	脾胃不和、脾胃虚寒、胃热伤阴、气血双亏

三、疗效评价

1. **影像学评价**　参考 2009 年颁布的 RECIST 标准（实体瘤疗效评价标准 V1.1），依据影像学检查手段进行实体瘤疗效评价，以其最大直径及最大垂直径的乘积表示肿瘤治疗前后的变化和疗效。根据吸收程度可分为以下几种情况。

（1）完全缓解（CR）：所有靶病灶消失，任何病理性淋巴结（无论是否为靶病灶）的短径必须缩小至 < 10mm。

（2）部分缓解（PR）：以基线的直径总和为参照，所有靶病灶的直径总和至少缩小 30%。

（3）疾病进展（PD）：以研究中直径总和的最小值（如果基线时总和值最小，则包括基线值）为参照，靶病灶直径的总和增加至少 20%。除此以外，总和绝对值也必须证实增加至少 5mm（注：出现一个或多个新病灶也视为疾病进展）。

（4）疾病稳定（SD）：既未出现足够的缩小符合 PR，也未出现参照直径总和的最小值有足够的增大而符合 PD 时。

客观缓解率（ORR）：肿瘤体积缩小达到预先规定值并能维持最低时限要求的患者比例。ORR 为 CR 与 PR 的比例之和，不包括疾病稳定（stable disease，SD）。

疾病控制率（DCR）：经治疗后获得缓解和病变稳定的病例数占整个可评价例数的百分比。DCR 为 CR、PR 与 SD 的比例之和。

2. **采用反映疾病的结局指标或替代指标进行疗效评价**

（1）主要终点指标：采用总生存期（OS）为主要终点指标。将其定义为从胃癌患者接受随机化干预到任何因素导致患者死亡的时间。

（2）OS 的替代终点指标：包括以下几种，其中，最常用的为 PFS。

无进展生存期（progression free survival，PFS）：指从随机化至出现肿瘤客观进展或全因死亡的时间。

至疾病进展时间（time to progression，TTP）：指从随机分组至出现影像学进展之间的时间间隔。

无复发生存期（relapse free survival，RFS）：指患者初次手术至最早出现复发证据的时间。

无病生存期（disease free survival，DFS）：指从随机化开始至疾病复发或由于疾病进展导致患者死亡的时间。

3. 临床症状、证候及生活质量等评价 依据 2018 年《证候类中药新药临床研究技术指导原则》疗效指标的选择原则，重视患者症状、生活质量等疗效评价，可以从多角度对胃癌的治疗效果进行评价标准的选择。

（1）以改善胃癌患者目标症状或体征为目的者，应以目标症状或体征消失率 / 复常率，或临床控制率为疗效评价指标，但同时应注意对观察目标症状或体征痊愈时间和 / 或起效时间的评价。

（2）引入胃癌患者报告结局指标，将患者"自评"与医师"他评"相结合，根据特定的疗效评价结局指标设计问卷表格以供评价。

（3）基于生存质量或生活能力、适应能力改善等方面的考虑，推荐采用公认的具有普适性或特异性的生存质量或生活能力、适应能力等量表进行疗效评价，例如 KPS 评分（治疗前后进行生存质量评定）。

显效：治疗后比治疗前提高 ≥ 20 分。

有效：治疗后比治疗前提高 ≥ 10 分。

无效：治疗后比治疗前无提高或下降。

（4）采用能够反映证候疗效的客观应答指标进行评价，包括现代医学中的理化指标、生物标志物等，例如血常规、肿瘤标志物（CEA、CA72-4等），临床试验期间需观察评估中医证候疗效的起效时间、缓解时间或消失时间。

此外，胃癌中医证候疗效评价可以参考《胃癌中医诊疗方案（试行）》。《胃癌中医诊疗方案（试行）》将各症状分为 3 级（表6-8），并赋予其积分：轻为 1 分，中为 2 分，重为 3 分。根据 2002 年颁布的《中药新药临床研究指导原则（试行）》中制定的中医证候疗效判定标准进行评价。

显著改善：治疗后临床证候积分值比治疗前积分下降 ≥ 70%。

部分改善：治疗后临床证候积分值比治疗前积分下降 ≥ 30%。

无改善：治疗后临床证候积分值比治疗前积分无变化。

表 6-8 胃癌证候分级量化表

症状	轻(1)	中(2)	重(3)
胃痛	偶有疼痛,每天持续时间少于 1h	时有疼痛,每天持续时间为 1～2h	疼痛明显,每天持续时间在 2h 以上

续表

症状	轻(1)	中(2)	重(3)
腹胀	轻度胀满,食后腹胀,半小时内缓解	腹部胀满,食后腹胀明显,0.5h 到 1h 内缓解	腹部明显发胀,食后尤甚,1h 内不能缓解
食少	食量减少低于 1/3	食量减少 1/3 ~ 1/2	食量减少 1/2 以上
嗳气	每日 4 次以下	每日 4 ~ 9 次	每日 10 次及以上
泛酸	偶有	时有	频频
呕吐	欲呕	呕吐每日 2 ~ 4 次	呕吐频作,每日 4 次以上
便溏	大便软不成形,日行 2 ~ 3 次	烂便、溏便,日行 4 ~ 5 次或稀便日行 1 ~ 2 次	稀水样便,日行 3 次及以上
便结	偏硬,每日 1 次	硬结,便难,2 ~ 3 日大便 1 次	硬结,伴腹胀,难解异常,3 日以上大便 1 次
黑便	大便色褐,隐血 +	大便黑褐,隐血 + + ~ + + +	大便黑如柏油,隐血 + + + + ,或伴呕血、晕厥
乏力	不耐劳力,但可坚持日常活动	勉强坚持日常活动	四肢无力,不能坚持日常活动
消瘦	轻度消瘦,体重较前下降 2kg	消瘦,体重较前下降 2 ~ 4kg	明显消瘦,体重较前下降 4kg 以上

| 第五节 |

胃癌病证结合研究思路

现代医学通过病理学、生物化学、免疫学等技术的进步,从分子、基因等层面研究胃癌的发病机制,其研究结果可对胃癌中医证型的定性、定量研究起重要作用,以指导临床应用。近年来,一些学者在总结临床疗效基础上,筛选有效药物,组成基本方剂,再进行临床研究,并做疗效评价,为研制更多中药新药提供研究方法,有助于提高胃癌的诊疗水平。

一、胃癌病证结合动物模型的建立思路与方法

胃癌病证结合动物模型是指运用中医证型理论、胃癌的现代医学特征与实验动物学知识,模拟或复制出的与人体患有胃癌时症状及体征相同或相近

的研究动物模型。模型动物同时具有疾病与中医证候两方面的特征，便于胃癌病证结合研究的设计及开展。动物模型不可控因素较少，符合试验研究的要求，且具有易于模拟和复制的特点，在临床病例缺乏且难以收集的情况下，利用动物模型开展大样本研究，可节省人力及物力。

（一）注重研究的病证关联性

构建胃癌病证结合模型，应注意胃癌与中医证候的相关性，使模型准确体现人体患病特点。另外，动物造模方法应较为公认，使模型能反映临床实际，并制定具有特异性和重现性，并能够定量的指标进行模型评价。

（二）胃癌病证结合动物模型的建模方法

胃癌病证结合动物模型必须反映胃癌和中医证候的双重特征，可以选择诱导法、原位移植法或异位移植法建立胃癌动物模型。目前关于胃癌病证动物模型的建立的研究较少，造模方法较为成熟的胃癌病证动物模型为脾虚证胃癌大鼠模型。

1. **胃癌动物模型**

（1）诱导法：该方法通常是采用幽门螺杆菌感染，诱导胃癌的发生，或对模型动物进行 N- 甲基 -N'- 硝基 -N- 亚硝基胍（MNNG）、化学酸等化学试剂灌胃，上述诱导剂可单独或联合应用，属于化学、生物类致癌因素。不同诱导剂制造胃癌动物模型所使用的动物品系有所不同。MNNG 诱导法多采用大鼠；幽门螺杆菌感染法使用的模型动物品系较为单一，只能使用蒙古沙田鼠；化学酸诱导胃癌模型使用大、小鼠均可。

（2）原位移植法：指将肿瘤细胞移植到与肿瘤原发部位相似的组织或脏器中的移植方法。胃癌动物模型的肿瘤细胞移植部位可为胃大弯或胃小弯，移植方法有缝挂法、医用胶粘贴法等，成瘤周期多为 12 周左右。目前 SGC-7901 胃癌模型构建最成熟。

（3）异位移植法：指通过注射胃癌细胞悬液或种植瘤块而形成肿瘤的移植方法。移植部位常选择皮下，其移植原料来源于肿瘤细胞悬液或组织块。该方法常用动物品系为裸鼠等具有免疫缺陷的动物，对周龄没有严格要求，一般 6 ~ 8 周均可。

2. **脾虚证胃癌模型的建模方法** 取昆明种小鼠，饥饿 48h 后以山西白醋进行灌胃，首次剂量为 15ml/（kg·d），之后按 10ml/（kg·d），10d 后再予 2- 乙基亚硝胺灌胃 4 个月，剂量为 2.8mg/（kg·d）。

脾虚证建模成功评价指标：摄食量、自发活动减少，体重下降，皮毛蓬松，腹部胀大，大便变溏或呈小干颗粒状。

二、胃癌病证结合分子生物学研究的思路与方法

在搜集四诊信息的同时，通过现代实验技术，分析分子生物学变化与中医证型的相关性，以提供在胃癌病证结合诊疗过程中的分子生物学依据。病证结合治疗胃癌的分子机制研究，几乎可以涵盖目前西药开发的所有热点，其分子机制主要包括抑制肿瘤细胞增殖、诱导胃癌细胞凋亡、逆转肿瘤耐药性、调节机体免疫功能等。

1. **抑制肿瘤细胞增殖**　中医药在抑制胃癌细胞生长及增殖方面有很好的作用，主要包括抑制肿瘤细胞呼吸链、破坏肿瘤细胞膜、促进免疫细胞消灭肿瘤细胞、抑制肿瘤血管生成、促进肿瘤细胞凋亡等。例如，基础研究表明，黄芪多糖能抑制人胃癌细胞 MKN45 的增殖，并且可以直接杀死肿瘤细胞；党参、五灵脂、水蛭等可以增加 G_0 和 G_1 期胃癌细胞比例，减少 G_2/M 期和 S 期比例，从而达到抑制胃癌细胞 MGC-803 增殖的作用。

2. **诱导胃癌细胞凋亡**　细胞凋亡作为肿瘤细胞在基因调控下的程序性死亡模式，许多基因均参与凋亡的调控，如 *p53*、*C-myc*、*Bcl-2*、*p16*、*IAPS* 等，促进胃癌细胞凋亡被认为是抗肿瘤的重要机制。中医药对胃癌细胞凋亡具有促进作用。例如，二冬膏水提取物能减轻模型大鼠的胃癌癌变程度，加快大鼠胃癌组织发生细胞凋亡的速度。

3. **逆转肿瘤耐药性**　胃癌对于治疗药物的耐药性是临床治疗中的一大难题，中药可以通过其多靶点的优势，抑制耐药细胞增殖，促其凋亡，下调肿瘤细胞耐药基因的表达。

4. **调节机体免疫功能**　中医学认为，正气存内，邪不可干，机体免疫功能的低下是胃癌发生、发展的重要原因之一。中药可以通过促进淋巴细胞增殖，增强免疫应答，提高抗肿瘤作用，同时中药可以提高抗炎细胞因子的水平，并抑制促炎性细胞因子的分泌。

|第六节|
中医名家病证结合论治胃癌经验举隅

一、孙桂芝以扶正健脾为法治疗胃癌经验

孙桂芝在临床治疗胃癌时，紧扣胃癌病机主线，认为脾胃虚损是胃癌发病最重要的环节，各种原因引起的脾胃虚损，可进一步导致脾失健运、胃失和降，进而中焦壅滞，食积不化，气滞血瘀，壅滞化热，蕴积生毒，最终发展为胃癌。故在治疗上拟定辨证主方，以扶正健脾为基础，以黄芪建中汤为主，分别以健运脾胃、升清降浊、磨谷除壅、消食化积、去瘀生新、清热解毒等法加减治疗。健运脾胃用黄芪、白芍、太子参、炒白术、茯苓等；升清降浊、磨谷除壅、消食化积用生麦芽、赭石、鸡内金、焦山楂、焦槟榔等；去瘀生新用白芷、蜂房、血余炭、生蒲黄等；清热解毒用藤梨根、虎杖等。

二、花宝金强调从脾胃虚弱、气机失常论治胃癌

花宝金在治疗胃癌时，认为要谨守病机，遣方用药要平衡。认为脾与胃二者升降相因，胃主纳，脾主化，只有"纳"与"化"相互配合，才能完成食物向营养物质的转化。两者的作用如轴、如枢，气机周流才能保持正常的运转。因此，针对脾胃功能的治疗，如吴鞠通所言"中焦如衡，非平不安"。胃癌患者，或带瘤，或术后，其胃的"受纳"功能均有不同程度受损，甚至丧失，因此胃癌患者的脾胃调理尤重和降。常用旋覆花、枳壳、青皮、陈皮、半夏、杏仁等，并加用炒谷芽、炒麦芽、焦山楂、焦神曲、鸡内金等消食之品以助其消化功能。调理脾胃，以调为主，调其失常，调其不和。对于脾胃气虚的患者，需要补益脾气，以"健"及"化"为主。健脾多用生白术、茯苓、生薏苡仁，一般不用大补滋腻碍胃之品。运化则辅以醒脾化湿之品，如广藿香、紫苏梗、荷梗、砂仁等芳香化浊药，姜半夏、姜厚朴、苍术等苦温燥湿药。

三、魏品康确定治则、病证兼治治疗胃癌

魏品康通过"取象比类"的方法认为胃癌病因病机为六淫入侵（环境恶变）、饮食失宜（致癌物质）、七情内伤（精神抑郁）造成气机阻滞（细胞信号转导异常），进而造成津液停滞（细胞代谢紊乱），久而化浊为患，痰浊内蕴（黏附分子表达异常），浸淫细胞，最终造成细胞突变而发生胃癌。他认为，痰浊内蕴是胃癌发展的关键物质基础，提出从痰论治胃癌的理论。治法为消痰散结。消痰散结方由《济生方》中导痰汤化裁而来。方中以制半夏、制胆南星消其痰，为君药；山慈菇散其结，为臣药；佐以鸡内金健脾开胃、消导散结，陈皮理气燥湿，茯苓健脾渗湿；炙甘草调和诸药。全方多靶点、多层次地清化痰浊环境，有效抑制了肿瘤的复发转移。

四、周仲瑛提出分期抗癌解毒治疗胃癌

周仲瑛认为癌毒具有猛烈、顽固、流窜、隐匿、损正等特性，所以在消化系统肿瘤的治疗中特别强调抗癌解毒法的主导作用，提出"祛毒即是扶正""邪不去，正必伤"，扶正是防御性姑息疗法，而抗癌解毒是积极的、主动的、进攻性的治疗措施，是治疗的核心。在消化系统肿瘤的早、中、晚期，正气强弱不一，癌毒轻重不同，治法各异。周仲瑛尤其强调早、中期虽有气血阴阳之虚，但不应过于注重补益，可能造成"养奸存患"；晚期以正虚为主，不扶正无以祛邪，以益气、养阴为主，但扶正应不忘癌毒存在，在患者正气有所恢复后应辅以抗癌解毒药。

五、刘沈林分期治疗胃癌经验

刘沈林认为，中医药治疗胃癌应当分"二阶段"论治。对于临床分期较早、存在手术根治机会的患者，中医药治疗当以防止肿瘤的复发转移为主。对于能够进行手术的患者，肿瘤的复发和转移是患者长期生存率不能得到明显改善的原因。患者术后多以脾胃受损、气血两虚、机体阴阳失调为主。此时应当采取以扶正为主的治法。刘沈林对长期临床应用孟河学派治疗胃癌的经验加以总结，归纳出以健脾养胃为主，配合理气、温中、养阴、清胃、实脾等进行胃癌术后患者的中医药治疗方法，临床取得了较好疗效。

对于晚期不能行胃癌根治术的患者，刘沈林认为，其无临床治愈机会，其治疗当以人为本，在"带瘤生存"的情况下提高患者的生活质量。刘沈林

查阅大量中医古籍，如《普济方》《济效良方》《脾胃论》《太平惠民和剂局方》《证治准绳》等，结合多年的临床实践，认为晚期胃癌脾虚毒蕴，治疗当以健脾养正消癥为主。

参考文献

[1] 何裕隆.胃癌病理分型研究进展 [J].中国实用外科杂志，2005，25(7):438-440.

[2] 崔涌，王新华，孟宪杰.胃癌的病理分型与预后的关系 [J].农垦医学，2012，34(3):226-228.

[3] 胃癌分子分型和个体化诊疗课题组.胃癌病理分型和诊断标准的建议 [J].中华病理学杂志，2010，39(4):266-269.

[4] 黄晓峰，付肖岩，罗丹，等.早期胃癌病理分型与中医舌象、证型的相关性分析 [J].中医中药，2018，16(10):184.

[5] 严惠芳，占永久，马居里，等.胃癌中医证候特点及其与病理类型的关系 [J]陕西中医学院学报，2012，35(5):10-11，19.

[6] 赵辰.早期胃癌患者临床特点及中医证型分析 [D].济南：山东中医药大学，2012.

[7] 黄美琴，丁罡，高志生，等.154 例进展期胃癌中医证型研究分析 [J]，辽宁中医杂志，2016，43(6):1241-1242.

[8] 奚泓.中医参与治疗 107 例胃腺癌患者的证型分布及预后分析 [D].武汉：湖北中医药大学，2018.

[9] 王程燕，谢长生.6 970 例胃癌辨证分型临床报道的统计分析 [J].云南中医学院学报，2015，38(3):58-61.

[10] 刘北石.胃癌中医证型症候的演变规律及其相关性的文献研究 [D].沈阳：辽宁中医药大学，2013.

[11] 于慧.256 例原发性胃癌中医证候特点及演变规律的临床研究 [D].沈阳：辽宁中医药大学，2012.

[12] 占永久.胃癌手术前后中医证型分布及演变规律的历史性队列研究 [D].西安：陕西中医学院，2010.

[13] 王旭旭.胃癌中医证型分布及演变规律研究 [D].北京：北京中医药大学，2011.

[14] 曲爱洋，殷东风，高宏.中医辨证分型与进展期胃癌患者预后相关性研究 [J].亚太传

统医药，2018，14(5):101-103.

[15] 雷耀晨，崔德利，黄小兵，等.老年晚期胃癌中医证型与预后相关性研究 [J].广西中医药大学学报，2016，19(3):13-15.

[16] 林洪生.恶性肿瘤中医诊疗指南 [M].北京：人民卫生出版社，2014.

[17] 周本杰，陈蔚文，王建华，等.硝酸结合 MNNG 攻击大鼠胃癌模型与评价 [J].中国药理学通报，2001，17（1）:111-112.

[18] 宋伯根，李义清，石红军，等.胃黏膜上皮"适应性细胞保护"机制防止胃肿瘤发生的作用 [J].肿瘤，1993，13(5):201-204.

[19] 杨彩虹，曾恒，陈安民.骨肉瘤动物模型研究的进展 [J].中华实验外科杂志，2000，17(2):108-110.

[20] CHEN Y L，WEI P K，XU L，et al.Nude mouse model of human gastric carcinoma metastasis constructed by orthotopic transplantation using organism glue paste technique[J].Ai Zheng，2005，24(2):246-248.

[21] 刘秋珍，脱朝伟，张宁，等.人胃癌裸鼠原位移植高转移模型的建立 [J].消化内科，2002，1(2):89-92.

[22] 张宏，林代华，余成浩，等.脾虚胃癌病证结合动物模型的建立 [J].四川动物，2007，(03):699-701.

[23] 黄惠风，钱建业，谢少茹.黄芪多糖对人胃癌细胞 MKN45 诱导凋亡和细胞周期的影响 [J].实用临床医药杂志，2010，14(19):17-20.

[24] 周杰，朱萱萱，王海丹，等.黄芪多糖对人胃癌细胞系 MGC-803 的生长抑制作用及细胞周期的影响 [J].中华中医药学刊，2013，31(5):2474-2477.

[25] 闵存云，李庆明，梁蔚文.益气活血中药对人胃癌细胞作用的研究 [J].中医药学刊，2004(7):1220-1221.

[26] 李娜，高俊岩，刘敏.细胞凋亡和肿瘤的关系研究进展 [J].当代医学，2009，15(16):13-14.

第七章
大肠癌病证结合研究及应用

大肠癌是常见恶性肿瘤之一，最新的流行病学资料显示，全球结直肠癌患者数量在男性、女性恶性肿瘤患者中均排名第 3 位，总死亡率居所有恶性肿瘤第 2 位，而我国结直肠癌的发病率亦呈持续攀升趋势。大肠癌包括结肠癌和直肠癌，发病部位按发病率从高到低依次为直肠、乙状结肠、盲肠、升结肠、降结肠及横结肠，近年有向近端（右半结肠）发展的趋势。直肠癌多于结肠癌，其中低位直肠癌比例较高。大肠癌的发病与环境因素、生活方式、饮食习惯以及大肠腺瘤（结直肠息肉）等关系密切。更值得注意的是，其发病年龄趋老年化，男女之比为 1.65∶1，发病年龄较小（＜30 岁）者占 10%～15%。大肠癌根治术后 5 年生存率约为 50%（直肠癌）和 70%（结肠癌）。而 Dukes A 期大肠癌根治术后 5 年生存率可超过 90%。

古代中医典籍中对大肠癌并未明确命名，但在中医经典古籍的描述中，根据其典型的临床特征可发现，大肠癌类似于"肠覃""脏毒""锁肛痔""肠癖""下血"等病证。临床中，大肠癌患者具有腹痛、里急后重、血便、脓血便、腹部包块等临床表现，不同证型患者的临床表现不同，治疗及预后也存在差异。

|第一节|
大肠癌病证结合研究进展

中医以整体观和辨证论治为基本治疗原则。其中以整体观为基础，辨证论治为中医药疗效的关键，"证"为辨证论治的核心所在，充分体现了疾病的社会和心理因素，以及患者的主观感受和外在表现。中医学认为，大肠癌病因主要包括外感六淫、饮食不节、情志失调，上述各种因素致正气亏虚、气血失调、毒邪蕴结大肠而发本病。曹洋发现晚期大肠癌主要表现为脾肾亏虚、气血不足，发病关键为人体内环境失衡，脏腑、经络功能失调，即内

虚。大肠癌患者中医证型不仅与个体因素相关，还与肿瘤相关治疗措施相
关。手术后以气血两虚多见，究其原因主要是手术后耗气伤血，损伤人体正
气而致气血不足。化疗后以脾气不足多见，究其原因主要是化疗药物毒副作
用损伤人体后天之本脾胃，故致患者脾气不足。利用现代医学手段明确大肠
癌分期、病理分型等与中医证候的相关性，成为当代学者探讨大肠癌病证结
合研究的热点之一。

一、大肠癌病变部位与中医证型

大肠癌的病变部位与中医证候分型之间存在一定规律性。通过相关研究
发现，左、右半结肠癌患者的中医证型存在明显差异。吴桂彬研究了左、右
半结肠癌患者在术前阶段的中医辨证分型，结果表明，在纳入的 176 例大肠
癌术前患者中，左半结肠癌患者以气滞血瘀、湿热蕴结证为主，右半结肠癌
患者以气血两虚、脾肾阳虚证为主，二者在中医证型分布上具有统计学差异
（$P < 0.001$）（表 7-1）。

表 7-1　左、右半结肠癌患者术前中医证型分布比较

	总数 / 例	气滞血瘀 / 例（%）	湿热蕴结 / 例（%）	气血两虚 / 例（%）	脾肾阳虚 / 例（%）	肝肾阴虚 / 例（%）
左半结肠癌	104	36（34.6）	29（27.9）	10（9.6）	21（20.2）	8（7.7）
右半结肠癌	72	16（22.2）	3（4.2）	29（40.3）	20（27.8）	4（5.5）

唐寒英通过分析 295 例结肠癌术后患者的中医证型时发现，左半结肠癌
患者以脾肾阳虚证多见，肝肾阴虚证次之；右半结肠癌患者以气血两虚证最
常见，肝肾阴虚证次之。左、右半结肠癌患者中医证型中实证相对偏少（表
7-2）。

表 7-2　左、右半结肠癌患者术后中医证型构成　　　　　　　　单位:例

	湿热蕴结型	瘀毒内阻型	气血两虚型	脾肾阳虚型	肝肾阴虚型
左半结肠癌	15	13	32	53	33
右半结肠癌	16	8	57	38	40

吴皞共选取结肠癌术后且近期未接受放、化疗的患者（左、右半结肠癌各 50 例，其中包括同时患左、右半结肠癌者），其中左半结肠癌患者以湿热蕴结型为主，占总数的 34.0%，其次为瘀毒内阻型和脾虚气滞型，分别为20.0% 和 16.0%；而右半结肠癌患者以肝肾阴虚型更为常见，占 32%，其次为气血两虚型，占 22.0%。左、右半结肠癌在证型分布上的差异具有统计学意义（$P < 0.05$）。本研究与上一研究结果略有不同，可能与样本量较少有关，但从结果来看，右半结肠癌患者以虚证为主的特点仍较为一致（表 7-3）。

表 7-3　左、右半结肠癌术后患者中医证型分布　　　　　单位：例

	湿热蕴结型	瘀毒内阻型	气血两虚型	脾肾阳虚型	脾虚气滞型	肝肾阴虚型
左半结肠癌	17	10	5	5	8	5
右半结肠癌	5	16	11	4	8	16

上述研究结果证明左、右半结肠癌的中医证型分布具有差异性，但与是否施加治疗关系密切。术前及未接受放、化疗的患者，左半结肠癌的中医证型多以实证为主，右半结肠癌多以虚证为主；术后患者，整体病例中医辨证多以虚证为主。

二、大肠癌病理类型、临床分期与中医证型

陈黎莉等对中晚期大肠癌患者进行辨证分型与病理组织学类型的相关性分析。结果显示，大肠癌病理类型及临床分期与中医证型相关（$P < 0.001$），中分化腺癌以脾肾阳虚型为主，低分化腺癌以肝肾阴虚型为主，乳头状腺癌及黏液腺癌以气血两虚型为主。早期实证多于虚证，晚期虚证多于实证。

李玲玲通过研究发现，大肠腺癌中医证型分布在临床分期上存在显著性差异（$P < 0.05$），在以溃疡性与隆起型分类的病理类型上无明显相关（$P > 0.05$）。研究数据显示，Ⅰ期患者共 23 例，其中湿热蕴结型 12 例，占52.17%，Ⅱ期患者共 49 例，其中气血两虚型 25 例，占 51.02%，Ⅲ期患者共 39 例，其中脾肾阳虚型 27 例，占 69.23%。

吴皞对 100 例大肠癌各证型之间的 TNM 分期进行了分析，湿热蕴结型

集中分布于Ⅰ期和Ⅱ期，占比分别为6%和10%；瘀毒内阻型集中于Ⅳ期，占比为8%；气血两虚型集中于Ⅱ期和Ⅲ期，占比分别为7%和6%；脾肾阳虚型集中于Ⅳ期，占比为8%；脾虚气滞型集中于Ⅲ期，占比为7%；肝肾阴虚型集中于Ⅳ期，占比为12%。结果均具有显著统计学意义（$P < 0.05$）。而对大肠癌各证型间的病理类型分布进行分析时发现，各证型间的病理类型分布差异无统计学意义（$P > 0.05$）。

大量研究数据表明，大肠癌临床分期多与中医证型相关，但仅有部分大肠癌患者的中医证型与病理类型相关。在临床分期与中医证型的相关性研究中发现，大肠癌的中医证候分布特点多表现为：Ⅰ期以湿热蕴结为主，Ⅱ期以气血两虚为主，晚期多以脾肾两虚为主。分期越早，实证越突出，分期越晚，虚证越明显。中医证型与病理类型的相关性需要大数据、多中心的临床试验进行分析及验证，成为日后研究的方向。

三、大肠癌癌前病变与中医证型

国外研究显示，通过早期筛查、早期诊断、早期干预的实施，大肠癌的发病率与死亡率均发生下降，因此癌前防治显得尤为重要，对于大肠癌前病变的研究也日渐增多。肠息肉是指从肠黏膜表面突出的异常生长的组织，这些组织在没有确定病理性质前通称为息肉。根据病理性质可将其分为腺瘤性、炎性、错构瘤性及其他（例如化生性息肉、黏膜肥大赘生物息肉等）。而腺瘤被认为是最有可能发生癌前病变的类型，腺瘤根据病理类型又可分为管状腺瘤、管状绒毛状腺瘤、绒毛状腺瘤。

刘梦雨对178例大肠息肉患者进行研究，发现大肠湿热患者最多（占41.01%），其次为脾虚湿蕴（30.34%）、气滞湿阻（14.61%），血瘀内停者最少，仅占4.49%。差异具有统计学意义（$P < 0.05$）。

邓晓枫研究的100例大肠息肉患者中气郁痰凝证有15例，占15%；湿热瘀阻证有34例，占34%；脾虚夹瘀证有37例，占37%；脾肾阳虚证有14例，占14%。以湿热瘀阻证及脾虚夹瘀证为发生率较高。

陈玉在研究的150例大肠息肉患者中发现，中医四诊中属湿热证、脾虚证所占比例较大。根据各证型出现频率比较，湿郁肠腑证最为多见，占77.67%，其余依次为湿热壅滞证（11.33%）、脾胃虚弱证（5.33%）、气滞血瘀证（4.00%）、肝肾阴虚证（1.67%）。

刘添文通过对 109 例大肠息肉患者进行中医辨证分析发现，大肠息肉患者多以复合证型为主，占比可达 83.5%。其中涉及血瘀内停证的患者有 80 例，占 73.4%；而大肠湿热证则以 71 例次之，占 65.1%；脾胃虚弱证有 66 例，占 60.6%；肝郁气滞证有 11 例，占 10.1%；未发现寒邪内阻证。

上述研究结果表明，大肠息肉的中医证型分布具有明显规律，多以湿热证为主。与早期大肠癌的常见类型相似，提示大肠湿热是大肠癌前病变的重要病理因素。

| 第二节 |
大肠癌的证型分布特点

从大肠癌的临床特点入手，越来越多专家学者将大肠癌的病证结合应用于临床，更加全面地提高了大肠癌诊疗效果。下面从流行病学调查及文献研究两个方面，描述大肠癌病证结合证型分布特点。

一、临床流行病学调查

由于患者的先天禀赋、个人情况、患病时间、病理分型、临床分期、治疗措施等的不同，虽均为大肠癌患者，但患者个体之间仍存在差异，即表现为"同病异证"。故采用辨证论治仍然是目前中医临床治疗大肠癌的主要手段。近些年，有大量的专家学者通过流行病学调查发现大肠癌在现代医学定义的"病"与中医传统意义上的"证"之间存在关联，为病证结合辨治大肠癌提供依据。

王晓戎等对 263 例大肠癌患者进行了流行病学调查分析，结果表明，大肠湿热证占比例最高（53.8%），是最基本和最常见证候类型，脾胃气虚证、肝肾阴虚证占 10% 以上，气血两虚证、瘀毒阻滞证占 5% 以上。

容景瑜对 383 例大肠癌患者进行了回顾性研究，结果显示，各证型患者数量从多到少依次为：湿热下迫型 > 脾肾亏虚型 > 大肠瘀毒型。侯风刚等对 311 例大肠癌常见中医证型的临床研究中发现，大肠癌常见的中医证型包括脾气虚、脾胃虚弱、阴虚（火旺）、肝阴虚、肾阴虚、肺气虚证等 14 项，其中脾气虚和脾胃虚弱的构成比最高，分别为 76.8%、38.6%。

韦宜宾对 334 例大肠癌中医证型及其相关因素的进行了回顾性研究，其证型分布情况显示，6 种证型构成比依次为湿热蕴结证（26.6%）、脾肾阳虚证（16.8%）、瘀毒内阻证（16.6%）、脾胃虚弱证（14.7%）、气血亏虚证（14.1%）、肝肾阴虚证（11.4%）。经统计学分析：湿热蕴结证是临床最常见的证型（$P < 0.05$），其余 5 种证型分布无显著性差异（$P > 0.05$）。

由上述研究可看出，目前大肠癌中最常见的证型为湿热内蕴，这与名家多年临床总结的常见证型基本相符。但目前对于大肠癌的辨证分型仍处于百家争鸣态势，大肠癌的中医证型分布在患者个体之间存在差异，随着大肠癌的病理分型及分期不同也会发生变化。临床观察研究表明，大肠癌患者的证型分布特点与患者预后关系密切，从而可有效指导治疗方案的制定，提高患者生活质量，延长生存期。

二、文献分析

目前诸医家多根据个人对大肠癌病因病机的分析，结合自己的临床体会而制定证型命名标准，因此，为获得更高的循证医学证据，使研究样本量增加，使数据更加客观，一些学者对大肠癌的证候分型研究进行了相关文献的分析。

赵桂侠等通过归纳整理 1997—2007 年大肠癌中医辨证分型的 49 篇文献资料，得出大肠癌的辨证分型可分为脾肾阳虚、脾虚夹杂、湿热下注、肝肾阴虚、气虚血亏、瘀毒内结、脾虚、气滞血瘀、湿热蕴毒 9 种。

安振涛等选取 2003—2013 年有关大肠癌辨证分型研究的文章共 383 篇，进行整理分析，发现脾气虚弱型、湿热内蕴型为大肠癌的常见证型。

葛青云等对 1992—2017 年关于大肠癌中医证型、症状体征的 137 篇文献进行分析，发现瘀毒内阻、脾肾阳虚、湿热蕴结、肝肾阴虚、气血两虚最为常见。

由此可见，大肠癌的中医证型存在一定共性，可分为虚、实两类，虚证主要以气血两虚、脾气虚弱、肝肾阴虚、脾肾阳虚为主，实证则以湿热内蕴、瘀毒内阻为主。

| 第三节 |

大肠癌证型演变规律

一、大肠癌手术前后证型演变

王晓锋等收集 164 例拟行根治性手术的大肠癌患者，采集其手术前及手术后 3 个月内的四诊信息及辅助检查资料，统计分析围手术期的中医证型分布、演变及其与临床病理分期的相关性。发现手术前证候以瘀毒内阻型最多见（73.8%）；随着肿瘤进展，湿热内蕴型比例逐渐增高，虚损证候逐渐显现。手术后早期证候多为虚实夹杂，其中早期为湿热内蕴型，1 周后瘀毒内阻型逐渐增多占主导地位。

范小华等对 95 例大肠癌患者手术前后的中医证候资料进行聚类分析，证实随着手术的进行，术前的湿热蕴结、气血瘀滞等实证多在术后逐渐转变为气血两虚、肝肾阴虚、脾肾阳虚等虚证。从手术前后的证型比较来看，瘀毒内阻症状在手术后并未明显减少。

赵宗辉研究的结直肠癌患者术前 1 天证型分布情况为：湿热型（35%）＞瘀毒内阻型（24.21%）＞气血两虚型（20.82%）＞脾肾阳虚型（15.83%）；出院当日主要可分为两型，其中肝肾阴虚、湿热内蕴型（65%）＞脾胃气虚型（30%）。发现结直肠癌患者术前以实证为主，术后则表现为虚证，大体上反映了结直肠癌术前至术后证型由实到虚的演变规律。

胡慧菁等对手术前后大肠癌的证型演变研究显示，术后脾虚气滞型多由湿热蕴结型和瘀毒内阻型转化而来，术后气血两虚型在术前多为湿热蕴结型和脾虚气滞型。术前 4 种证型在术后均可变为肝肾阴虚型，术后脾肾阳虚型在术前以瘀毒内阻型为最多。鉴于人体手术前后病理变化的普遍性，大肠癌手术前后证候研究对临床治疗有一定启发作用。

二、大肠癌化疗前后证型演变

屠德敬等对 75 例大肠癌化疗患者进行临床调查，观察化疗前后四诊信息、中医单证和辨证分型的变化情况，发现化疗后较化疗前虚证患者比例增多。

徐婵媛等对 559 例进展期大肠癌化疗患者进行回顾性分析，发现进展期大肠癌患者重度不良反应的发生主要与脾肾阳虚型和气血两虚型相关。

刘庆苗在对晚期大肠癌化疗前后中医证型演变规律的研究中发现，晚期大肠癌可分为脾虚湿瘀、脾虚湿毒、脾肾两虚、肝肾阴虚、气血两亏、脾胃不和等证型。化疗前脾虚湿瘀证占大多数（71.7%），化疗后以脾虚湿瘀证及脾胃不和证多见，分别占 41.7% 和 36.7%。

通过以上研究可知，化学治疗主要是对人体正气产生损伤，及时对化疗前后患者的中医证型进行正确评价，对中医治疗方案的制定具有重要意义。

| 第四节 |

大肠癌病证结合诊断及疗效评价

一、大肠癌的辨病诊断

（一）大肠癌的中医病因病机

大肠癌的发生以正虚为内因，以邪毒入侵为外因，两者相互影响成病。正虚包括先天不足或年老体虚，可见脾虚肾亏之象，肾为先天之本，脾为后天气血生化之源，两者虚损，为肠癌发生之内因。邪毒入侵主要指外感湿热，患者久居湿地，外感湿邪，水湿困脾，脾失健运，内生湿热，内外之湿日久不去而化热，湿邪沉重，下迫大肠，可诱发生病。另外，饮食不节亦可损伤脾胃，滋生水湿，久而湿热合邪，导致肠癌发生。

本病病位在肠，与脾关系密切，早期以湿热、瘀毒等邪实为主，后期以正虚邪实多见。

（二）临床表现

大肠癌起病隐匿，早期常仅见粪便隐血阳性，随后出现下列临床表现。

1. **排便习惯与粪便性状改变**　常为本病最早出现的症状。多以血便为突出表现，或有痢疾样脓血便伴里急后重感。有时表现为顽固性便秘，大便形状变细。也可表现为腹泻与糊状大便，或腹泻与便秘交替，粪质无明显黏液脓血，多见于右侧大肠癌。

2. **腹痛**　也是本病的早期症状，多见于右侧大肠癌。表现为右腹钝痛，或同时涉及右上腹、中上腹。因病变可使胃、结肠反射加强，可出现餐后腹痛。大肠癌并发肠梗阻时腹痛加重或为阵发性绞痛。

3. **腹部肿块**　肿块位置取决于癌的部位，若可在体表扪及，多提示病情已届中晚期，但应结合影像学检查等辅助手段进行确定。

4. **直肠肿块**　因大肠癌位于直肠者占半数以上，故直肠指检是临床上不可忽视的诊断方法。多数直肠癌患者经指检可以发现直肠肿块，质地坚硬，表面呈结节状，有肠腔狭窄，指检后的指套上有血性黏液。

5. **全身情况**　可有贫血、低热，多见于右侧大肠癌。晚期患者有进行性消瘦、恶病质、腹水等。左、右侧大肠癌临床表现有差异性：右侧大肠癌以全身症状、贫血和腹部包块为主要表现；左侧大肠癌则以便血、腹泻、便秘和肠梗阻等症状为主。并发症见于晚期，主要为肠梗阻、肠出血及癌肿腹腔转移引起的相关并发症。左侧大肠癌有时会以急性完全肠梗阻为首诊原因。

（三）辅助检查

1. **粪便隐血检查**　粪便隐血试验对本病的诊断虽无特异性，但方法简便易行，可作为普查筛检或早期诊断的线索。

2. **结肠镜检查**　对大肠癌具有确诊价值。通过结肠镜能直接观察全大肠的肠壁、肠腔的改变，并确定肿瘤的部位、大小，初步判断浸润范围，取活检可获确诊。

3. **X线钡剂灌肠**　最好采用气钡双重造影，可发现充盈缺损、肠腔狭窄、黏膜皱襞破坏等征象，显示癌肿部位和范围。对结肠镜检查因肠腔狭窄等原因未能继续进镜者，钡剂灌肠对肠镜未及肠段的检查尤为重要。

4. **其他影像学检查**　计算机体层成像（CT）主要用于了解大肠癌肠外浸润及转移情况，有助于进行临床病理分期，以制定治疗方案，对术后随访亦有价值。近年超声结肠镜的应用，可观察大肠癌在肠壁浸润深度及周围淋巴结的转移情况，对术前癌肿分期颇有帮助。

5. **其他检查** 血清癌胚抗原（CEA）对本病的诊断不具有特异性，但定量动态观察，对大肠癌手术效果的判断与术后复发的监测，均有价值。

二、大肠癌的辨证诊断

大肠癌的辨证分型标准可参考《恶性肿瘤中医诊疗指南》。

（一）证素要点

临床上大肠癌常虚实夹杂，可数型并见。

1. 气虚证

主症：神疲乏力，少气懒言，腹部隐痛，喜热喜按；或大便不畅，数日不通；或虽有便意，但解之困难；或不时欲便，大便时干时溏。

或症：食欲不振，食后作胀，面色萎黄。

主舌：舌淡胖。

或见舌：舌边有齿痕，苔白滑，薄白苔。

主脉：脉虚。

或见脉：脉沉细，脉细弱，脉沉迟。

2. 阴虚证

主症：五心烦热，口干咽燥，大便干结，腹部隐痛。

或症：消瘦乏力，低热盗汗，头晕耳鸣，心烦少寐，腰膝酸软；大便形状细扁，或带黏液脓血。

主舌：舌红少苔。

或见舌：舌干裂，苔薄白或薄黄而干，花剥苔，无苔。

主脉：脉细数。

或见脉：脉浮数，脉弦细数，脉沉细数。

3. 阳虚证

主症：面色㿠白，畏寒肢冷，大便溏薄。

或症：腰膝酸软，四肢不温，小便清长，或夜尿频多，面色苍白，少气乏力，纳食不振或五更泄泻，或大便失约，时时流出黏液；或脐周作痛，肠鸣则泻，泻后痛减。

主舌：舌淡苔白。

或见舌：舌胖大苔滑。

主脉：脉沉迟。

或见脉：脉细弱。

4. 血虚证

主症：面色无华，头晕眼花，爪甲色淡，腹痛绵绵。

或症：面色萎黄，唇甲不华，少气乏力，神疲懒言，大便秘结难下，往往数周1次；或大便变形，或带黏液脓血，肛门空坠。

主舌：舌淡。

或见舌：苔白。

主脉：脉细。

或见脉：脉沉细，脉细弱。

5. 痰湿证

主症：胸脘痞闷，恶心纳呆，腹痛便溏。

或症：身目发黄而晦暗，口淡不渴，口黏纳呆，头身困重。

主舌：舌淡苔白腻。

或见舌：舌胖嫩，苔白滑，苔滑腻，苔厚腻，脓腐苔。

主脉：脉滑或濡。

或见脉：脉浮滑，脉弦滑，脉濡滑，脉濡缓。

6. 血瘀证

主症：腹部疼痛，刺痛固定拒按，肌肤甲错，泻下脓血色紫暗、量多，里急后重。

或症：可触及固定不移的包块。

主舌：舌质紫暗或有瘀斑、瘀点。

或见舌：舌胖嫩，苔白滑，苔滑腻，苔厚腻，脓腐苔。

主脉：脉涩。

或见脉：脉沉弦，脉结代，脉弦涩，脉沉细涩，牢脉。

7. 热毒证

主症：口苦身热，尿赤便结，大便脓血。

或症：里急后重，面赤身热，口臭唇疮，小便短赤，或大便腥臭，干结，数日不通；腹中胀痛，疼痛拒按；或泻下如注，泻出黄色水便或带黏液或带脓血或血样水便，秽臭异常，肛门灼痛。

主舌：舌红或绛，苔黄而干。

或见舌：舌有红点或芒刺，苔黄燥，苔黄厚黏腻。

主脉：脉滑数。

或见脉：脉洪数，脉数，脉弦数。

8. 气滞证

主症：腹部胀痛，痛无定处。

或症：情绪抑郁或急躁易怒，喜太息，胃脘嘈杂，嗳气频繁，大便多日不通，后重窘迫，欲便不得；泻后不减或加重；脘腹胀满或胀痛。

主舌：舌淡暗。

或见舌：舌边红，苔薄白，苔薄黄，苔白腻或黄腻。

主脉：脉弦。

或见脉：脉弦细。

（二）辨证方法

符合主症 2 个，并见主舌、主脉者，即可辨为本证。

符合主症 2 个，或症 1 个，任何本证舌、脉者，即可辨为本证。

符合主症 1 个，或症不少于 2 个，任何本证舌、脉者，即可辨为本证。

（三）辨证分型

大肠癌各阶段中医辨证分型见表 7-4。

表 7-4　大肠癌分阶段中医辨证分型

治疗阶段	辨证分型
手术阶段	气血亏虚、脾胃虚弱
化疗阶段	脾胃不和、气血亏虚、肝肾阴虚
放疗阶段	气阴两虚、热毒瘀结
单纯中医治疗阶段	湿热瘀滞、肝肾阴虚、气血两虚、脾肾阳虚

三、疗效评价

1. 影像学评价　参考 2009 年颁布的 RECIST 标准（实体瘤疗效评价标准 V1.1）。

根据各目标病变最大直径测量值之和的变化情况，将疗效分为 CR（完全缓解）、PR（部分缓解）、SD（疾病稳定）和 PD（疾病进展）4 类。

（1）CR 为目标病变全部消失。

（2）PR 为目标病变最大直径总和至少减少 30%。

（3）SD 为病情无明显变化，既未达 PR 也未达 PD。

（4）PD 为目标病变最大直径总和至少增加 20%。

客观缓解率（ORR）：肿瘤体积缩小达到预先规定值并能维持最低时限要求的患者比例。ORR 为 CR 与 PR 的比例之和，不包括 SD。

疾病控制率（DCR）：经治疗后获得缓解和病变稳定的病例数占整个可评价例数的百分比。DCR 为 CR、PR 与 SD 的比例之和。

2. 采用反映疾病的结局指标或替代指标进行疗效评价

（1）主要终点指标：采用总生存期（OS）为主要终点指标。将其定义为从患者接受随机化干预到任何因素导致患者死亡的时间。

（2）OS 的替代终点指标：包括以下几种。其中，最常用的为 PFS。

无进展生存期（PFS）：指从随机化至出现肿瘤客观进展或全因死亡的时间。

至疾病进展时间（TTP）：指随机分组至出现影像学进展之间的时间间隔。

无复发生存期（RFS）：指患者初次手术至最早出现复发证据的时间。

无病生存期（DFS）：指从随机化开始至疾病复发或由于疾病进展导致患者死亡的时间。

3. 临床症状、中医证候疗效及生活质量评价　现临床上无明确通用的肠癌证候疗效评价系统，各研究评价证候疗效均为各医家根据《中医病证诊断疗效标准》、2018 年《证候类中药新药临床研究技术指导原则》制定的。

根据 2018 年《证候类中药新药临床研究技术指导原则》疗效指标的选择原则，重视患者症状、生活质量等疗效评价，可以多方面对肠癌患者的治疗肿瘤疗效进行评价。

（1）以改善肠癌患者目标症状或体征为目的者，应以目标症状或体征消失率/复常率，或临床控制率为疗效评价指标，但同时应注意对观察目标症状或体征痊愈时间和/或起效时间的评价。

（2）引入肠癌患者报告结局指标，将患者"自评"与医师"他评"相结合，根据特定的疗效评价结局指标设计问卷表格以供评价。

（3）基于生存质量或生活能力、适应能力改善等方面的考虑，推荐采用公认的具有普适性或特异性的量表进行疗效评价。

（4）采用能够反映证候疗效的客观应答指标进行评价，包括现代医学中的理化指标、生物标志物等，例如血常规、肿瘤标志物（CEA、CA19-9、CA50 等），临床试验期间需观察评估中医证候疗效的起效时间、缓解时间或消失时间。

此外，证候评价可以参考《中医病证诊断疗效标准》，结合中医证候积分的变化情况，制定临床疗效评价标准。治愈：临床症状消失，中医证候积分较治疗前减少 ≥ 80%；显效：临床症状明显缓解，中医证候积分较治疗前减少 50% ~ 80%；有效：临床症状有所缓解，中医证候积分较治疗前减少 20% ~ 50%；无效：临床症状未缓解或加重，中医证候积分较治疗前减少 < 20%。

| 第五节 |
大肠癌病证结合研究思路

大肠癌的中医证型多样，原因在于恶性肿瘤疾病本身复杂的生物学特性及其治疗的多样性决定了临床症状的多样性，导致了恶性肿瘤中医证候的复杂性，且恶性肿瘤病情发展较快，故造成了中医证型可能随之改变。西医学的病理学、生物化学、免疫学、分子生物学等理论与技术的发展，对中医药治疗大肠癌疗效机制认识的提高具有重要意义，也将丰富现代肿瘤学的内涵。近年来，一些学者在总结临床疗效的基础上，分析大肠癌病证和用药规律，筛选有效药物，组成基本方药或制成新剂型，再进行临床或药效学试验，并做疗效评价，为研制更多安全有效的中药新药提供完备的研究方法，将有助于大肠癌病证结合的临床应用，提高大肠癌的诊疗水平。

一、大肠癌病证结合动物模型的建立思路与方法

大肠癌病证结合动物模型是指运用中医证型理论、大肠癌的现代医学特征与实验动物学知识有机结合，模拟或复制出的与人体患病时特征相同或相近的实验动物模型。模型动物同时具有疾病与证候的特征，便于实验研究的开展。

（一）大肠癌动物模型

1. **以1，2-二甲基肼（DMH）/氧化偶氮甲烷（AOM）化学法诱发大肠癌模型** 在化学诱导动物模型中，常利用致癌物质的亲器官性，用DMH和AOM诱导形成动物模型。通常是间隔1周注射DMH（150mg/kg）或AOM（15mg/kg）。刘艳翠等以DMH诱发Wistar大鼠大肠癌，在给药后12、18、24周时处死动物，比较上述时间点的大肠癌的发生率，结果发现24周时的发生率最高。

DMH/AOM是间接致癌物，需要代谢活化后成为活性致癌性离子，这个过程需要肝与各种酶的参与。假定的化学预防剂如果干扰DMH/AOM代谢途径，会影响大肠癌的发生；但是二甲基肼诱导大鼠大肠癌，与人类大肠癌发生、发展机制相似，因此用DMH/AOM诱导的大肠癌模型被广泛地使用在结肠癌模型研究中。

2. **AOM/葡聚糖硫酸钠（DSS）化学法诱导炎性肠病（IBD）模型** AOM/DSS模型是在致癌剂——AOM诱发突变损伤基础上，使实验鼠持续暴露在外源性化学致炎剂——DSS环境下发展而来。这是目前使用最广泛的大肠癌化学诱导模型。因此，AOM/DSS模型是一种炎性肠病导致结直肠癌的过程，常用于急性或慢性溃疡性结肠炎动物模型的构建。在实验中发现，肠炎可以促进相关肠癌的发生。由于炎症致癌是一个多步骤、多基因的复杂过程，持续的炎症刺激是癌症产生的重要因素。肠癌是长期以来炎性肠病最严重的并发症。研究证明，DSS是肿瘤的促进剂。DSS在促癌过程中呈剂量依赖性，当DSS浓度大于1%，才能促进肿瘤形成。但高剂量DSS可引起实验鼠发生严重的肠道炎症和硝基化应激反应。

3. **外科手术法的原位移植瘤模型** 将肿瘤组织通过外科手术操作，移植在裸鼠的相应部位，从而使肿瘤在裸鼠体内产生类似于肿瘤的生物学特性。用细胞株建立原位移植模型的好处在于，细胞株的遗传背景比较明确。

不同研究者使用相同的细胞，研究的可比性强。缺点在于，使用了细胞株产生的肿瘤，无法形成肿瘤腺管样结构。目前已用 Lovo 细胞、HCT-116 细胞、HT-29 细胞建立了肿瘤模型。这些模型对结直肠癌的研究有很大的帮助。用 HCT-116 细胞建立的肿瘤模型，待手术成功后，每周使用肠镜监测肿瘤的生长。经肛门直肠注射构建大鼠原位大肠癌模型，首先使用二甲基肼皮下注射以诱导直肠黏膜组织学改变，再取大肠癌细胞悬液，注入直肠黏膜下。这种方法作用于大鼠上，增加了致癌因素，从而提高了大肠癌的诱发率。

4. **细胞注入皮下诱导的皮下移植瘤模型**　在免疫缺陷动物体内，建立异种移植瘤来源一般有 3 种，即手术活检标本、癌性胸腔积液或腹水标本、体外培养的癌细胞系。活检标本，常因组织块太小，不易存活。裸鼠肿瘤移植瘤模型，多数是通过体外细胞培养的细胞系（或细胞株）注入裸鼠体内而成。其优点是操作简单，成瘤率较高且稳定；缺点是对于某些方面的研究存在较大的缺陷，如研究某个体对化疗药物的反应等。建立一个原代 CT26 的老鼠皮下模型，可以注射癌细胞悬液成功建模，并进行传代肿瘤移植。注射癌细胞悬液为原代肿瘤移植；选择原代移植成功、肿瘤生长良好的老鼠，进行瘤体传代为传代肿瘤移植。在有关实验中，可以得出传代肿瘤移植率高于原代肿瘤移植的结论。

5. **尾静脉注射细胞诱导的转移瘤模型**　在临床研究中发现，在接受手术之前，许多大肠癌患者已经发生了微转移。寻找有效预防与治疗大肠癌转移的方法，在肿瘤学研究中是一项艰巨而迫切的任务。在实验中，有经小鼠尾静脉注射大肠癌细胞，形成大肠癌后，再形成人工血行转移模型。转移模型可以得到肝转移、肺转移、肾转移表现，再根据其发病机制、症状等，便于抗肿瘤药物研究的开展。

（二）大肠癌相关证型动物模型造模方法举隅

1. **气虚证建模方法**　采用疲劳法（以大鼠为例）建模。

（1）水环境站台睡眠剥夺法：将大鼠放置于高出水面的平台之上，给予充足的食物与饮水，当大鼠疲劳进入快速眼动睡眠阶段时，由于平台面积较小，大鼠将会掉入水中打断其睡眠，大鼠为脱离水面会再次爬上平台，此过程反复进行从而达到睡眠剥夺的目的，建立模型持续近 192h。

（2）负重游泳法：在大鼠尾部绑缚重量约为其体重 15% 的重物，放入水温 23℃左右、水深 50cm 的水槽中进行游泳力竭，以大鼠鼻尖没入水面 10s 为判断力竭的标准，每天 1 次，连续 14d。

建模成功评价指标：模型动物自发活动减少，胆怯倦怠，反应迟缓，攻击行为减少；皮肤略松弛，背部毛色暗淡；小便频数，大便溏；舌体胖大，舌苔白腻；体重增长。

2. **阴虚证造模方法**　采用甲状腺素类激素造模（以小鼠为例）。以甲状腺素混悬液 300mg/kg 灌胃，连续 30d，建立小鼠阴虚模型。

建模成功评价指标：模型动物出现怕热、体温升高、多汗、神经过敏、急躁、震颤、心率加快、基础代谢率升高、心输出量增加等阴虚现象。

3. **阳虚证造模方法**　采用氢化可的松肌内注射法。以 C57BL/6 小鼠为例，采用氢化可的松注射液 25mg/（kg·d）肌内注射制作阳虚证模型，每天 1 次，连续 15d。

建模成功评价指标：模型动物出现畏寒肢冷、活动减少、精神萎靡、皮毛少光泽、饮食减少、大便清稀等阳虚表现。

4. **血虚证造模方法**　采用综合失血法。眼眶静脉丛放血，6～8 滴（约 0.5ml），隔日重复 1 次，直至模型成功。

建模成功评价指标：有以下两种。①外观状态：精神萎靡，活动迟缓、聚堆、蜷缩少动、嗜睡，皮毛膨松枯槁，眼睛淡白无神，鼻唇淡白失泽，耳尾色苍白而凉，团缩拱背，食欲下降，体重逐渐降低，饮水增多，双上肢抬举次数下降，舌质淡白无华；②现代医学实验室全血指标：外周血常规中白细胞（WBC）、红细胞（RBC）、血红蛋白（Hb）、血细胞比容（HCT）、血小板计数（PLT）、平均血小板体积（MPV）、平均红细胞体积（MCV）、平均细胞血红蛋白含量（MCH）、平均细胞血红蛋白浓度（MCHC）、红细胞体积分布宽度（RDW）等指标水平降低。

5. **痰湿证造模方法**　采用高脂饲喂法。将实验动物饲养于室温 20℃左右、湿度 55% 左右、人工光照明暗各 12h、通风良好的环境，并给予高脂饲料（由 20% 猪油、4% 白糖、2% 奶粉、1% 胆固醇、73% 普通饲料组成）喂食，持续 2 周。

建模成功评价指标：模型动物倦怠懒动，形体肥胖，毛色油亮发光；肛周污秽，大便黏软，部分不成形；舌体胖大，舌苔白腻；体重增加。血清中总胆固醇、甘油三酯、低密度脂蛋白胆固醇等指标水平升高。

二、大肠癌病证结合分子生物研究的思路与方法

现代学者为研究大肠癌证型形成的相关机制，进行了大量的分子生物学研究。临床上，大肠癌患者辨证可为单一证型或者复合证型，通过现代实验研究技术对其进行分析探讨，为中医药临床诊疗大肠癌提供客观依据。

（一）湿热蕴结证

湿热蕴结证是大肠癌常见复合证型，临床可见胁胀脘闷，不思纳食，或有发热，口苦口渴，身体困重，溲赤便溏，舌红、苔黄腻，脉濡数等症。孙校男等通过血清蛋白质组学研究辅助治疗期结肠癌发现，湿热证患者维生素 D 结合蛋白较无症状组高，血清结合素前体、GDP 解离抑制因子 β、载脂蛋 A-I 前体和簇蛋白均较无症状组低。周小军等通过蛋白质组学研究大肠癌肿瘤组织发现，在湿热蕴结证大肠癌 20 个差异表达蛋白中，HSP90-α、Transgelin、CK10 等蛋白明显上调，而 HSPβ1、AnnexinA5、NADH 脱氢酶等蛋白明显下降，提示湿热蕴结证大肠癌存在细胞骨架、能量代谢的异常。

张乐等探讨了大肠癌证候与血浆 D- 二聚体之间的关系，结果显示 D- 二聚体水平由高到低分别为湿浊内蕴证、肝肾阴亏证和脾气不足证。魏滨等通过代谢组学研究发现，大肠癌和肝癌湿热证的共同代谢物是甘氨酸、尿素、色氨酸、葡萄糖、丙酸、甘露醇、山梨醇和赖氨酸，以影响糖类物质分解和供能过程为主要特征。此外，刘宣等研究发现，湿热因素对结肠癌的生长无明显影响，但能促进结肠癌的肝转移，其机制可能与湿热上调 VEGF、MMP-2 和 MMP-9 的表达水平有关。

（二）脾气亏虚证

临床见有大肠癌患者辨为气虚证，其中脾气亏虚证较为多见，表现为神疲乏力、少气懒言、口淡乏味、腹胀下坠隐痛、大便溏薄、完谷不化等症状。孙校男等通过血清蛋白质组学研究辅助治疗期结肠癌患者发现，脾虚证患者与无症状组患者比较，GDP 解离抑制因子 β、簇蛋白及血清结合素前体水平较高，而前白蛋白原、载脂蛋白 A-I 前体及维生素 D 结合蛋白水平较

低。研究大肠癌辅助化疗期血清蛋白质组学时发现，凝血酶原、二氢叶酸还原酶样蛋白质、血管生长因子受体 -1、肿瘤蛋白 DJ-1 在脾虚证中低表达，神经生长因子 G-1、白介素 27α、转移相关蛋白、触珠蛋白、微管蛋白 α 链 3、免疫球蛋白（Ig）的抗原结合片段（Fab）、GDP 解离抑制因子 β 和血清载脂蛋白 A-I 在脾虚患者中高表达。

谢新梅等采用基因芯片研究晚期大肠癌患者外周血基因表达，结果提示脾气亏虚证患者所表现的大部分症状与细胞质基因及免疫应答相关基因的过度表达有关，脘腹胀痛、神疲乏力可能与线粒体基因的上调相关，黏附基因表达下调可能是导致脾气亏虚证患者免疫功能紊乱的原因。崔同建等研究发现，大肠癌脾虚证组 VEGF、EGFR 基因表达水平明显低于非脾虚证组。杨传标等观察发现，大肠癌脾虚证患者经过酸刺激后的唾液淀粉酶活性显著下降，组织标本 Bcl-2 基因表达升高；健脾康复汤（由党参、白术、茯苓、仙鹤草、卷柏等组成）可以抑制唾液淀粉酶活性下降，降低组织标本 Bcl-2 基因的表达。吴苏冬等研究发现，脾虚证患者结肠癌组织 P53、Bcl-2 蛋白表达水平高于非脾虚组，BAX 表达低于非脾虚组。

周细秋等的研究显示，肠癌组织 5- 羟色胺受体 1F 表达较结肠癌黏膜组织升高，脾虚证 5- 羟色胺受体 1F 表达高于同期湿热证患者。吴继萍等研究发现，血清肿瘤标志物 TSGF 含量在大肠癌患者中明显增高，以四君子汤为基础的健脾治疗可以改善临床症状，降低 TSGF 含量，TSGF 含量的变化与中医辨证分型症状的改善呈正相关。此外，孙学刚等认为脾虚证可能是大肠癌细胞发生免疫逃逸的危险因素之一，脾虚证患者可能出现免疫抑制和炎症反应，与年老体衰、慢性炎症释放的免疫抑制因子（如 IL-6）、髓源抑制性细胞、肿瘤相关巨噬细胞等相关。

（三）瘀血内阻证

大肠癌瘀血内阻证患者临床可见面色晦暗、脘腹时痛或触及肿块、痛处固定不移、便下黏液脓血、消瘦、舌暗紫或有瘀斑等症状。郭勇等研究大肠癌辅助化疗期血瘀证相关血清蛋白质组学发现，血瘀证患者的凝血酶原、二氢叶酸还原酶样蛋白质、血管生长因子受体 -1、肿瘤蛋白 DJ-1、转移相关蛋白、触珠蛋白微管蛋白 α 链 3、Fab、GDP 解离抑制因子 β 和血清载脂蛋白 A-I 均高表达，而神经生长因子 G-1、白介素 27α 低表达。赵海燕等采用血清蛋白质组学研究姑息治疗期大肠癌患者发现，血瘀证患者 IL-8、载脂蛋白 A-I 前体、维生素 D 结合蛋白、DJ-1 基因和 GDP 解离抑制因子 β 表达上调，纤维结合蛋白下调。

崔同建等观察复发转移大肠癌血瘀证与外周血 PTEN、CD 基因表达相关性，发现外周血 PTEN、CD 基因表达与大肠癌临床分期、细胞分化程度及淋巴结转移具有相关性；血瘀证患者外周血 PTEN 基因表达上调而 CD44 基因表达下调。周忠波研究初诊大肠癌患者发现，血瘀组患者的大肠癌高分化比例较低，而低分化比例较高；血瘀组 Ⅲ、Ⅳ 期人数比例明显高于非血瘀组；血瘀组患者的外周血中多药耐药基因 MDR-1 的相对表达量明显高于非血瘀组。

（四）气血两虚证

大肠癌气血两虚证多由出血、邪重耗损或治疗损伤所致，临床可见面色㿠白、头晕、耳鸣、心悸、夜寐不宁、神疲乏力、少气自汗、形体消瘦、舌淡苔白、脉细无力等症。孙校男等通过血清蛋白质组学研究发现，大肠癌姑息期气血亏虚证患者 IL-8、纤维结合蛋白高表达，血清载脂蛋白 A-I 低表达。

周小军等通过蛋白质组学研究发现，气血亏虚证大肠癌患者肿瘤组织与肠黏膜组织相比有 21 个差异表达蛋白，其中角蛋白 10、白蛋白前体、膜联蛋白 A5 等高表达，NADH 脱氢酶、锌指蛋白 497、过氧化物酶 6 等低表达。

（五）肝肾阴虚证

肝肾阴虚是大肠癌病情较重的证候，临床可见腰膝酸软、头晕耳鸣、视物昏花、五心烦热、低热颧红、口燥咽干、盗汗、形瘦纳差、腹痛隐隐、舌红苔少、脉弦细数等症。魏滨等通过代谢组学研究发现，肝肾阴虚证的大肠癌术后患者体内共同的代谢物是甘氨酸、尿素、色氨酸和丙氨酸，其代谢调控以氨基酸的降解为主。

（六）其他

罗明等通过免疫组织化学研究发现细胞黏附分子 CD44v6 在大肠癌中高表达，同时在辨为实证且有淋巴结转移或全身多处转移患者中的表达高于虚证患者。王洪琦等进行免疫组织化学研究发现，热证患者的结肠癌组织中HSP70、P53阳性率均明显高于非热证者。杜国亮等进行免疫组织化学研究，结果显示，实证及虚实夹杂证患者结直肠癌肿瘤组织P21WAFl表达水平较虚证组高。姜毅等进行回顾性分析研究，结果显示，湿热瘀毒证、肝肾阴虚证患者的血清CEA、CA12-5、CA19-9、SFe等水平较脾肾两虚证、气血两虚证、脾虚湿毒证患者高，同时发现湿热瘀毒型与病灶在直肠、乙状结肠及男性、未行手术治疗高度相关，肝肾阴虚证与大于60岁、肝脏转移以及术后复发与肝脏以外的转移相关。

| 第六节 |

中医名家病证结合论治大肠癌经验举隅

一、周岱翰以辨病为纲，分型辨证论治大肠癌

周岱翰根据临床实践，指出大肠癌按病辨证应遵循"观其脉证，知犯何逆，随证治之"的辨证论治思想，综合运用"四诊""八纲""八法"进行个体化辨证论治，扶正祛邪，调整阴阳，以平为期。周岱翰针对大肠癌的病理特点和生物学特性，辨证时以四诊八纲为主要手段，综合临床证候表现，研究疾病的病因、病机及其发生、发展、传变及预后规律，辨别大肠癌的部位、寒热、虚实以及转归等，因人、因时、因地确定治疗大法而分型施治。

周岱翰认为，大肠癌的病位在大肠，与脾胃关系密切，核心病机与"壅塞"有关。他把大肠癌主要分为4种证型，即大肠湿热型、瘀毒内结型、脾肾亏虚型、气血两亏型。

1. **大肠湿热型** 辨证要点为腹痛腹胀，大便滞下，里急后重，大便黏液或便下脓血，或伴发热、恶心、纳差，肛门灼热，口干苦，小便短赤，舌质红，舌苔黄腻，脉滑数。治宜清热利湿，解毒散结。常用中药：白头翁15g、黄连12g、黄柏12g、秦皮12g、半枝莲20g、白花蛇舌草30g、红藤15g、白术15g、茯苓30g、猪苓30g、败酱草30g、生薏苡仁30g。

2. **瘀毒内结型**　辨证要点为腹部刺痛，或腹胀腹痛，痛有定处，腹部可触及包块，便下黏液脓血，血色紫斑伴有里急后重感，舌质暗红或有瘀斑，舌苔黄腻，脉弦数。治宜行气活血，祛瘀攻积。常用中药：桃仁10g、红花6g、赤芍12g、当归尾12g、三棱10g、莪术10g、半枝莲30g、乌药10g、延胡索12g、败酱草15g、虎杖15g。

3. **脾肾亏虚型**　辨证要点为腹部冷痛，喜温喜按，腰酸膝软，久泄久痢，面色苍白，倦怠乏力，舌质淡胖或有齿印，舌苔薄白，脉沉迟或脉沉细。治宜健脾温。常用中药：党参20g、白术15g、茯苓30g、炙甘草10g、肉豆蔻6g、补骨脂15g、吴茱萸10g、巴戟天15g、杜仲15g、生薏苡仁30g、五味子10g。

4. **气血两亏型**　辨证要点为腹痛隐隐，大便溏薄，或者脱肛下坠，或腹胀便秘，面色苍白，头晕心悸，气短乏力，舌质淡、苔薄，脉细数。治宜补气养血，健脾固泄。常用中药：党参20g、熟地黄15g、白芍15g、川芎12g、白术15g、茯苓20g、炙甘草9g、当归15g、薏苡仁30g、灶心土15g、丹参15g。

二、孙桂芝主张分段论治大肠癌

孙桂芝在临床积累了大量中西医结合诊疗大肠肿瘤的经验，认为由于肿块发生部位不同而出现的不同证候特点，可以作为大肠肿瘤辨证施治时重要的参考指征。孙桂芝认为大肠癌可分为以下4种证型。

1. **湿热蕴毒证**　头晕头胀，耳鸣，口干，恶心，纳差，眠差、入睡困难，腹痛，大便次数增多，里急后重，伴有脓血黏液，小便短赤，舌红，苔黄腻，脉弦数。

2. **脾虚气滞证**　疲乏，腹胀，面色苍白，形体消瘦，四肢虚肿，手足麻木，夜尿多，脱肛下坠，大便黏滞，舌胖淡，苔腻，脉沉细。

3. **瘀毒互结证**　胁肋疼痛，小腹部不适，眠差，腹痛，腹胀，便血，胃脘疼痛，恶心，纳差，大便不规律，或干或溏，或先干后稀，舌红，苔黄腻，脉沉细。

4. **气阴（脾肾）两虚证**　乏力，消瘦，面色㿠白，恶心呕吐，胃脘不适，纳食减少，眠差多梦，视物模糊，大便干，小便少，舌红，苔少，脉弦细数。

在辨证时还应注意判别肿瘤发生部位。若病似"脏毒""锁肛痔"时，病位在肛周附近，可选用《普济本事方》中所记载的"槐花散"，其常用于治疗"痔疮"，可直达直肠及肛周部位以解毒。

若病似"痢疾"时，则可选用张仲景《伤寒论》中记载的"白头翁汤"和刘完素《素问病机气宜保命集》中所记载的"芍药汤"，因其可解毒止痢，常用于治疗左侧结肠癌。

若病似"肠内生疮"时，则可选用红藤败酱散（红藤10g、败酱草15g），因红藤、败酱草均可祛痈排脓以治"肠痈"，以往用于治疗阑尾脓肿，常用于治疗右侧结肠癌。

若伴有重度贫血者，则应给予当归补血汤、黄芪建中汤、归脾汤、八珍汤等，根据贫血程度加以合用以益气养血。

三、刘嘉湘提倡结合"下""举""敛"诸法论治大肠癌

由于便秘、泄泻是大肠癌常见的症状，刘嘉湘根据中医理论并结合长期的临床经验，在分型论治的基础上结合采用"下""举""敛"的方法，取得了很好的临床疗效。

大肠癌可因湿毒蕴结于大肠而致便秘、泄泻、里急后重、腹胀腹痛等症状，根据"六腑以通为用"的理论，治疗宜用"下"法，即选用清热泻下、攻积导滞的生大黄、芒硝、枳实、瓜蒌仁等药物，可达到荡涤湿热毒邪、清除宿滞瘀血、减轻局部炎症及水肿的功效。

大肠癌多由脾肾阳虚、中气下陷而致泄泻，对此可采用"举""敛"法。"举"法可选用益气升阳、温肾固脱的药物，如生黄芪、党参、白术、桔梗、升麻、补骨脂、益智、菟丝子等；"敛"法多选用具有收涩敛肠功效的药物，如乌梅、诃子、赤石脂、禹余粮等，以达到涩肠止泻的目的。

四、花宝金提出"清热不惧温里"的观点，中西医结合综合治疗大肠癌

花宝金结合大肠癌的病因病机特点，辨证以"虚、滞、湿、热、瘀"为主，结合六腑"以通为用"的生理特性。治疗以益气健脾、温胃散寒、清热利湿、化瘀解毒、以通为顺、辨证与辨病相结合为指导原则，采用中西医结合综合治疗。并针对目前大肠癌治疗受现代药理研究的影响，多偏重清热利

湿、化瘀解毒而少用温热药的弊病，提出湿热瘀毒源于虚寒，清热不惧温里的观点。

大肠癌以肠腑湿热证多见，现代研究也表明多种清热解毒、活血化瘀类中药具有一定程度的抗癌作用，常用的包括藤梨根、白花蛇舌草、半枝莲、苦参、土茯苓等。花宝金认为，大肠癌多是素体脾胃虚寒，或脾肾亏虚，脾胃虚则中焦运化失常，气机不畅，湿热之邪因而乘之，或气滞血瘀，瘀久为热，从而表现为肠道热证。因此，脾胃虚寒是大肠癌的重要原因之一。虽然大肠癌多肠腑湿热的标证，其本之脾胃虚寒不可忽视。临床上花宝金强调在运用清热解毒、活血化瘀的同时，温胃健脾同样重要。同时佐以补肾养血之品，在清热解毒的同时扶助正气，起到祛邪不伤正的作用。若一味蛮攻，可导致脾胃虚，正气大伤，则可能会加速病情的发展。

同时，花宝金认为，中医药治疗大肠癌要做到分病期、分病情、辨病辨证相结合。围手术期患者治疗宜以益气养血为主，清热解毒化瘀为辅；化疗患者治疗宜健脾和胃、补肾养血，不宜过用祛邪药物；对于西药引起的泄泻，加罂粟壳、诃子肉、白扁豆、补骨脂、山药，腹胀、纳呆予焦三仙、鸡内金、砂仁、枳壳；恶心、呕吐者用姜半夏、黄连、荷梗、广藿香、旋覆花、赭石等治疗。

参考文献

[1] 孙可欣，郑荣寿，张思维，等.2015年中国分地区恶性肿瘤发病和死亡分析 [J]. 中国肿瘤，2019，28(1):1-11.

[2] 曹洋.浅谈大肠癌辨治体会 [J]. 新中医，2012，44(3):5-6.

[3] 吴桂彬.左、右半结肠癌中医辨证分型与 RAS、BRAF 基因的相关研究 [D]. 福州：福建中医药大学，2018.

[4] 唐寒英.左右半结肠癌中医证型及相关因素研究 [D].南宁：广西中医药大学，2018.

[5] 吴皞.左右半结直肠癌中医证型及相关因素的对比研究 [D].南京：南京中医药大学，2018.

[6] 陈黎莉，江一平.大肠癌中医辨证分型与病理组织学的相关性研究 [J].江西中医学院学报，2008，(1):42-43.

[7] 李玲玲 . 大肠腺癌病理与中医证型、体质的相关性研究 [D]. 福州：福建中医药大学，2013.

[8] 樊越，胡刚，赵红鱼，等 . 肠息肉的生物学特征与中医证候类型之间相关性研究 [J]. 内蒙古中医药，2018，37(7):1-3.

[9] 刘梦雨 . 大肠息肉发病相关因素及中医证型分布临床探讨 [D]. 南京：南京中医药大学，2016.

[10] 邓晓枫 .NBI 内镜下大肠息肉与中医证型的应证规律研究 [D]. 南宁：广西中医药大学，2016.

[11] 陈玉 . 大肠息肉中医证候分布规律、发病特点及发病因素相关性研究 [D]. 南宁：广西中医药大学，2016.

[12] 刘添文，陈延 . 大肠息肉患者中医证型特点研究 [J]. 中华中医药学刊，2010，28(7):1562-1564.

[13] 王晓戎，袁孝兵，李平，等 . 大肠癌中医证候分布临床调查研究 [J]. 长春中医药大学学报，2011，27(3):377-379.

[14] 容景瑜，林丽珠，林清，等 . 大肠癌中医证候的回顾性研究 [J]. 肿瘤基础与临床，2015，28(3)：238-241.

[15] 侯风刚，岑怡，贯剑，等 . 肠癌中医症状证候临床调查分析 [J]. 辽宁中医药大学学报，2010，22(1):32-34.

[16] 韦宜宾 .334 例大肠癌中医证候及其相关因素的回顾性研究 [D]. 南宁：广西中医药大学，2016.

[17] 赵桂侠，郑坚，顾缨，等 . 大肠癌中医证型的文献分析 [J]. 辽宁中医药大学学报，2009，11(6):72-74.

[18] 安振涛，苏克雷，王小宁，等 . 大肠癌中医证型分类研究 [J]. 长春中医药大学学报，2014，30(6):1108-1110.

[19] 葛青云，陈玉根 . 基于现代文献分析大肠癌中医证型及症状、体征分布规律 [J]. 吉林中医药，2018，38(6):625-628.

[20] 王晓锋 . 大肠癌围手术期中医证候分布、演变与临床病理分期的相关性研究 [D]. 北京：中国中医科学院，2008.

[21] 范小华，谭康联，徐小平，等 . 大肠癌围手术期中医证候分布及动态变化规律的临床研究 [J]. 新中医，2009，41(10):28-29，8.

[22] 赵宗辉 . 结直肠癌患者手术前后中医辨证分型及演变规律研究 [D]. 广州：广州中医

药大学，2014.

[23] 胡慧菁，罗家祺，杜丽华，等.手术前后大肠癌中医证型变化规律研究 [J].云南中医学院学报，2014，37(1):53-55.

[24] 屠德敬，赵海燕，谷建钟，等.75 例大肠癌患者化疗前后中医证候变化临床研究 [J].中华中医药学刊，2009，27(8):1678-1680.

[25] 徐婵媛，李柳宁，潘大铭，等.进展期大肠癌患者入院中医证候与化疗后不良反应相关性的回顾性分析 [J].辽宁中医药大学学报，2011，13(9):104-106.

[26] 刘庆苗.晚期大肠癌化疗前后中医证候演变规律的研究 [D].广州：广州中医药大学，2009.

[27] 林洪生.恶性肿瘤中医诊疗指南 [M].北京：人民卫生出版社，2014.

[28] 刘艳翠，牛莹莹，安宁.二甲基肼诱发大鼠大肠癌模型的观察 [J].医学动物防制，2011，27(6):519-520

[29] 何真，柯嘉，何小文，等.炎性反应促进小鼠炎性肠病癌变的研究 [J].中华胃肠外科杂志，2014，17(7):706-710.

[30] SUZUKI R，KOHNO H，SUGIE S，et al. Dose-dependent promoting effect of dextransodium sulfate on mouse colon carcinogenesis initiated with azoxymethane[J]. Histol Histopathol，2005，20(2):483-492.

[31] LI H，TIAN M L，YU G，et al. Hyperthermia synergizes with tissue factor knockdown to suppress the growth and hepatic metastasis of colorectal cancer in orthotopic tumor model[J]. J Surg Oncol，2012，106(6):689-695.

[32] SHINJI S，JAMES Y，TIMOTHY Q，et al.Fluorescence-based endoscopic imaging of Thomsen-Friedenreich antigen to improve early detection of colorectal cancer[J].Int J Cancer，2014，136(5):1095-1103.

[33] 梁寒，詹宏杰，王宝贵，等.人结肠癌裸鼠移植瘤热疗和化疗及放疗后凋亡相关基因的变化 [J].中华胃肠外科杂志，2008，11(3):270-275.

[34] 张东兴，颜登国，赵丙波.人大肠癌裸鼠皮下移植瘤模型的建立 [J].贵阳医学院学报，2010，35(3):247-250.

[35] 孙校男，劳波，卢德赵.辅助期结肠癌患者脾虚证与湿热证血清蛋白质组学比较研究 [J].中国现代应用药学，2014，31(12):1462-1467.

[36] 周小军，周怀力，苟新敏，等.大肠癌湿热蕴结证患者蛋白质差异性表达的研究 [J].中华肿瘤防治杂志，2010，17(22):1831-1834.

[37] 张乐，王彬彬，舒琪瑾.大肠癌临床分期及中医证型与血浆 *D*- 二聚体的相关性研究 [J]. 浙江中医杂志，2010，45(2):96-97.

[38] 魏滨，呼雪庆，宋雅楠，等.大肠癌和肝癌术后"异病同证"的代谢组学研究 [J]. 世界科学技术——中医药现代化，2016，18(9):1500-1506.

[39] 刘宣，季青，柴妮，等.湿热因素对结肠癌血管新生与肝转移的影响 [J]. 中华中医药杂志，2015，30(6):1934-1937.

[40] 孙校男，郭勇.大肠癌辅助化疗期血瘀证血清蛋白质组学探究 [J]. 中华中医药学刊，2013，31(5):1081-1083.

[41] 谢新梅，何文婷，曾凡业，等.晚期结直肠癌脾气亏虚证患者差异表达基因的临床研究 [J]. 河南中医，2015，35(6):1287-1290.

[42] 崔同建，孔祥训，蒋云林，等.大肠癌脾虚证与外周血 VEGF、EGF 基因表达水平的相关性研究 [J]. 福建中医药，2011，42(3):3-4.

[43] 杨传标，薛军，殷平善，等.大肠癌脾虚证 bcl-2 基因表达与健脾康复汤的调节作用 [J]. 第一军医大学学报，2005，25(10):1268-1269.

[44] 吴苏冬，周冬枝，贾宗良，等.结肠癌脾虚证 P53，Bcl-2 和 Bax 的表达 [J]. 第四军医大学学报，2003，24(12):1111-1112.

[45] 周细秋，舒祥兵，张静喆，等.脾虚证结肠癌组织和正常结肠组织中 5- 羟色胺受体 1F 表达差异的研究 [J]. 中国中西医结合外科杂志，2014，20(3):234-236.

[46] 吴继萍，李斯文.结直肠癌中医辨证分型与肿瘤标志物 (TSGF) 相关性的研究 [J]. 光明中医，2006，21(1):32-35.

[47] SUN X G, LIN X C, DIAO J X, et al.Pi (Spleen)-deficiency syndrome in tumor microenvironment is the pivotal pathogenesis of colorectal cancer immune escape[J]. Chin J Integr Med, 2016, 22(10):789-794.

[48] 赵海燕，屠德敬，夏溪，等.6 例姑息治疗期大肠癌血瘀证血清蛋白质组学探索性研究 [J]. 中华中医药学刊，2012，30(8):1777-1779.

[49] 崔同建，陈香莲，蒋云林，等.复发转移大肠癌血瘀证与外周血 PTEN、CD_(44) 基因表达相关性分析 [J]. 福建中医药大学学报，2011，21(4):1-4.

[50] 周忠波.血瘀证大肠癌与外周血多药耐药基因 mRNA 表达的相关性 [J]. 中国中西医结合外科杂志，2017，23(1):7-10.

[51] 孙校男，郭勇.蛋白质组学在大肠癌气血亏虚证中的应用研究 [J]. 中医学报，2013，28(2):164-166.

[52] 周小军，周福生，苟新敏，等 . 大肠癌气血亏虚证患者蛋白质差异性表达的研究 [J].
中国中西医结合急救杂志，2010，17(5):274-277.

[53] 罗明，李建明，陈海生，等 . 大肠癌虚证实证与 CD44v6、PCNA 表达的相关性研究
[J]. 中国中西医结合外科杂志，2012，18(3):234-237.

[54] 王洪琦，张正，赵燕平，等 . 恶性肿瘤组织中 HSP70、P53 表达与中医热证的关系 [J].
中国中西医结合杂志，2004，24(10):897-899.

[55] 杜国亮，李群星，宋江润，等 . 结直肠癌虚实辨证与 P21WAF1、P21Hras 蛋白表达
相关性研究 [J]. 中国医药导刊，2009，11(4):642-643.

[56] 姜毅，金晓炜，张建玲，等 . 血清肿瘤标志物的变化与结直肠癌中医辨证分型相关
性研究 [J]. 中国中医药信息杂志，2011，18(3):27-29.

第八章
食管癌病证结合研究及应用

食管癌是消化系统常见的恶性肿瘤之一。食管癌的发病率居全世界恶性肿瘤的第 11 位，其死亡率居第 7 位。中国食管癌标化发病率和标化死亡率在全世界分别位于第 11 和 15 位，新发病例 22.4 万例、死亡病例 18.7 万例，分别占全世界食管癌总发病例数和死亡例数的 43.8% 和 42.1%。我国食管癌流行的特点是发病率男性高于女性，农村高于城市，高发区主要集中在太行山脉附近区域（河南，河北，山西，山东泰安、济宁、菏泽，安徽，江苏苏北区域）。我国食管癌以鳞状细胞癌为主，吸烟和重度饮酒是引起食管鳞癌的重要因素，在我国食管癌高发区，维生素缺乏（特别是维生素 B_2、维生素 A、叶酸等）和亚硝胺暴露是主要的危险因素。

早期食管癌的临床症状不明显，筛查诊出率较低，多数患者就诊时已到中晚期。手术为可切除食管鳞癌的主要治疗手段，但单纯手术的疗效不尽如人意，术后局部复发与远处转移是主要的死亡原因，探索食管癌综合治疗模式是改善食管癌患者远期生存的关键。

中医药在肿瘤治疗中可改善患者术后并发症，减轻放、化疗的毒副作用，增强疗效，改善患者的不适症状，提高生存质量，提高近期有效率及远期生存率。因此在食管癌的早期筛查、诊断和疾病转归方面，配合中医药治疗，可完善食管癌的诊疗过程。

|第一节|
食管癌病证结合研究进展

在中医古籍中没有食管癌的记载，与之相似的疾病有"噎膈"。噎膈以食物哽咽不顺、饮食难下或纳而复出为主症，与食管癌的表现十分相似。隋代巢元方的《诸病源候论》中首次提出"五噎"（即气噎、忧噎、食噎、劳噎、思噎）、"五膈"（即忧膈、恚膈、气膈、寒膈、热膈）的辨证论治，初步对噎膈的证型进行分类。现代医学手段已进一步细化了食管癌的分期、病变部位等，而中医证型难以确定与上述各方面的明确关系，食管癌的病证结合研究成为当代学者研究热点。

一、食管癌中医证型与病理分期

杨轶对食管癌术后中医证型相关因素进行相关研究，根据纳排标准收入76例食管癌术后患者，其中Ⅰ期17例，Ⅱ期37例，Ⅲ期22例，分别调查各分期中"脾胃阳虚证、脾胃气虚证、胃阴亏虚证"的占比。经Kruskal-Wallis检验，各分期中同一证型的占比、同一证型的不同分期的分布差异均没有统计学意义，故食管癌患者术前临床分期与中医证型构成无相关性（表8-1）。

表8-1　中医证型与术后分期的关系

单位：例（%）

病理分期	脾肾阳虚证	脾胃气虚证	胃阴亏虚证
Ⅰ期	7（9.2）	8（10.5）	2（2.6）
Ⅱ期	9（11.8）	20（26.3）	8（10.5）
Ⅲ期	5（6.6）	11（14.5）	6（7.9）
合计	21（27.6）	39（51.3）	16（21.0）

王雯倩探究不同中医证型的相关因素时发现Ⅱ期患者中脾胃气虚证最多（68.9%），经χ^2检验发现Ⅱ期患者的不同证型的分布占比差异具有统计学意义；Ⅲ期患者在脾胃气虚证仅占23.9%（表8-2）。

表8-2　中医证型与临床分期的关系

单位：例

分期	脾胃气虚证	胃阴亏虚证	脾肾阳虚证	合计
Ⅱ期	51	17	6	74
Ⅲ期	11	16	19	46
合计	62	33	25	120

综上，食管癌患者的中医证型与临床分期有一定相关性。应扩大病例量，进行大数量、多中心的中医证型的调查和研究，从而得出更全面、更客观、更具代表性、更易被认可的中医证型分布规律。

二、食管癌中医证型与肿瘤病灶部位

何世仪收集了 96 例食管癌患者，其中中段和中下段食管癌患者病例数较多，分别占 31.25% 和 30.21%，占比最低的是上段和中上段食管癌，各占 11.5%。在各分段中，痰气互阻证和血瘀痰滞证所占比例最大。病灶位于食管中段和中下段的患者多辨证为痰气互阻证和血瘀痰滞证（$P < 0.05$）（表 8-3）。

表 8-3　中医证型与食管癌分段部位的相关性

分段	痰气互阻证 / 例（%）	血瘀痰滞证 / 例（%）	阴虚内热证 / 例（%）	气虚阳微证 / 例（%）	合计 / 例
上段	8（72.7）	1（9.1）	0（0.0）	2（18.2）	11
中上段	4（36.4）	4（36.4）	1（9.1）	2（18.2）	11
中段	12（40.0）	9（30.0）	5（16.7）	4（13.3）	30
中下段	21（72.4）	6（20.7）	1（3.4）	1（3.4）	29
下段	8（53.3）	5（33.3）	0（0.0）	2（13.3）	15
合计	53（55.2）	25（26.0）	7（7.3）	11（11.5）	96

吴成亚收入 76 例食管癌术后患者，按照《恶性肿瘤中医诊疗指南》进行辨证分型，每个患者均有 2 种或者 2 种以上证型，且多为实证和虚证夹杂，将各证型按照病变部位分为上段、中段、下段 3 组，食管上段以气虚证、阴虚证为主，食管中段以气虚证、气滞证为主，食管下段以痰湿证、气虚证为主。从术后总体证型分布频次来看，以虚证为主，术后分布证型最高的证型为气虚证，其次为痰湿证（表 8-4）。

表 8-4　食管癌术后证型分布

部位	例数	气虚证 / 例	阴虚证 / 例	阳虚证 / 例	血瘀证 / 例	痰湿证 / 例	气滞证 / 例	热毒证 / 例
上段	9	5	4	2	1	3	1	2
中段	40	18	6	8	3	10	13	1
下段	27	15	3	5	3	22	9	1
合计	76	38（50%）	13（17.11%）	15（19.74%）	7（9.21%）	35（46.05%）	23（30.26%）	4（5.26%）

综上，食管癌患者的中医证型与肿瘤病灶部位有一定相关性。根据目前临床研究数据，病灶部位为食管上段者多以虚证为主，中段及下段患者以实证多见，例如痰湿证、气滞证等。

三、食管癌中医证型与放、化疗

放疗和化疗是治疗食管癌的有效手段，在食管癌放、化疗阶段运用中医药治疗可以减少放、化疗后引起的毒副作用。将食管癌放、化疗前后中医证型进行对比研究，观察放、化疗是否对中医证型演变产生影响。

吴朗杰研究放疗前后患者的中医证型改变的总体趋势，结果发现，放疗后，食管癌患者中痰气交阻型由放疗前的 27 例（33.75%）转变为 5 例（6.25%）；血瘀痰滞型由 34 例（42.5%）转变为 16 例（20.0%）；阴虚内热型由 15 例（18.75%）转变为 45 例（56.25%）；气虚阳微型由 4 例（5.00%）转变为 14 例（17.5%），放疗前后中医证型比较差异具有统计学意义（$P < 0.05$）。因此，放射治疗使食管癌患者转变为阴虚内热证型的概率增加。

王瑞研究了食管癌患者放化疗前后的中医证型变化频次，结果显示变化频次大于 10 的主要有 6 种：痰气互阻型转化为血瘀痰滞型、阴虚内热型均为 19 次，占 15.8%；血瘀痰滞型转化为痰气互阻型为 11 次，占 9.2%；血瘀痰滞型转化为阴虚内热型为 22 次，占 18.3%；阴虚内热型转化为血瘀痰滞型为 11 次，占 9.2%。阴虚内热型转化为气虚阳微型为 13 次，占 10.8%。将食管癌患者放、化疗前后中医证型进行比较，痰气互阻型由 34.2% 减至 10%，血瘀痰滞型从 37.5% 减至 30%，阴虚内热型从 25.8% 增至 40%，气虚阳微型从 2.5% 增至 20%，食管癌患者放、化疗前后中医证型有显著变化（$P < 0.001$）（表 8-5）。

表 8-5　食管癌患者放、化疗前后中医证型交叉分布　　单位：例

放化疗前证型	放化疗后证型				合计
	痰气互阻证	血瘀痰滞证	阴虚内热证	气虚阳微证	
痰气互阻证	1	19	19	2	41
血瘀痰滞证	11	6	22	6	45
阴虚内热证	0	11	7	13	31
气虚阳微证	0	0	0	3	3
合计	12	36	48	24	120

放疗杀死恶性肿瘤细胞的同时，会导致胃腑阴津耗伤、津枯血燥。中医学认为放射线为火毒之邪，表现为火毒耗伤人体津液，易致人体阳胜或阴虚，或为虚实夹杂之候。上述临床研究中得出相似结论：食管癌患者中，随着放、化疗的完成，痰气互阻证和血瘀痰滞证人数减少，而阴虚热毒证和气虚阳微证人数增加，说明放疗作为火毒之邪耗伤人体津液，形成阴虚热毒虚实夹杂之证，而热毒耗气伤阴、阴损及阳促使气虚阳微证的形成。

近年来，中医在治疗食管癌方面取得的成绩逐渐被人们重视，中医学对食管癌病因病机的认识和证型分类这几个方面的研究颇深。本节对食管癌病证结合证型相关因素和放、化疗前后中医证型变化的研究进展进行了探讨，对食管癌的中医证型特点进行了总结，意在将中医证型诊断和西医诊断相结合，同时发挥中医辨证论治整体观和个体化特点与现代医学诊断技术优势，对食管癌疾病整个发生、发展过程进行细分，为今后食管癌的早期筛查、诊断、疾病转归以及中西医结合治疗方案提供依据。

| 第二节 |
食管癌的证型分布特点

一、噎膈证候分型的古代认识

食管癌归属于中医学的"噎膈"范畴，古代医籍对噎膈证候的认识是一个不断补充和完善的过程，对其的辨证分型大体有三种观点。

（一）以热结、气滞及寒凝为主要辨证观点

1. **热结证**　如明代李中梓在《医宗必读》中对"三阳结谓之膈"进行解读：三阳者，即大肠、小肠、膀胱，结者，结热。小肠结热则血脉燥，大肠结热则后不圊，膀胱结热则津液涸。三阳俱结，前后秘涩，下既不通，必反上行，此所以噎食不下，纵下而复出也。

2. **气滞证**　如《素问·六元正纪大论》明确指出"嗌咽不通，食饮不下"是"木郁"致病。

3. **寒凝证**　《诸病源候论》中所论"五噎""五膈"多由气滞寒凝所致："忧恚则气结，气结则不宣流，使噎"，"此由阴阳不和，藏气不理，寒气填于胸膈，故气噎塞不通，而谓之气噎"。

（二）以阴枯、痰热及气虚血亏为辨证观点

朱丹溪主张将噎膈辨证为阴枯、痰热、气虚、血亏等证，《局方发挥》载"夫噎病生于血干""夫气之为病或饮食不谨，内伤七情或食味过厚，偏助阳气，积成膈热"。《丹溪心法》曰："噎膈反胃虽各不同，病出一体，多由气血虚弱而成。"可见朱丹溪不仅重视阴虚致病的广泛性，而且比较全面地认识到噎膈病机的复杂性。

（三）以阳虚、血瘀为辨证观点

1. **阳虚**　张介宾在《景岳全书》中反复说到阳虚致噎膈的病机特点："盖阳结者，正以命门无火，气不化精，所以凝结于下，而治节不行。此惟内伤血气，败及真阴者乃有之，及噎膈之属是也。"

2. **血瘀**　关于血瘀一证，大多医者已达成共识。徐春甫在《古今医统大全》中描述噎膈时说"凡食下有碍，觉屈曲而下，微作痛，此必有死血"。

从上述古文献记载中，不难发现古人对噎膈的辨证虽有阴阳寒热之别，但噎膈病机本就复杂，随着越来越多医家多方面的阐释，使噎膈的辨证渐渐明了。

二、食管癌证候分型的现代研究

1976 年全国食管癌会议将食管癌分为肝气郁结、热毒伤阴、气滞血瘀、脾虚痰湿、气血双亏 5 种证型。1996 年版《中西医临床肿瘤学》将食管癌分为 4 种证型，即肝郁气滞、痰瘀凝滞、热毒伤阴、气血双亏。2003 年版《中医内科学》将噎膈归因于饮食不节、七情内伤、久病年老，并将噎膈分为痰气交阻证、瘀血内结证、津亏热结证和气虚阳微证 4 种基本证型，在上述气、痰、瘀、热 4 种病理因素的基础上，增加了对阳虚证的认识。2007 年国际中医药肿瘤学术大会，根据患者的病因病机、临床表现、病程长短等，明确了中医食管癌诊疗思路，确定了指南内容，将食管癌分为痰气互阻、血瘀痰滞、阴虚内热和气虚阳微 4 种类型，根据证型，随证治之。

司银套对 1988—2008 年在各类医学期刊中发表的有关食管癌文献中所有涉及中医辨证分型的 147 篇文献进行统计分析，排在前 8 位的证型是气滞血瘀、痰瘀互结、气血两虚、痰气互结、热毒伤阴、脾阳不足、痰湿互结、肾阳亏虚，占所有证型的 70.44%；实证、虚证和虚实夹杂所占比例依次降低，证型因素统计分析显示痰浊、气滞、血瘀、气虚分别位居前 4 位，出现频次的累计比例为 61.10%，且与其他证型因素有显著差异性，提示食管癌的中医证型以实证最为多见，病理因素中多以痰浊、气滞、血瘀交替掺杂。

司富春对 1979 年 1 月—2011 年 12 月中国期刊全文数据库（CNKI）收录的中医诊治食管癌文献，通过频度分析总结中医证型和方药特点，对所选文献中的证型、症状、方剂和药物进行统计归类，结果显示食管癌证型 13 个，痰气交阻、气虚阳微、痰瘀互结、气滞血瘀、脾虚气滞为常见证型，占 67.7%。实证的病理因素主要有痰浊、气滞、血瘀，虚证病机多为气虚、脾虚、阳虚，或出现脾虚气滞等一类虚实夹杂的证候。

吕翠田通过检索 1979 年 1 月—2014 年 6 月 CNKI 收录的中医诊治食管癌文献，提取病位、病性证素，结果显示在符合要求的 142 条文献中提取出 13 个病位证素，频率 > 20% 的病位证素依次是脾、胃、肝、上焦、咽喉、肾；提取出 26 个病性证素，频率 > 20% 的病性证素依次是痰、血瘀、气滞、气虚、阴虚、燥、血虚、津液亏虚、火热、阳虚、湿、毒、思、食积、忧、怒；高频证素聚类分析形成了 9 种类型；高频证素因子分析提取了 8 个公因子。

各名老中医根据自己多年临床经验对食管癌的辨证多有自己独到见解。张代钊认为气滞在食管癌的发病中至关重要，故主张辨证当在理气的基础上结合症状，并将噎膈分为肝郁气滞、血瘀热毒、痰湿壅盛、热毒伤阴 4 种证型，辨证还需考虑患者既往治疗如手术、放疗、化疗等，力求减轻西医治疗的不良反应，改善患者生活质量。

综上，古今医家对食管癌病因的认识较为统一，不外郁、瘀、痰、热、虚五端，辨证分型上主张各异。据名家经验和数理统计，目前食管癌的常见证型，多为痰气交阻、痰瘀互结、气血两虚、热毒伤阴、气虚阳微等。

| **第三节** |
食管癌证型演变规律与预后关系

一、食管癌证型演变规律

王绪鳌经验认为，食管癌早期治疗重在疏肝解郁，化痰散结，活血化瘀；中晚期多为虚实夹杂，应补虚扶正，攻补兼施，治疗上宜用益气养血、养阴生津、健脾补肾之法。单兆伟的经验也表明了相似的观点，早期用涤痰消膈汤（旋覆花10g，赭石10g，胆南星10g，川贝母6g，法半夏6g，全瓜蒌15g，茯苓12g，陈皮10g，炒枳壳10g）燥湿化痰、降火平逆，继则用开瘀畅膈汤（丹参10g，川贝6g，郁金10g，南沙参12g，北沙参12g，茯苓12g，砂仁2g，莪术6g，桃仁10g，红花10g）滋补阴津、养血行瘀，终则用芪竹汤（黄芪10g，玉竹10g，郁金10g，生薏苡仁15g，仙鹤草15g，灵芝15g，百合15g，急性子15g，威灵仙10g，半枝莲15g，白花蛇舌草15g）扶正固体、培元益气。食管癌随着病程的进展，由实证转向虚证，虚实夹杂，正气渐衰，病情由浅入深，病情由轻到重，体现了患者体内正消邪长，邪气由弱转强，正气由强渐衰。

黄烈平等通过分析了116例食管癌患者的临床资料并探讨内镜表现、组织病理学特点与中医证型关系的规律得出结论：内镜分型、病变大小、恶化程度与中医证型相关，如早期食管癌表现以痰气交阻型为主，进展期以痰瘀互结型和津亏热结型居多。其他因素（如病变部位、病理类型）和中医证型不相关，表明中医证型在一定程度上可以揭示食管癌病情的轻重程度。

食管癌之病，病机复杂，但无论是医家各论还是文献研究，都认识到了气、痰、瘀、毒的交结。随着病程及治疗的进展，逐渐出现气血津液、阴阳的亏损，标实与本虚转换及兼杂，临床当权衡虚与实的程度，酌情处理。

二、食管癌病证结合治疗与预后关系

（一）单纯中医药治疗食管癌

徐丽霞等应用丁香透膈汤（丁香5g，砂仁3g，生黄芪20g，白花蛇舌草

30g，夏枯草 20g，制半夏 10g，制南星 10g，生瓦楞子 30g，急性子 20g，蜣螂虫 10g，制守宫 10g，威灵仙 20g，石见穿 20g，露蜂房 10g，全蝎 5g，蜈蚣 2 条）治疗食管癌，共纳入 80 例食管癌晚期患者，治疗后症状好转者 72 例，占 90.0%，转移灶缩小 6 例，占 7.5%；治疗后存活 6 个月、1 年、2 年、3 年以上的患者分别为 38 例（占 47.5%）、28 例（占 35.0%）、5 例（占 6.25%）及 2 例（占 2.5%），结果表明中医药对于食管癌具有改善患者症状、缩小瘤体及延长生存时间的作用。

李勇等应用噎膈二号方治疗中晚期食管癌。方剂组成：生半夏 10～30g（剂量从 10g 起步每周加量 5g），生姜（等量半夏）10～30g，急性子 30g，石见穿 30，赭石 20g，仙鹤草 100g，莪术 15g，水蛭 6g，守宫粉（吞服）3g。回顾性分析了 235 例患者，中药噎膈方组 120 例，放、化疗治疗组（对照组）115 例，观察治疗前后临床症状缓解情况及生存情况，结果显示，中药组患者的 1 年、2 年、3 年生存率分别为 75%、62%、33%，对照组患者的 1 年、2 年、3 年生存率为 70%、51%、21%，差异有统计学意义（P < 0.05）；在症状方面，纳差、消瘦症状改善中药组较对照组缓解明显，而吞咽梗阻、疼痛两组相仿。

王天虎等应用加味通幽汤治疗 86 例确诊为晚期食管癌的患者。方剂组成：生地黄 30g，熟地黄 30g，桃仁 12g，红花 12g，当归 30g，甘草 10g，升麻 10g，法半夏 30g，厚朴 10g，制附片（另包，先煎 30min）30g，麦冬 15g，吴茱萸 10g，竹茹 15g，白花蛇舌草 50g。均给予加味通幽汤治疗 4 周，以食欲、吞咽情况及体重变化作为疗效评价标准（明显好转：食欲正常，进食固体食物顺利，体重增加；好转：吞咽较治疗前顺利，食欲较前改善，可顺利进流质饮食；无效：服药后症状无改善）。结果显示，86 例患者中明显好转者有 42 例、好转者 38 例、无效者 6 例，总有效率为 93.02%。

综上，单纯中医药治疗应用于中晚期食管癌患者显示在提高治疗有效率、延长生存时间、稳定甚至缩小瘤体等方面有一定的效果，尤其在改善临床症状方面取得了较好的疗效。仍需大样本、多中心的临床研究，对结论进行反复验证，从而明确总结中医药在防治食管癌方面的作用优势。

（二）中西医结合治疗食管癌

1. 辨证中药联合手术，减轻并发症　目前根治性手术切除是早期可切除食管癌的最有效治疗方法，但由于术后生理解剖的改变，胃排空障碍、反流、腹泻等术后并发症常见，严重影响了患者术后恢复及生活质量，中医药联合手术可缓解术后并发症，提高患者的生活质量及远期生存率。

谈进等观察育阴清热法治疗食管癌术后胃阴亏虚型反流性食管炎的临床疗效，其中治疗组给予麦门冬汤加左金丸加减治疗，对照组给予奥美拉唑加多潘立酮治疗，治疗4周后结果显示，治疗组在症状改善程度上明显优于对照组，治疗组的综合疗效显著优于对照组。刘浩等研究表明，升阳益胃汤加减对食管癌术后慢性腹泻有较好疗效，可明显降低促胃液素水平，减轻腹泻症状及伴随症状。

不仅中药内服可以缓解食管癌术后并发症，中药外敷同样可以起到一定疗效。食管癌术后患者常禁食、胃肠减压，加之胃肠功能未恢复，胸腔胃蠕动受限，以口服或胃管注入中药的给药方式对食管癌切除消化道重建手术存在一定风险。廖卫华等观察中药（芒硝30g，大黄、枳实、厚朴、黄芪、当归及皂荚各10g）外敷对食管癌术后胃肠功能的影响，结果显示，中药外敷组（中西医结合治疗）在缩短首次肛门排气时间、减少胃管引流量、缩短胃管引流时间、减少住院天数等方面优于对照组（单纯西医治疗）。

由于疾病本身及手术创伤的影响，食管癌术后患者体质较差，中药辅助治疗不仅可以改善患者的体质状况，还可以提高免疫力。吕安林观察食管癌术后使用中药辅助治疗的临床疗效，观察组在化疗基础上给予中药（四君子汤加减），对照组只行化疗，治疗期间内每周进行一次KPS评分来评价患者生活质量的改善情况，并检测血中T淋巴细胞亚群及免疫球蛋白含量变化情况。结果显示，观察组的KPS评分改善者31例，稳定者11例，未见恶化病例；对照组改善者有17例，稳定者12例，恶化者1例，两组比较差异有统计学意义；同时两组患者在T淋巴细胞亚群$CD3^+$、$CD4^+$、$CD8^+$变化方面比较差异有统计学意义。同样，张珂等观察研究附子理中汤联合化疗用于食管癌术后的临床疗效，结果发现治疗后观察组（化疗+附子理中汤组）的IgG及IgM含量显著升高，并且高于对照组（单纯化疗组，$P < 0.05$）；观察组$CD8^+$含量显著降低，$CD4^+/CD8^+$比值显著提高，与对照组比较均有统计学差异（$P < 0.05$）。以上说明中药在提高食管癌术后患者生活质量的同时，还可以提高免疫功能。

2. **辨证中药联合化疗** 减毒增效化疗仍是目前不能手术的中晚期食管癌患者的主要治疗方法之一，但食管鳞癌的化疗有效率低，缓解期短，且化疗所引起的毒副作用较重。研究表明，在化疗过程中适时、适当运用中药辅助治疗，不仅能提高有效率，还能够减轻化疗引起的毒副作用，提高化疗耐受性，改善患者的生活质量。

崔清等运用金长娟经验方食道通结方（党参 15g，枸橘李 15g，天龙 9g，急性子 15g，石见穿 15g，制南星 15g，煨诃子 15g）联合化疗治疗中晚期食管癌术后辨证为痰气阻膈的患者，将纳入的 128 例患者随机分为治疗组（多西他赛联合顺铂）64 例和对照组（化疗同时配合中药）64 例。结果显示对照组 1 年、3 年无进展生存率分别为 50.0%、18.8%，中位复发时间为 10 个月；治疗组 1 年、3 年无进展生存率分别为 70.3%、45.3%，中位复发时间为 31 个月。化疗后，治疗组患者的恶心呕吐、腹泻情况优于对照组。治疗组中医证候改善的总有效率为 60.9%，对照组为 35.9%；化疗后，治疗组患者的胸膈痞满、泛吐痰涎、便溏症状积分较化疗前明显降低，均有统计学意义（$P < 0.05$）。杨茜雯等运用金长娟经验方食道通结方联合化疗治疗未手术中晚期食管鳞癌的患者，将纳入的 71 例患者随机分为对照组（紫杉醇加卡铂）36 例与治疗组（化疗同时配合中药）35 例。结果显示，治疗组 3 年生存率为 48.6%，高于对照组（25.0%），治疗组中医证候疗效总有效率为 80.0%，高于对照组（58.3%）；化疗 4 个月后，治疗组呕吐痰涎、反酸、大便稀溏、乏力症状积分、行为状况、$CD4^+/CD8^+$ 比值、自然杀伤（NK）细胞含量优于对照组（$P < 0.05$）。

刘志朝探讨自拟中药方联合化疗治疗中晚期食管癌的临床疗效，通过随机化方法将 78 例食管癌患者分为治疗组及对照组，对照组给予单纯化疗（顺铂＋亚叶酸钙＋紫杉醇），治疗组在化疗基础上加用中药治疗（黄芪 30g，党参 30g，白术 10g，茯苓 15g，丹参 30g，川芎 30g，地龙 15g，鸡血藤 15g，甘草 10g），比较两组患者的治疗效果和毒副作用。结果显示，两组总有效率（CR＋PR）分别为 79.5% 及 53.8%，治疗组优于对照组（$P < 0.05$）；而毒副作用方面治疗组轻于对照组（$P < 0.05$）。故可认为，应用中药配合化疗治疗中晚期食管癌疗效显著，可提高治疗有效率，降低化疗药物毒副作用，有效延缓肿瘤进展时间。

郑慧禹等用复方苦参注射液联合化疗治疗食管癌术后复发患者，观察其疗效，对照组 29 例，治疗组 31 例，2 组均应用 TCF 方案（多西他赛＋顺铂＋氟尿嘧啶）化疗。治疗组同时加用复方苦参注射液，每日 1 次，每周期连用 10d（28d 为 1 个周期），3 个周期化疗后统计疗效。依据 WHO 实体瘤疗效评价标准，治疗组总有效率（CR + PR）为 77.4%（24/31），对照组总有效率（CR + PR）为 31.0%（9/29），两组比较差异有统计学意义。

张兆泉等应用启膈通噎口服液配合化疗治疗食管癌，将符合诊断标准的 190 例患者随机分为两组，对照组 90 例患者只行放、化疗，治疗组 100 例患者放、化疗同时加用启膈通噎口服液，比较两组疗效。结果显示，治疗组在近期综合有效率、稳定率及远期生存率方面优于对照组，且毒副作用发生率及转移率均明显低于对照组。

3. **辨证中药联合放疗**　增效减毒放疗也是食管癌主要治疗手段之一。中医学理论认为放射线属于火热毒邪，易耗气伤阴，甚至可导致血脉运行不畅，瘀血内停。食管癌放疗常见的不良反应有食管穿孔、放射性食管炎、放射性肺炎、骨髓抑制、消化道反应等。研究表明放疗过程中配合中药治疗，可起到减毒增效作用。

在中药配合放疗增效方面，杨树明等观察探讨参芪六味地黄汤联合放疗对食管癌疗效及毒副作用的影响，随机将 98 例患者分为治疗组和对照组，治疗组在放疗的同时加用参芪六味地黄汤（生熟地黄各 30g，山药 30g，山茱萸 30g，牡丹皮 10g，茯苓 10g，泽泻 10g，黄芪 30g，西洋参 30g），放疗结束后进行评价。结果显示，治疗组的总有效率为 91.8%，完全缓解率为 53%，高于对照组的总有效率（75.5%）及完全缓解率（42.9%）（$P < 0.05$）；在放射性食管炎、食管炎及骨髓抑制等毒副作用方面总发生率分别为治疗组 12.2%、对照组 27.2%，两组差异有统计学意义（$P < 0.05$）。李路路等探讨参一胶囊联合放疗对老年食管癌患者疗效及不良反应的影响，将 64 例入组患者分为联合试验组及单纯放疗对照组，结果显示，试验组的近期有效率及 1 年、2 年、3 年的生存率均高于对照组（$P < 0.05$），且试验组的放疗不良反应（主要为骨髓抑制、放射性食管炎及食管炎）发生率也均低于对照组（$P < 0.05$）。

在中药配合放疗减毒方面，朱青山等应用自拟益气养阴、清热解毒中药汤剂治疗中晚期食管癌患者。结果显示，在改善放射性食管炎、骨髓抑制、KPS 评分及体重方面，中药 + 放疗组疗效优于单纯放疗组，差异有统计学意义。刘秀平等研究艾迪注射液配合放疗的增效减毒作用，将中晚期老年食管癌患者分为联合组（放疗 + 艾迪注射液）及对照组（单纯放疗组）。结果表明，在改善生存质量评分及升高白细胞方面联合组疗效优于对照组，差异具有统计学意义。另有研究表明，中成药鸦胆子油乳注射液及康艾注射液配合放疗在改善骨髓抑制、胃肠道反应、放射性黏膜反应的发生情况，以及提高生活质量与免疫功能等方面的疗效优于单纯放疗组。

（三）辨证中药防治食管癌术后复发转移

张玉双采用前瞻性队列研究的方法，将根治术后的Ⅰ～Ⅲ期食管鳞癌患者分为中药组（启膈方）和对照组进行临床研究。结果表明，中药组 128 例患者，平均无病生存时间为（22.09±1.40）个月；对照组 204 例患者，平均无病生存时间为（14.21±1.04）个月。中药组 128 例患者中，1 年疾病复发转移率为 9.38%，无病生存率为 90.62%，2 年疾病复发转移率为 29.69%，无病生存率为 70.31%；对照组 204 例患者，1 年疾病复发转移率为 19.61%，无病生存率为 80.39%，2 年疾病复发转移率为 37.25%，无病生存率为62.75%（表 8-6，表 8-7）

表 8-6 两组患者 1 年复发转移率比较

组别	例数	1 年复发转移率	
		复发转移 /n（%）	无复发转移 /n（%）
中药组	128	12（9.38）	116（90.62）
对照组	204	40（19.61）	164（80.39）

表 8-7 两组患者 2 年复发转移率比较

组别	例数	2 年复发转移率	
		复发转移 /n（%）	无复发转移 /n（%）
中药组	128	38（29.69）	90（70.31）
对照组	204	76（37.25）	128（62.75）

王雯倩回顾性研究了 120 例食管癌术后患者复发转移情况，结果发现证属脾胃气虚证、胃阴亏虚证、脾肾阳虚证患者的总复发转移率分别为 95.16%、69.70% 及 80.0%，5 年无病生存率分别为 17.74%、66.67% 及 4%。不同的中医证型中，胃阴亏虚证患者预后最好，脾肾阳虚型预后最差，与其余各证型相比均存在显著性差异（$P < 0.05$）（表 8-8）。

表 8-8　中医证型与复发转移时间的关系　　　　单位:例

无病生存时间	脾胃气虚证	胃阴亏虚证	脾肾阳虚证	合计
＜1 年	5	0	6	11
1～＜3 年	27	5	16	48
3～＜5 年	19	6	2	27
5～＜10 年	11	20	1	32
≥10 年	0	2	0	2
总计	62	33	25	120

因此，食管癌根治术后，胃阴亏虚证的复发转移率最低，无病生存时间最长，而且持续配合服用中医药治疗效果更佳，可明显降低复发转移率。

食管癌是消化系统常见的恶性肿瘤，随着中医药临床研究的进一步深入，在食管癌综合治疗方面已取得了较好的疗效。研究显示，中药在降低术后复发转移率、延长无病生存时间、改善术后并发症、减轻放疗和化疗毒副作用、提高患者生活质量及延长总生存期等方面均有一定疗效。但目前中医药在治疗食管癌方面仍处于探索阶段，存在很多不足之处，例如中医药临床研究缺乏客观统一的疗效评定标准，并且样本量偏小，可重复性差，缺乏高水平循证医学证据的临床及基础研究等。因此我们需要反复实践，不断摸索，使中医药临床研究更加规范化、标准化、系统化，探索更加有效的治疗方法，发挥中医药的特色和优势，为食管癌患者的治疗及生存带来更大的获益。

| 第四节 |
食管癌病证结合诊断及疗效评价

一、食管癌的辨病诊断

（一）食管癌的中医病因病机

中医学认为，七情内伤、饮食不节、年老肾虚可致肝、脾、肾三脏功能失常。脾之功能失调，健运失司，水湿聚而为痰；肝之疏泄失常，则气失条达，可使气滞血瘀或气郁化火；肾阴不足，则不能濡养咽嗌，肾阳虚馁，不能温运脾土，以致气滞、痰阻、血瘀，使食管狭窄，胃失通降，津液干涸失濡而成噎膈。

本病病位在食管，属胃所主，与肝、脾、肾三脏有关，病机总属气、痰、瘀交结，阻隔于食管、胃脘。本病初期，以标实为主，由痰气交阻于食管和胃，故吞咽之时哽噎不顺，哽塞难下，继则瘀血内结，痰、气、瘀三者交互搏结，胃之通降阻塞，上下不通，因此饮食难下，食而复出。久则气郁化火，或痰瘀生热，伤阴耗液，病由标实转为正虚，病情由轻转重。如阴津日益枯槁，胃腑失其濡养，或阴损及阳，脾胃阳气衰败，不能输化津液，痰气瘀结倍甚，多形成虚实夹杂之候。

（二）诊断要点

1. 食管癌高危因素和高危人群

高危因素：年龄 40 岁以上，长期饮酒吸烟、直系家属有食管癌或恶性肿瘤病史、具有上述癌前疾病或癌前病变者。

高危人群：具有上述高危因素的人群，尤其是生活在食管癌高发区，年龄在 40 岁以上，有肿瘤家族史或者有食管癌的癌前疾病或癌前病变者、长期饮酒和吸烟者。

2. 食管癌的临床表现

（1）症状：吞咽食物时有哽咽感、异物感、胸骨后疼痛，或明显的吞咽困难等，考虑有食管癌的可能，应进一步检查。

早期食管癌的症状一般不明显，常表现为反复出现的吞咽食物时有异物感或哽咽感，或胸骨后疼痛。一旦上述症状持续出现或吞咽食物有明显的吞咽哽咽感或困难时提示食管癌已为中晚期。

当患者出现胸痛、咳嗽、发热等，应考虑有食管穿孔的可能。当患者出现声音嘶哑、吞咽梗阻、明显消瘦、锁骨上淋巴结肿大或呼吸困难时常提示为食管癌晚期。

（2）体征：查体时大多数食管癌患者无明显相关阳性体征。当患者出现头痛、恶心或其他神经系统症状和体征，骨痛、肝大、胸腔积液、腹水、体重明显下降、皮下结节，颈部淋巴结肿大等提示有远处转移的可能，需要进一步检查确诊。

（三）辅助检查

1. **血液生化检查**　食管癌患者实验室常规检查的目的是评估患者的一般状况以及是否适于采取相应的治疗措施，包括血常规，肝肾功能，肝炎、梅毒、获得性免疫缺陷综合征（艾滋病）等抗原抗体检查，凝血功能等必要实验室检查。食管癌患者血液碱性磷酸酶或血钙升高考虑骨转移的可能；血液谷氨酰转肽酶、碱性磷酸酶、谷草转氨酶、乳酸脱氢酶或胆红素升高考虑肝转移的可能。进食不适感，特别是晚期吞咽困难的食管癌患者，可用前白蛋白和白蛋白水平评估患者的营养状况。

2. **肿瘤标志物检查**　目前常用于食管癌辅助诊断、预后判断、放疗敏感度预测和疗效监测的肿瘤标志物有细胞角蛋白片段 19（cytokeratin-19-fragment，CYFRA21-1）、癌胚抗原（carcinoembryonic antigen，CEA）、鳞状细胞癌抗原（squarmous cell carcinoma antigen，SCCA）和组织多肽抗原（tissue peptide antigen，TPS）等。上述标志物联合应用可提高中晚期食管癌诊断和预后判断及随访观察的准确度。目前应用于食管癌早期诊断的肿瘤标志物尚不成熟。

3. **影像学检查**

（1）气钡双重对比造影：它是目前诊断食管癌最直接、最简便、最经济而且较为可靠的影像学方法。

（2）CT 检查：作为一种非创伤性检查手段，CT 被认为是对食管癌分期及预后判断较好的方法之一，CT 判断 T 分级的准确度为 58% 左右，判断淋巴结转移的准确度为 54% 左右，判断远隔部位（如肝、食管等处）转移的准确度为 37%~66%。

（3）MRI 检查：为无放射性辐射，组织分辨率高，可以多方位、多序列成像，对食管癌病灶局部组织结构显示优于 CT，可更有效地评估肿瘤分期。不足之处在于扫描时间较长，受呼吸及心跳伪影干扰较多，一般不用于疗效评价。

（4）超声检查：超声通常并不能显示食管病灶，食管癌患者的超声检查主要应用于颈部淋巴结、肝脏、肾脏等部位及脏器转移瘤的观察，为肿瘤分期提供信息。

（5）正电子发射计算机断层成像（PET-CT）检查：可确定食管癌原发灶的范围，了解周围淋巴结有无转移及转移的范围，准确判断肿瘤分期，是目前用于评估治疗效果和预后指标前景很好的检查工具。在局部进展期食管癌手术前，术前治疗，根治性放、化疗时，应用 PET-CT 可提高分期检查的准确度，建议将其作为术前治疗，根治性放、化疗后常规评价疗效手段的补充。对于怀疑远处转移者应考虑全身检查。

上述几种重要的影像学检查技术，各有特点，优势互补，应该强调综合检查运用，全面评估。

4. 内镜检查

（1）普通白光纤维胃镜：在普通胃镜观察下，早期食管癌可以表现为食管黏膜病灶，有以下几种状态：①红区，即边界清楚的红色灶区，底部平坦；②糜烂灶，多为边界清楚、稍凹陷的红色糜烂状病灶；③斑块，多为类白色、边界清楚、稍隆起的斑块状病灶；④结节，直径在 1cm 以内，隆起的表面黏膜粗糙或糜烂状的结节病灶；⑤黏膜粗糙，指局部黏膜粗糙不规则、无明确边界的状态；⑥局部黏膜上皮增厚的病灶，常遮盖其下的血管纹理，显示黏膜血管网紊乱、缺失或截断等特点。内镜医师应提高对上述形态特征的认识，在检查时注意观察黏膜的细微变化，对可疑病灶多点活检是提高早期食管癌检出率的关键。中晚期食管癌的内镜下所见比较明确且容易辨认，主要表现为结节状或菜花样肿物，食管黏膜充血水肿、糜烂或苍白发僵，触之易出血，还可见溃疡，部分有不同程度的管腔狭窄。

（2）色素内镜：将各种染料散布或喷洒在食管黏膜表面后，使病灶与正常黏膜在颜色上形成鲜明对比，更清晰地显示病灶范围，并指导指示性活检，以提高早期食管癌诊出率。色素内镜常用染料有碘液、甲苯胺蓝等，可单一染色，也可联合使用。

（3）超声内镜检查（endoscopic ultrasonography，EUS）：EUS 下早期食管癌的典型表现为局限于黏膜层且不超过黏膜下层的低回声病灶。EUS 可清楚显示食管壁层次结构的改变、食管癌的浸润深度及病变与邻近脏器的关系，T 分期的准确度可达 74%～86%，但 EUS 对病变浸润深度诊断的准确度易受病变大小及部位的影响。EUS 诊断局部淋巴结转移的敏感度为 80%，明显高于 CT（50%）及 PET（57%），但特异度（70%）略低于后二者（83% 和 85%）。EUS 对食管癌腹腔淋巴结转移的诊断敏感度和特异度分别为 85%

和 96%，均高于 CT（42% 和 93%）。

（四）食管癌的分段

（1）颈段食管：上自下咽，下达胸廓入口即胸骨上切迹水平。周围毗邻气管、颈血管鞘和脊椎。内镜下测量距上切牙 15 ~ 20cm。

（2）胸上段食管：上起胸廓入口，下至奇静脉弓下缘（即食管门水平之上）。其前面被气管、主动脉弓的 3 个分支及头臂静脉包围，后面毗邻脊椎。内镜下测量距上切牙 20 ~ 25cm。

（3）胸中段食管：上起奇静脉弓下缘，下至下食管静脉下缘（即食管门水平之间）。其前方夹在两食管门之间，左侧与胸降主动脉为邻，后方毗邻脊椎，右侧游离直接与胸膜相贴。内镜下测量距上切牙 25 ~ 30cm。

（4）胸下段食管：上起下食管静脉下缘，下至食管胃结合部（即食管门水平之下）。内镜下测量距上切牙 30 ~ 40cm。

二、食管癌的辨证诊断

食管癌的辨证诊断参考《恶性肿瘤中医诊疗指南》。

（一）证候要素

临床上食管癌虚实夹杂，可数证并见。

1. 气虚证

主症：神疲乏力，少气懒言，饮食不下，面色苍白或萎黄，甚则滴水难进。

或症：胸背疼痛，声音嘶哑，形体枯瘦，头晕心悸，咳吐清涎。

主舌：舌淡胖。

或见舌：舌边有齿痕，苔白滑，薄白苔。

主脉：脉虚。

或见脉：脉沉细，脉细弱，脉沉迟。

2. 阴虚证

主症：五心烦热，口咽干燥，吞咽干涩，胸背灼痛。

或症：心烦不寐或烦躁盗汗，大便干涩，小便短赤，咽干灼痛，口苦泛酸。

主舌：舌红少津。

或见舌：舌干裂，苔薄白或薄黄而干，花剥苔，无苔。

主脉：脉弦细。

或见脉：脉浮数，脉弦细数，脉沉细数。

3. 血瘀证

主症：胸背疼痛，刺痛固定，肌肤甲错，食不能下，或食入易吐，黏涎较多，甚则滴水不入。

或症：肌肤焦枯，大便坚硬，形体消瘦。

主舌：舌质紫暗或有瘀斑、瘀点。

或见舌：舌青紫，苔腻。

主脉：脉涩。

或见脉：脉弦滑。

4. 阳虚证

主症：面色㿠白，畏寒肢冷，形体消瘦。

或症：饮食不下，形体枯瘦，口淡不渴，或喜热饮，小便清长，大便溏泄，或浮肿，小便不利。

主舌：舌苔薄白，舌质淡。

或见舌：舌胖大苔滑。

主脉：脉细弱无力。

或见脉：脉细弱。

5. 痰湿证

主症：胸脘痞闷，恶性纳呆，泛吐清涎。

或症：头晕目眩，食欲不振，胸胁胀痛引及背肋。

或见舌：舌胖嫩，苔白滑，苔滑腻，脓腐苔。

主舌：舌淡苔白腻。

主脉：脉滑或濡。

或见脉：脉浮滑，脉弦滑，脉濡滑，脉濡缓。

6. 热毒证

主症：口苦身热，尿赤便结，胸背灼痛。

或症：口腔糜烂，心烦不寐或烦躁盗汗，大便干涩，小便短赤，干咳或咳血，吞咽困难，咽干痛，梗阻较重。

主舌：舌红或绛，苔黄而干。

或见舌：舌有红点或芒刺，苔黄燥，苔黄厚黏腻。

主脉：脉滑数。

或见脉：脉洪数，脉数，脉弦数。

7. 气滞证

主症：胸背胀满，痛无定处。

或症：头晕目眩，食欲不振，胸胁胀痛引及背肋，吞咽困难，泛吐清涎，梗阻时与情绪有关。

主舌：舌淡暗。

或见舌：舌边红，苔薄白，苔薄黄，苔白腻或黄腻。

主脉：脉弦。

或见脉：脉弦细。

（二）辨证方法

1. 符合主症 2 个，并见主舌、主脉者，即可辨为本证。

2. 符合主症 2 个，或症 1 个，任何本证舌、脉者，即可辨为本证。

3. 符合主症 1 个，或症不少于 2 个，任何本证舌、脉者，即可辨为本证。

（三）辨证分型

食管癌各阶段中医辨证分型见表 8-9。

表 8-9　食管癌分阶段中医辨证分型

治疗阶段	辨证分型
手术阶段	气血亏虚、脾胃虚弱
化疗阶段	脾胃不和、气血亏虚、肝肾阴虚
放疗阶段	气阴两虚、热毒瘀结
单纯中医治疗阶段	痰气交阻、瘀血内结、津亏热结、气虚阳微

三、疗效评价

1. **影像学评价**　参考 2009 年颁布的 RECIST 标准（实体瘤疗效评价标准 V1.1）。

根据各目标病变最大直径测量值之和的变化情况，将疗效分为 CR（完全缓解）、PR（部分缓解）、SD（疾病稳定）和 PD（疾病进展）。

（1）CR 为目标病变全部消失。

（2）PR 为目标病变最大直径总和至少减少 30%。

（3）SD 为病情无明显变化，既未达 PR 也未达 PD。

（4）PD 为目标病变最大直径总和至少增加 20%，或出现新发病灶。

客观缓解率（ORR）：肿瘤体积缩小达到预先规定值并能维持最低时限要求的患者比例。ORR 为 CR 与 PR 的比例之和，不包括 SD。

疾病控制率（DCR）：经治疗后获得缓解和病变稳定的病例数占整个可评价例数的百分比。DCR 为 CR、PR 与 SD 的比例之和。

2. **采用反映疾病的结局指标或替代指标进行疗效评价**

（1）主要终点指标：采用总生存期（OS）为主要终点指标。将其定义为从食管癌患者接受随机化干预到任何因素导致患者死亡的时间。

（2）OS 的替代终点指标：包括以下几种。其中，最常用的为 PFS。

无进展生存期（PFS）：指从随机化至出现肿瘤客观进展或全因死亡的时间。

至疾病进展时间（TTP）：指随机分组至出现影像学进展之间的时间间隔。

无复发生存期（RFS）：指食管癌患者初次手术至最早出现复发证据的时间。

无病生存期（DFS）：指从随机化开始至疾病复发或由于疾病进展导致患者死亡的时间。

3. **临床症状、中医证候疗效及生活质量评价**　根据 2018 年《证候类中药新药临床研究技术指导原则》疗效指标的选择原则，重视患者症状、生活质量等疗效评价，可以多方面对食管癌患者的抗肿瘤疗效进行评价。

（1）以改善食管癌患者目标症状或体征为目的者，应以目标症状或体征消失率 / 复常率，或临床控制率为疗效评价指标，但同时应注意对观察目标症状或体征痊愈时间和 / 或起效时间的评价。

（2）引入食管癌患者报告结局指标，将患者"自评"与医师"他评"相结合，根据特定的疗效评价结局指标设计问卷表格以供评价。

（3）基于对患者生存质量或生活能力、适应能力改善等方面的考虑，推荐采用公认的具有普适性或特异性的量表进行疗效评价。

（4）采用能够反映证候疗效的客观应答指标进行评价，包括现代医学中的理化指标、生物标志物等，例如血常规、肿瘤标志物（CEA、CA19-9等），临床试验期间需观察评估中医证候疗效的起效时间、缓解时间或消失时间。

可以参考《证候类中药新药临床研究技术指导原则》。

主症：进食哽噎、呕吐痰涎。

兼症：反酸、胸背疼痛、乏力、大便干结等。

所有证候分为无、轻、中、重4级，主要证候分别记0、2、4、6分，次要证候分别记0、1、2、3分（表8-10）。

· 临床痊愈：症状消失或基本消失，证候积分减少≥95%。

· 显效：症状明显改善，证候积分减少≥70%，但<95%。

· 有效：症状有好转，证候积分减少≥30%，但<70%。

· 无效：症状无明显好转，甚或加重，证候积分减少<30%。

表 8-10　食管癌证候积分量表

	症状	轻	中	重
主症	进食哽噎	进食有哽噎感，但是能进食普食	进食哽噎感明显，只能进食半流食	进食哽噎严重，只能进食流食
	呕吐痰涎	偶有呕吐痰涎	时吐涎沫，但数量不多	经常呕吐痰涎,质稀量多
次症	反酸	偶有吐酸	饮食不慎即呕吐	频频吐酸
	胸背疼痛	NRS1～3	NRS4～6	NRS7～10
	大便干结	大便偏硬，每日1次	大便硬结,便难,2～3日1次	大便硬结,伴腹胀,难解异常,3日以上大便1次
	乏力	精神不振,不喜多言;稍倦,不耐劳力,可坚持轻体力劳动	精神疲乏,思睡,懒言,多问少答;倦怠较甚,勉强支持日常活动	精神极度疲乏,偶尔言语;四肢无力,不能坚持日常活动

注：NRS，数字分级评分法。

| 第五节 |

食管癌病证结合研究思路

食管癌中医证型相关因素的研究在现代医学的发展下日趋完善，而中医以其整体辨证观和个体化特性在中医学的发展史中独树一帜，故将现代医学研究和中医证候诊断之间的联系综合分析是未来中医药诊疗的研究趋势之一。

一、食管癌病证结合动物模型建立的思路与方法

食管癌病证结合动物模型是指运用中医证型理论、食管癌的现代医学特征与实验动物学知识有机结合，模拟或复制出的与人体患病时特征相同或相近的实验动物模型。模型动物同时具有疾病与证候的特征，便于实验研究的开展。动物模型的不可控因素较少，可以在一定限制条件下短时间内模拟和复制，有助于基础试验的开展及特定结论的验证。病证结合动物模型同时具有疾病与证候两个条件，体现了疾病治疗过程中辨病与辨证相结合的特点，可用于药物疗效验证、新药研发等多方面。

（一）注重研究病证的关联性

构建食管癌病证结合模型，应注重食管癌与证候的相关性，使所建立的食管癌病证结合模型动物特征符合人体患病特点。另外，应注重采用较为公认的处理方法，以构建相应证型的食管癌模型动物，注重食管癌分期与病理分型不同，证型特点不同的动态变化，严格控制动物造模条件、时间，以体现相应证候。对于观察结论指标，应选用具有特异性、重现性，并具有可定量评价指标的动物模型进行观察。

（二）食管癌病证结合动物模型的建模方法

动物模型在肿瘤研究中起着重要作用，与细胞实验相比，能更好地了解肿瘤进展与宿主之间的相互作用。

1. **食管癌动物模型**

（1）诱发性食管癌动物模型：是指致癌因素与受体动物食管部位直接或

间接接触，使食管部位产生肿瘤的模型。常用的致癌原有甲基苄基亚硝胺（NMBA）、对甲基戊基亚硝胺（MNAN/AMN）。人类和大鼠（如 FE34 大鼠、SD 大鼠）的食管对亚硝胺类化合物较敏感，容易致癌，只有少量小鼠种类（如 C57BL）对亚硝胺类化合物诱变敏感。其操作方法简单，靶器官和诱癌剂恒定，诱发成瘤率高，是研究食管鳞癌及癌前病变的适宜模型。

（2）移植性食管癌动物模型：是指将人食管癌细胞或组织接种于动物体内建立的食管癌动物模型。根据鼠类型分为免疫缺陷模型和人源化小鼠模型。免疫缺陷模型是将新鲜外科手术肿瘤组织或活检组织通过皮下或原位种植到免疫缺陷小鼠身上，能够保留患者肿瘤的异质性等特点。人源化小鼠模型可将人类基因敲入到动物基因组中，使动物分泌人类抗体、感染人传染病病原等；或在免疫缺陷的动物中，注射一定数量的人类肿瘤细胞或肿瘤干细胞，可再现患者体内肿瘤和免疫系统之间的相互作用。

（3）基因工程小鼠模型：肿瘤的发生与体内多种基因改变进行性积累及其与环境因素相互作用相关，为了模拟人类疾病，已经产生多种转基因小鼠癌症模型，准确地概括了在人类肿瘤中发现的遗传性改变。Epstein-Barr 病毒 ED-L2 是一种早期裂解周期的启动子，其在转基因小鼠模型中靶向细胞周期蛋白 D1，导致食管发育不良和癌前病变，是最常用的诱导食管鳞状细胞癌的方法。

目前食管癌动物模型多以诱发性模型和移植性模型为主，移植性模型因其周期短、成本低、个体差异小、成瘤率高、肿瘤生长速度较为一致、易饲养等优点，已成为临床应用最广的一种模型。

2. 食管癌相关证型动物模型的建模方法举隅

（1）痰气交阻证食管癌动物模型建模方法：采用高脂饲喂加慢性不可预见性应激刺激法。将实验动物饲养于室温 20℃左右，湿度 55% 左右，人工光照明暗各 12h 的通风良好的条件下，并给予高脂饲料（由 20% 猪油、4% 白糖、2% 奶粉、1% 胆固醇、73% 普通饲料组成）喂食，持续 2 周。之后对模型动物进行不可预见性的应激刺激：禁食 12h，禁水 12h，46℃高温环境 5min；止血钳夹尾 1min，潮湿饲料 12h，10℃冷水游泳 6min，45°倾斜饲养 12h，束缚 3h。每天刺激 2 次，相同刺激因子不连续出现，每种刺激随机安排，累计 7 次，造模 35d。

建模成功评价指标：实验动物出现急躁易怒，互相撕咬，倦怠懒动，形体肥胖，毛色油亮发光；肛周污秽，大便艰涩；舌红，苔薄腻；体重增加。血清中总胆固醇、甘油三酯、低密度脂蛋白胆固醇升高。

（2）瘀血内结证食管癌动物模型建模方法：采用注射肾上腺素联合束缚法。每天定时对实验动物进行颈背部皮下注射 0.1% 肾上腺素，持续 1 周，同时用绷带细条束缚实验动物四肢，并加笼外木棒敲击 5min，持续 7d 建立血瘀证模型。

建模成功评价指标：实验动物刚开始出现急躁易怒、互相撕咬、饮食饮水减少等情况，进而体毛无光泽、体重下降、困倦、精神萎靡，严重者会出现爪和尾部紫暗，耳色暗红，舌质紫暗。实验动物表现符合瘀血内结证的生物学表征。分析血管活性分子、血脂、血液流变学等指标，可见相应改变。

（3）津亏热结证食管癌动物模型建模方法：采用温燥伤阴法。主要是以附子、干姜、肉桂、草乌等温热性中药建立模型。此种造模思路主要是依据《黄帝内经》"阴阳对立互抗"的理论，服用辛温燥烈之阳药，因"阳胜则阴病""火热灼津，营阴暗耗"而使小鼠阴液亏虚，造成阴虚模型。予草乌水浓缩煎剂给 SD 大鼠灌胃 7d 造模；或以熟附子、干姜、肉桂等，予大鼠灌胃 14d 造模。

建模成功评价指标：实验动物表现为烦躁、呼吸急促、大便干燥、耳郭发红发热、舌红少津、舌干少津、体温升高。

（4）气虚阳微证食管癌动物模型建模方法：采用耳缘静脉放血法。根据中医"气血相依"理论，对实验动物每周 2 次进行耳缘静脉放血，以达到放血耗气的目的。

建模成功评价指标：实验动物自发活动减少，胆怯倦怠，反应迟缓，攻击行为减少；皮肤略松弛，背部毛色暗淡；小便频数，大便溏；舌淡，胖大，苔白。

二、食管癌病证结合分子机制研究与临床应用

分子水平的研究显示，食管癌形成是多种相关或独立的基因或分子改变的多阶段进行性演变过程，是多种基因变化累积或综合作用的结果。通过分子生物学和大样本的流行病学调查等方式对食管癌中医证型进行分析研究，揭示食管癌病证结合方证的分子生物学规律和特点，为食管癌的辨证分型探究分子生物学标准，可有效地指导食管癌的现代中医临床治疗，推动证候分

类的标准化研究。

1. **痰湿相关基因**　辨证为痰湿的食管癌患者，其发病早期多表现为痰湿阻滞于内的症状。将痰湿体质相关基因作为考察对象，用分子生物学技术分析其在含痰证型食管癌中的表达情况和水平。

2. **血瘀相关基因**　血瘀是由多种原因引起血行不畅、瘀滞或停积于脏腑或局部组织之中，影响气血运行而产生的。目前研究发现，痰浊瘀血状态与病理性代谢产物积聚有关，进而分泌某些细胞或体液因子刺激基因异常表达，引起细胞异常增殖，提示血管内细胞分泌功能异常及由此引起的血液流变学变化可能是血瘀证发生的病理基础之一。

3. **气虚相关基因**　食管癌患者长期吞咽困难，饮食不下可见面色苍白、神疲乏力、形寒肢冷、面浮足肿、腰膝酸冷、舌淡苔白、脉细弱等一系列气虚症状。研究者从分子生物学基因重组与克隆技术，DNA 多态性，基因的转录、表达与调控，细胞增殖与凋亡等角度进行研究，认为基因是气的生命表现形式。气的推动、防御、温煦、气化、固摄和营养六个方面的主要作用也分别与集落刺激因子、免疫球蛋白基因家族、冷休克基因家族、生长因子、凝血因子、神经营养因子基因有密切的关系。

目前由于医者辨证论治过程中的差异性，造成食管癌证型的多样性，使治疗处方呈现各异性的特点。利用现代研究技术，从分子机制出发分析中药处方的治疗机制，明确中药处方的作用靶点，便于准确评价中医药治疗食管癌的疗效，使疗效评价方法更加客观。建立食管癌病证结合实验动物模型，应用药物对于不同中医证型食管癌动物进行干预，能够分析药物对于食管癌不同证型的治疗效果，进而通过分子机制探究药物对食管癌的治疗作用及证型优势。

第六节
中医名家病证结合论治食管癌经验举隅

一、孙桂芝抓病机、结合病理，分段论治食管癌

孙桂芝认为，食管癌最主要的临床症状是吞咽困难，应据此进行对症处

理，以解决患者机械性吞咽困难和动力性吞咽困难为首要目的，而后开胃消食、健脾养血，扶正祛邪，方能达到留人治病、带瘤生存的目的。孙桂芝治疗食管癌最常用方为"二术郁灵丹"，由白术、莪术、郁金、威灵仙、石见穿等药物组成，其中威灵仙、石见穿为治疗机械性吞咽困难而设，威灵仙可扩张食管平滑肌、舒展食管内腔，且二者均有抗癌消肿作用；白术、莪术、郁金等主要用于治疗"动力性吞咽困难"，其合用可以补气活血、宣郁通脉，促进气血运行，从而有利于推动食物下行。此方主要为解决病变局部存在的主要矛盾而设，故属"辨病"处方，可在辨病基础上随证施用以缓解"噎膈"症状。

孙桂芝认为，食管癌中、上段以鳞癌多见，下段鳞、腺癌均较常见，上段多兼火热，中段多有痰气交阻，下段多见痰湿蕴结，分别酌以清热解毒、行气化痰、和胃除湿之法。偏于中上段、病理为鳞癌者可辅以天龙、僵蚕、北豆根、射干等治之；偏于中下段、病理为腺癌者，可辅以橘皮竹茹汤、瓜蒌薤白半夏汤、小陷胸汤等宽胸理气，化痰除湿。病久而气血不足者，可以黄芪建中汤、归脾汤等化裁；脾肾两亏者，可以四君子加六味地黄丸或参芪地黄汤等为主方化裁。

二、黄金昶首辨阴阳，多种辨证方法、外治方法综合运用，个体化治疗食管癌

黄金昶临床辨证强调阴阳辨证，根据肿瘤部位、肿瘤生长速度、病程长短、肿瘤分期、局部症状、全身症状、脉象、运气学等多方面因素，分辨阴证、阳证，认为痰邪、气虚、血瘀、癌毒、火邪、燥邪是致病主要病因，食管、胃、脾、肾脏腑功能失调是致病的关键。治疗上以益气养血润燥、化痰利水养阴、化瘀抗癌解毒为大法，总结提炼了治疗食管癌的基本方：熟地黄30g，缩砂仁（后下）10g，薤白10g，莪术10g，党参15g，茯苓15g，麦冬15g，干姜10g，黄药子30g，蜈蚣3条，鸡内金30g，山药30g，姜半夏15g，瓜蒌皮18g，百合30g，壁虎30g，当归20g，黄芪30g。黄芪、党参二药均味甘，入脾经，健脾益食管，补气扶正；百合、麦冬甘微凉，益胃生津，养阴润食管；当归、熟地黄甘温，养血活血，益精养阴，润燥生津，滋补肝肾，当归还可以解黄药子毒；山药甘平，平补脾肾脏；茯苓甘淡平，入心、脾经，具有健脾和胃、化痰利水的功效；半夏、瓜蒌皮、薤白宽胸化

痰，降逆止呕，消痞散结；干姜辛热燥烈，可温中散寒，温食管化饮；砂仁化湿理气，为醒脾调胃之要药，助脾胃升降之能；莪术破血化瘀，消积止痛；鸡内金运脾消食，消积行滞，使气血生化有源；壁虎、黄药子、蜈蚣药专力强，以毒攻毒，通络散结。诸药合用，共奏补气养血润燥、化痰利水养阴、化瘀抗癌解毒之功。

黄金昶在中医治疗食管癌中，将四诊、症状、体征与现代医学相结合，中西医互参，结合三焦辨证、部位辨证、经络辨证、膜原辨证，同时充分发挥中医外治及针灸的长处，达到了个体化治疗的目的。

三、王晞星症—证—法—方—药辨治食管癌

王晞星认为，食管癌的基本病机是气滞、痰阻、血瘀互结为标，阴虚津亏为本，脾胃虚弱贯穿病程始终。气、瘀、痰、虚是主要的病理因素，病位主要在食管，与脾、胃、肝密切相关。食管癌的发病与情志因素密切相关，其中急躁与抑郁性格人群更易患病。

王晞星认为，食管癌的中医证型分为痰热瘀结证、脾虚肝胃不和证、肝胃阴虚证和气阴两虚证，其中脾虚肝胃不和证最为常见，其次为肝胃阴虚证。食管癌中医证型与临床分期、治疗阶段明显相关。食管癌早期患者以痰热瘀结证最多见，中期以脾虚肝胃不和证多见，晚期则多见气阴两虚证；放疗间期的患者，证型以痰热瘀结证及脾虚肝胃不和证为主，放疗后患者则更多见肝胃阴虚证及气阴两虚证，未行放疗患者多见的是气阴两虚证及脾虚肝胃不和证。

王晞星以"和"法思想为指导，治以理气健脾、化痰散结。脾虚肝胃不和证，治宜健脾理气、解毒散结，方药常用六君子汤合四逆散，加减山慈菇、浙贝母、天龙、莪术、冬凌草、郁金、砂仁；痰热瘀结证，治宜开郁降气、化痰解毒，方药用四逆散合小陷胸汤加减陈皮、浙贝母、天龙、山慈菇、莪术、砂仁、郁金、威灵仙、蛇六谷、冬凌草；肝胃阴虚证，治宜养阴柔肝、和胃散结，方药用一贯煎合四逆散加减山慈菇、冬凌草、浙贝母、莪术、天龙、砂仁、郁金、威灵仙、白花蛇舌草；气阴两虚证，治宜益气养阴、解毒散结，方药用生脉饮、六君子汤合四逆散加减浙贝母、天龙、山慈菇、莪术、冬凌草、郁金。治疗以辨证与辨病结合、扶正与祛邪并举，重视顾护脾胃，调和脏腑气血阴阳，用药平和精当。

参考文献

[1] BRAY F，FERLAY J，SOERJOMATARAMI，et al. Global cancer statistics 2018: GLOBOCAN estimates of incidence and mortality worldwide for 36 cancers in 185 countries[J]. CA Cancer J Clin，2018，68(6):394-424.

[2] 孙可欣，郑荣寿，张思维，等.2015 年中国分地区恶性肿瘤发病和死亡分析 [J]. 中国肿瘤，2019，28（1）:1-11.

[3] 杨轶 . 食管癌术后患者的证型分布规律及其相关因素研究 [D]. 南京：南京中医药大学，2012.

[4] 王雯倩 . 中医辨证论治干预食管癌术后复发转移的回顾性研究 [D]. 南京：南京中医药大学，2015.

[5] 何世仪 . 食管癌中医临床证型的研究及通膈汤对食管癌细胞增殖抑制作用机制的探讨 [D]. 南京：南京中医药大学，2018.

[6] 吴成亚 . 食管癌术后相关症状的临床特征分析及辨证中药干预的疗效观察 [D]. 北京：中国中医科学院，2017.

[7] 吴朗杰 . 食管癌患者放疗前后中医证型改变及其相关因素分析 [D]. 乌鲁木齐：新疆医科大学，2012.

[8] 王瑞 . 食管癌中医证型分布及影响因素的研究 [D]. 南京：南京中医药大学，2016.

[9] 司银套，黄志良 . 食管癌中医证型分析 [J]. 中医文献杂志，2008，40(4):24-24.

[10] 司富春，刘紫阳 . 食管癌中医证型和用药规律分析 [J]. 中医学报，2012，27(6):655-657.

[11] 吕翠田，牛亚南，陈玉龙，等 . 食管癌中医证素特点及组合规律的文献研究 [J]. 时珍国医国药，2015，10:2457-2459.

[12] 崔慧娟，张培宇 . 张代钊治疗食管癌经验 [J]. 中医杂志，2011，52(10):821-823.

[13] 陶丽华，王晨瑶 . 王绪鳌治疗食管癌的经验 [J]. 浙江中医杂志，2012，47(4):236-237.

[14] 胥波 . 单兆伟教授治疗晚期食管癌经验撷要 [J]. 辽宁中医药大学学报，2010(1):111-112.

[15] 黄烈平，周正，罗琦，等 . 食管癌内窥镜表现、组织病理学特点与中医证型关系的临床研究 [J]. 新中医，2005，37（8）19-20.

[16] 徐丽霞，钟静惠 . 丁香透膈汤治疗晚期食道癌 80 例 [J]. 吉林中医药，2006，26(12):36-37.

[17] 李勇，杨雪飞，丁纪元，等.噎膈二号方治疗中晚期食管癌临床疗效观察 [J].肿瘤学杂志，2012，18（5）:397-398.

[18] 王天虎，黄志华.加味通幽汤治疗晚期食管癌86 例 [J].国医论坛，2005，20(4):22-22.

[19] 谈进，施义.育阴清热法治疗食管癌术后反流性食管炎的临床研究 [J].当代医学，2016，22（34）:1-2.

[20] 刘浩，黄娟，岑小波，等.升阳益胃汤加减治疗食管癌术后慢性腹泻的临床研究 [J].中医药导报，2016，22（15）：57-58，61.

[21] 缪卫华，唐爱琴，汪荫华，等.中药外敷对食管癌术后胃肠功能的影响 [J].山西中医，2014，30（2）:33-34.

[22] 吕安林.食管癌术后中药辅助治疗 42 例疗效观察 [J].西部中医药，2013，26（8）:92-93.

[23] 张珂，李永辉，陈鹊汀，等.附子理中汤应用于食管癌术后 30 例临床观察 [J].河南中医，2014，34（9）:1841-1842.

[24] 崔清，郭毅峻，张铭，等.食道通结方联合化疗治疗中晚期食管癌术后患者临床疗效观察 [J].上海中医药大学学报，2015，29（6）:29-32.

[25] 杨茜雯，张铭，金长娟，等.食道通结方辅助化疗对中晚期食管癌鳞癌患者生存期及免疫功能的影响 [J].中医杂志，2017，58（21）:1838-1841.

[26] 刘志朝.中药配合化疗治疗中晚期食管癌患者 78 例疗效分析 [J].中医药导报，2013，19（5）:60-61.

[27] 郑慧禹，侯向生.复方苦参注射液联合化疗治疗食管癌术后复发疗效观察 [J].中国中医药信息杂志，2012，19（9）:85-86.

[28] 张兆泉，杜文建，刘金凤，等.启膈通噎口服液配合化疗治疗食道癌临床观察 [J].中国中医药科技，2013，20（4）:393-394.

[29] 杨树明，张爱萍，蔡焦生.参芪六味地黄汤加放疗治疗食管癌的临床研究 [J].光明中医，2008，23(2):145-146.

[30] 李路路，陈剑，张鼎儒，等.参一胶囊联合三维适形放疗治疗老年食管癌 34 例 [J].中国中医药现代远程教育，2016，14(3):109-111.

[31] 朱青山，焦智民，洪永贵，等.益气养阴、清热解毒中药在食管癌放射治疗中的应用 [J].中国中医药信息杂志，2011，18(7):70-71.

[32] 刘秀平，王芳.放疗联合中药艾迪注射液治疗老年中晚期食管癌 [J].中国中西医结合

外科杂志，2006，12(2):109-110.

[33] 陆景峰，陈亚楠.鸦胆子油乳注射液联合同步放化疗治疗中晚期食管癌临床观察 [J].
实用中医药杂志，2012，28(9):753.

[34] 穆毅，阮有民，周进.康艾注射液联合放射治疗中晚期食管癌 50 例临床观察 [J]. 中
医药导报，2012，18(11):35-37.

[35] 张玉双.启膈方对Ⅰ—Ⅲ期食管癌根治术后患者生存质量及无病生存时间的影响 [D].
石家庄：河北医科大学，2017.

[36] 林洪生.恶性肿瘤中医诊疗指南 [M].北京：人民卫生出版社，2014.

[37] 冯奉仪.实体瘤新的疗效评价标准 (解读 1.1 版 RECIST 标准)[C]// 中国抗癌协会.第
三届中国肿瘤内科大会教育集暨论文集.北京：中国抗癌协会，2009.

第九章
乳腺癌病证结合研究及应用

无论是发达国家还是发展中国家，乳腺癌仍是女性最常见的恶性肿瘤，严重威胁着女性的健康。据最新的全球癌症负担数据，2022 年有乳腺癌新发病例约 230 万，占 11.6%；新发乳腺癌死亡病例 66.6 万，占 6.9%。我国许多大城市的乳腺癌发病率正在以快速增长的趋势逐年上升，年平均增长速度远高于世界平均增长速度。同时，我国乳腺癌的死亡率也呈缓慢的上升趋势，而且乳腺癌的发病出现了年轻化的倾向，其发病的中位年龄是 48 岁，比西方国家提早了 10 年，对女性的身心健康构成了严重威胁。乳腺癌的发病机制复杂，到目前为止尚未完全阐明。随着现代研究的进展，多学科综合治疗虽然提高了乳腺癌患者的生存率，但是各种治疗手段所带来的不良反应亦不可忽视。

中医古代文献大多都是根据乳腺癌的临床表现及症状来命名，如"乳疳""乳石痈""乳岩""石奶"等。晋代葛洪的《肘后备急方》里形象地描述乳腺癌为"痈疽之至牢有根而硬如石"，"痈结肿坚如石，或如大核色不变，或作石痈不消"，此描述引导后世医家对本病从不同的侧面进行探索，辨证施治体系也逐步成熟起来。古代中医多从整体出发，根据脏腑、经络、气血、阴阳学说，对乳腺癌的病因病机进行探析，认为乳腺癌总属本虚标实之证，整体为虚，局部属实，虚实夹杂。乳腺癌的病因病机如下。①外感六淫：风、寒、暑、湿、燥、火，致使邪毒蕴结客于乳；②内伤七情：情志不畅，肝气郁结，脾虚运化无力，生湿生痰，痰凝气滞，经络痞涩，致生本病。此外，肝肾不足，冲任失调，气血运行不畅，气滞血瘀阻于乳络，日久成岩，亦为乳腺癌的病因病机。

| 第一节 |
乳腺癌病证结合研究进展

现代医家更注重从病证结合的角度，整体辨证与微观辨证相结合，传统与现代相结合，更加客观、全面地评估患者的病情程度，从而提高临床疗效，延长生存期。在利用现代手段探究乳腺癌的病证结合时，许多医家对病理分期、临床分期、基础微观辨证与中医证型的关系进行研究，虽早有论述，但如何将两两结合起来，仍是临床工作者一直致力研究的方向。

一、乳腺癌病理分型、TNM 分期与中医证型

乳腺癌病理类型与中医证型之间的关系目前研究较少，陈杨等将 81 例患者的病理类型分类，发现主要以浸润性导管癌、浸润性小叶癌、导管内癌多见，而导管癌早期浸润以及其他癌例数较少，未纳入统计。不同证型患者之间病理组织学类型比较，差异无显著性意义（$P > 0.05$）（表 9-1）。

表 9-1　81 例乳腺癌患者的中医证型与组织病理分型　　　　　　　　　　单位：例

中医证型	n	浸润性导管癌	浸润性小叶癌	导管内癌
肝郁痰凝	49	42	3	4
冲任失调	21	17	2	2
正虚毒炽	11	10	0	1
合计	81	69	5	7

更多的研究对腺癌病证类型与 TNM 分期之间的关系进行了探讨。傅春燕等对乳腺癌中医证型分类与 TNM 分期之间的相关性进行研究，将 116 例乳腺癌患者分为肝郁痰凝组 50 例，冲任失调组 30 例，正虚毒炽组 36 例。Ⅰ期及Ⅱ期患者辨证以实证多见（肝郁痰凝组），Ⅲ期患者的病证多以虚实夹杂证多见（正虚毒炽组），正虚毒炽组多见淋巴结转移，与晚期乳腺癌患者多发现淋巴结转移的临床特点相对应（表 9-2 ~ 表 9-4）。

表 9-2　116 例乳腺癌患者的中医证型与 TNM 分期

组别	n/ 例	TNM Ⅰ期 / 例（%）	TNM Ⅱ期 / 例（%）	TNM Ⅲ期 / 例（%）
肝郁痰凝	50	16（32.0）	30（60.0）	4（8.0）
冲任失调	30	8（26.7）	18（60.0）	4（13.3）
正虚毒炽	36	2（5.6）	22（61.1）	12（33.3）

表 9-3　116 例乳腺癌患者的中医证型与 TNM 分期

组别	n/ 例	TNM Ⅰ期 / 例（%）	TNM Ⅱ期 / 例（%）	TNM Ⅲ期 / 例（%）
实证	50	16（32.0）	30（60.0）	4（8.0%）
虚证	66	10（15.2）	40（60.6）	16（24.2）

表 9-4　116 例乳腺癌患者的中医证型与腋窝淋巴结转移情况

组别	n/ 例	淋巴结转移		阳性率 /%
		有淋巴结转移 / 例	无淋巴结转移 / 例	
肝郁痰凝	50	14	36	28.0
冲任失调	30	12	18	40.0
正虚毒炽	36	24	12	66.7

肝郁痰凝型的 TNM 分期最早，腋窝淋巴结转移阳性率最低；正虚毒炽型的 TNM 分期最晚，腋窝淋巴结转移阳性率最高；冲任失调型的 TNM 的分期和腋窝淋巴结转移阳性率介于另外两种证型之间。研究显示，早期乳腺癌患者多表现为肝郁痰凝型，中晚期乳腺癌患者多表现为正虚毒炽型，乳腺癌患者的病情随着肝郁痰凝、冲任失调、正虚毒炽逐渐加重，这与乳腺癌发生的病理过程具有一定关系，该研究得到的结论为乳腺癌患者中医证型分类与 TNM 分期具有一定相关性。

李德辉等用 Meta 分析来研究乳腺癌中医证型与病理分期的相关性，由研究人员对文献进行筛选和数据提取。纳入 9 项研究，共 994 例乳腺癌患者，其中肝郁痰凝型 585 例，冲任失调型 271 例，正虚毒炽型 138 例。Meta 分析结果显示，肝郁痰凝和冲任失调证型乳腺癌患者中 TNM 分期以Ⅰ期、Ⅱ期居多（$P < 0.01$），正虚毒炽型乳腺癌患者中 TNM 分期Ⅲ、Ⅳ期所占比例高于Ⅰ期、Ⅱ期（$P < 0.01$）。在乳腺癌Ⅰ期、Ⅱ期，即乳腺癌早、中期阶段，此时中医主要病机是气滞血瘀、痰凝毒聚、冲任失调；在乳腺癌 TNM Ⅲ期和Ⅳ期，即乳腺癌晚期阶段，此时中医主要病机是正虚毒炽。本研究的结果显示乳腺癌早期中医证型多为肝郁痰凝和冲任失调型，晚期以正虚毒炽型为主。

肝郁痰凝证在乳腺癌的发生、发展中具有重要地位，乳腺癌病机转化规律为早期肝郁痰凝，正气虚损并不严重，如果肝郁痰凝不能消除，日久可加重局部的气滞血瘀等，耗损人体的正气，影响体内冲任失调，逐渐向虚证方向转化，促进肿瘤的恶化，发展为正虚毒炽的虚证，即乳腺癌中医证型随着病情进展，由肝郁痰凝证、冲任失调证、正虚毒炽证，发展为虚证。由早期到晚期，病情逐渐恶化，预后越来越差的过程。

二、乳腺癌临床分期与中医证型

乳腺癌疾病的发生、发展是一个缓慢的过程，不同时期所呈现出的临床表现各不相同，且与此对应的中医证型也各有不同。现代中医专家对乳腺癌临床各期的辨证分型又做出了更深的研究，中华中医药学会乳腺病防治协作工作委员会于 2010 年发布《乳腺癌分期辨证规范（试行）》，将乳腺癌按照围手术期、围化疗期、围放疗期及巩固期进行分期辨证。围手术期指入院开始到手术后第一次化疗，术前分为肝郁痰凝证、痰瘀互结证、冲任失调证；术后分为脾胃不和证、气血（阴）两虚证。围化疗期指化疗开始到化疗结束后 1 周，分为脾胃不和证、气血（阴）两虚证、肝肾亏虚证、脾肾两虚证。围放疗期指放疗开始到放疗结束后 1 周，分为气阴两虚证、阴津亏虚证、阴虚火毒证。巩固期指手术后化疗和 / 或放疗结束 1 周后开始以后的 5 年期间，分为气血两虚证、脾肾两虚证、冲任失调证。比较规范地提出了中医学关于乳腺癌临床分期和辨证分型的依据。

在提出了较为规范的临床分期与中医证型的关系后，多数学者在此基础上又进一步研究，在每一种分期上进行了更详细的分型。在围手术期的研究中，司徒红林等运用聚类分析法确定乳腺癌围手术期证型。术前以实证为主，术后以虚证为主。术前 1d 为肝郁痰凝兼肾虚，肝郁血瘀及冲任失调兼肝郁；术后第 1 天为脾胃虚弱，气阴两虚，湿困脾胃；术后第 3 天为脾胃虚弱，湿困脾胃，气血两虚；术后第 6 天为脾胃虚弱，气阴两虚，湿困脾胃。

赵春英等将乳腺癌围手术期证型分为 9 型：术前患者可见 3 型（气血两虚兼肝肾亏损型、肝郁脾虚兼肝肾亏损型、肝气郁结兼肾气亏损型），术后第 1 天可见 3 型（气血亏损兼心脾失养型、气血两亏兼脾气虚型、气血亏损兼脾失健运型），术后第 6 天可见 3 型（心脾两虚型、脾失健运型、气阴两虚型）。

岳振松等采用流行病学调查的方法，收集 709 例乳腺癌患者的临床症状和体征，通过 R 型聚类方法，分析得出 20 个证候要素和 19 个相对应的单证，其中病位类证候要素为肝、脾、肾、心、肺、络、胃；病性类证候要素为气滞、瘀血、湿热、湿邪、火、阳亢、痰、风湿、阳虚、阴虚、气虚、血虚、精亏；单证为肝气郁滞、肝热、瘀血阻滞、肝阳上亢、湿邪困脾、湿热、痰阻、心火亢盛、痰湿蕴肺、风湿阻络、胃热、血虚、阳虚、气虚、肝阴虚、肝血虚、肾阳虚、肾阴虚、肾精亏。

根据已收集的临床资料与临床医家的经验总结，由于乳腺癌的临床分期与证型之间的关系已标准化，现代临床医家根据标准的临床分期，进行了更详细的辨证分型。乳腺癌临床分期与中医证型之间有一定的相关性，但因为病例数、临床变化等客观因素，各研究之间存在差异。

三、乳腺癌基础微观辨证与中医证型

运用现代科学手段研究乳腺癌中医证型与微观信息之间的联系，随着生物统计学方法和分子生物学在中医证型研究中的广泛应用，乳腺癌中医证型的研究向着多极化发展，选择乳腺癌客观指标来研究其与证候的关系，指导意义虽很局限，但有利于中医对乳腺癌的认识，也为乳腺癌的微观辨证提供了一些依据。

傅春燕等对 180 例乳腺癌患者进行中医辨证，检测细胞增殖核抗原 Ki-67 的表达情况并探讨了其与中医证候的相关性。Ki-67 是肿瘤细胞增殖的重要指标，Ki-67 表达越高，肿瘤细胞活性越高，其预后越差。研究结果显示，180 例患者中 Ki-67 阳性占 64.44%，阴性占 35.56%，并且发现其中医证候分型与 Ki-67 的表达呈正相关，Ki-67 的阳性表达按正虚毒炽型、冲任失调型、肝郁痰凝型顺序依次降低；随着乳腺癌中医证候由肝郁痰凝逐渐发展为冲任失调再到正虚毒炽，乳腺癌细胞增殖活性越来越高，预后亦越来越差（表 9-5）。

表 9-5　180 例乳腺癌患者中医证型与 Ki-67 表达

中医分型	Ki-67 表达				r 值	P 值
	− / 例（%）	+ / 例（%）	+ + / 例（%）	+ + + / 例（%）		
肝郁痰凝	42（43.75）	24（25.00）	19（19.79）	11（11.46）		
冲任失调	15（34.09）	12（27.27）	10（22.73）	7（15.91）	0.219	0.003
正虚毒炽	7（17.50）	12（30.00）	11（27.50）	10（25.00）		

　　崔飞飞通过对 64 例晚期三阴性乳腺癌患者外周血免疫细胞检测，分析不同证候类型与免疫细胞间的关系。其中，脾虚痰湿 19 例、气滞血瘀 21 例、肝肾阴虚 24 例，研究发现，CD8$^+$/CD28T 细胞比值在不同证候类型之间存在差异，气滞血瘀型 > 脾虚痰湿型 > 肝肾阴虚型；NK 细胞数量在不同证候之间也存在差异，肝肾亏虚型 > 脾虚痰湿型，且肝肾阴虚型 > 气滞血瘀型。晚期三阴性乳腺癌中医证候类型中，气滞血瘀型患者免疫力最差，脾虚痰湿型次之，肝肾阴虚型患者免疫力最好。

　　庞钊进行中医证型分布规律的研究，收集了 174 例乳腺癌术后患者，观察分析不同证型的乳腺癌患者预后因子的差异。结果显示，气血两虚型、痰瘀毒热型、肝郁脾虚型是最常见的 3 种证型，其中痰瘀毒热型的 Her-2、VEGF 阳性表达率最高，气血两虚型的 Her-2、VEGF 阳性率最低，差异均有统计学意义。

　　孙鹏涛等对 72 例乳腺癌患者进行常规彩色多普勒超声、超声造影及肿瘤病理学检查，并探讨不同中医证型与各指标间的关系。其中，肝郁痰凝型 29 例，冲任失调型 23 例，正虚毒炽型 20 例。结果发现，3 个证型间超声造影肿物增强形态存在显著差异：肝郁痰凝在型增强时多表现为点线状或树枝状增强；冲任失调型增强时多出现树枝增强或环状增强；正虚毒炽型增强时多为环状增强或整体增强。在病理分级上，正虚毒炽型多为 Ⅱ、Ⅲ 级，肝郁痰凝型多为 Ⅰ、Ⅱ 级，冲任失调型居于二者之间。此外，正虚毒炽型患者病灶的微血管计数高于肝郁痰凝型和冲任失调型，且差异有统计学意义。

　　殷玉琨对 160 例乳腺癌术前中医证型与 DNA 倍体、S 期细胞比例及 Ki-67 的相关性进行研究。结果显示，3 组分型中，肝郁痰凝型占比最多（53.13%），冲任失调型次之（24.37%），正虚毒炽型最少（22.50%）。其中，正虚毒炽、冲任失调、肝郁痰凝各证型 DNA 倍体中异倍体占比依次为 23.5%、41.0%、69.4%，且 3 组比较，有显著差异。正虚毒炽型 S 期细胞比例为高度的概率明显高于其他两组，且有显著差异。肝郁痰凝、冲任失调、正虚毒炽 3 组患者分别取 16、12、18 例进行 Ki-67 检测，显示正虚毒炽组患者 Ki-67 阳性率最高，冲任失调组次之，肝郁痰凝组最低，3 组比较，有显著差异。以上研究数据表明，乳腺癌发展到正虚毒炽阶段，肿瘤细胞的增殖较肝郁痰凝、冲任失调两组明显增强，预后较差（表 9-6 ～ 表 9-8）。

表 9-6　160 例乳腺癌患者中医证型与 DNA 倍体分布情况

组别	总例数	DNA 倍体		异倍体 /%
		二倍体 / 例	异倍体 / 例	
肝郁痰凝	85	65	20	23.5
冲任失调	39	23	16	41.0
正虚毒炽	36	11	25	69.4

表 9-7　160 例乳腺癌患者中医证型与 S 期细胞分布情况

组别	总例数	S期细胞比例		高度 /%
		低度 / 例	高度 / 例	
肝郁痰凝	85	69	16	18.8
冲任失调	39	32	7	17.9
正虚毒炽	36	15	21	58.3

表 9-8　160 例乳腺癌患者中医证型与 Ki-67 表达情况

组别	总例数	Ki-67		阳性百分率 /%
		(−)/ 例	(＋)/ 例	
肝郁痰凝	16	14	2	12.5
冲任失调	12	5	7	58.3
正虚毒炽	18	1	17	94.4

　　从上述研究数据可总结出，在基础微观辨证方面，微观指标的变化所对应的乳腺癌证型有肝郁痰凝、冲任失调、正虚毒炽等，与宏观辨证相比，证型变化较小。当前研究多是选择局限的乳腺癌客观指标来研究其与证候的关系，指导意义很局限，随着现代生物科学的发展和应用，判断中医各证型与乳腺癌增殖因子的相关性，有助于指导对各证型预后的判断。针对性地选择中医治疗的方法及用药，从而从生物学角度来辅助指导乳腺癌的中医治疗，规范化、统一化、现代化的乳腺癌中医证候研究才能真正具有乳腺癌中医诊疗的临床转化功能。

乳腺癌的证型分布特点

近年来乳腺癌的发病率呈明显上升趋势，手术仍是乳腺癌重要的治疗方法之一，其次有化疗、放疗、内分泌治疗、分子靶向治疗、中医药治疗、心理治疗几大类。中医从"整体观念"出发，贯穿乳腺癌治疗的整个过程，且日益在围手术期、围化疗期、围放疗期及巩固期表现出辨证论治、处方灵活、调补结合等优势。因此，亟待对乳腺癌的证型标准化问题进行探索性研究。有研究用流行病学调查的方式，对临床信息进行收集、整理，兼顾患者的个体差异性（个人体质、疾病阶段、采取的治疗方式），探讨围手术期、围化疗期乳腺癌中医证型的分布规律，进而探索出病证结合证型的分布及演变特点。

一、乳岩中医证候分型的古代认识

乳腺癌属于中医学"乳岩"范畴，古人对乳岩的认识是一个不断探索的过程，大致分为三个阶段：隋唐及其之前的时期应是形成阶段，宋金元时期为发展阶段，明清时期则为成熟阶段。中医学认为，正气不足，邪气盘踞，是乳岩发病的重要前提。《素问·评热病论》说："邪之所凑，其气必虚。"隋代《诸病源候论》中提到："有天下乳者，其经虚，为风寒气客之，则血湿结……无大热，但结核如石。"上述引文说明外邪侵犯是乳岩发病的重要条件，为乳腺癌的形成发展奠定了基础。宋代陈自明在《妇人大全良方》中指出："肝脾郁怒，气血亏损，名曰乳岩。"宋代窦汉卿《疮疡经验全书》载"乳岩乃阴极阳衰，虚阳积而与，血无阳安能散，致血渗于心经，即生此疾""女子已嫁未嫁俱生此候"，不但指出阴极阳衰为致病因素，而且还指出发病人群的普遍性。元代朱丹溪认为"忧怒郁闷，脾气消阻，肝气横逆"，导致该病。明代薛己认为乳岩为"七情所伤肝经，血气枯槁之症"，陈实功提出"忧郁伤肝，思虑伤脾，积虑在心，所愿不得者，致经络痞涩，聚结成核"的观点。《景岳全书》提到"肝肾不足及虚弱失调之人，多有积聚之病"。王维德的《外科证治全生集》中记载："证与瘰疬、恶核相若……此因哀哭忧愁，患难惊恐所致""男女皆有此症"，此论述在指出情志因素致病的同时，对该病的广泛性也做了阐述。马培之认为，"乳癌一症，乃思虑抑郁，肝脾两伤，积想在心，所愿不得，志愿不遂，经络枯涩，痰气郁结而成"，"肝阴亦损，气化为火，阳明郁痰不解，虑其长大，成为癌症"。可见，除了肝脾损伤、情志致病之外，医家也逐渐认识到乳中结核经久不治也可发展为乳岩。隋唐时期，甚至在其之前，多数医家认为乳岩是由人体正气不足，外邪侵犯导致。至宋金元时期，医家对乳腺癌病因病机有了充分认知，认为气血亏损、阴极阳衰、情志郁怒为乳岩生成的主要因素。至明清时期，医家的认识更加深刻和成熟，认为情志内伤、肝郁脾滞、肝肾亏虚、其他乳房疾病迁延不愈等诸多因素相互交杂，形成乳岩。总之，内因是致病的条件，外因是决定因素，正气不足、阴阳不和、感受外邪、七情内伤、肝脾郁结、冲任失调、气血亏损等最终形成经络阻塞及气血郁滞，痰毒互结于乳房而成岩证。

二、乳腺癌中医证型的现代研究演变规律

随着西医的不断发展，特别是手术疗法的进步，中医药疗法从过去治疗乳腺癌的主体转变成为与现代综合全身治疗相互配合中的一个重要环节。随着这个转变的发生，中医对乳腺癌也有了新的认识。在病因病机方面，现代中医学多认为正虚为本病之本，气郁、痰浊、瘀毒为本病之标，与肝、脾、肾、冲、任关系最为密切，是因虚而致郁，郁积而更虚，虚实夹杂，最终气血阴阳俱虚。中医对乳腺癌的辨证分型也是一个不断完善的过程，中华中医药学会乳腺病防治协作组工作委员会将化疗期乳腺癌患者分为脾胃不和证、气血（阴）两虚证、肝肾亏虚证、脾肾两虚证，围放疗期分为气阴两虚证、阴津亏虚证、阴虚火毒证，巩固期分为气血（阴）两虚证、脾肾两虚证、冲任失调证及有病无证等。因为乳腺癌的中医治疗尚缺乏统一的诊疗标准，学者们制定临床观察量表，对临床四诊信息进行采集、归纳，统计分析后续数据，并对术前、术后的乳腺癌中医证候及其变化规律开展探索研究，总结出乳腺癌患者的中医证型及其变化规律，为中医药在化疗期乳腺癌的治疗提供科学依据。

1. **乳腺癌围手术期中医证型演变规律**　司徒红林等对501例乳腺癌围手术期患者采用文献调研、设计临床证候信息采集表，运用聚类分析方法得出各证型诊断依据。对术前1天、术后第1天、术后第3天及术后第6天的证候信息分别采用聚二类、聚三类、聚四类的聚类分析方案。其中聚三类方案

患者证候条目最为清晰，重叠信息较少。副主任医师以上专家组成专家小组进行讨论，认为聚三类证较符合乳腺癌术前术后的中医病因病机变化规律且与中医相关证候比较一致，采用聚三类方案经专家讨论确定的各证型名称是：术前1天为肝郁痰凝兼肾虚，肝郁血瘀及冲任失调兼肝郁；术后第1天为脾胃虚弱，气阴两虚及湿困脾胃；术后第3天为脾胃虚弱，湿困脾胃及气血两虚；术后第6天为脾胃虚弱，气阴两虚及湿困脾胃。

初步制定乳腺癌围手术期中医辨证分型标准：术前重在肝郁、血瘀、痰凝，以实证为主；术后重在脾胃虚弱、气阴两虚、气血两虚，以虚证为主。这一辨证规律特点，为指导围手术期的中医药治疗提供了理论依据。

2. **乳腺癌化疗期间中医证型演变规律** 李欣荣等采集216例辅助化疗期乳腺癌患者的四诊信息，通过聚类分析结果结合专家经验归纳出中医证型的分布和演变规律。结果显示，化疗开始前患者多表现为脾虚与肝郁两证，第2周期化疗结束后患者表现为脾气虚证、肝郁化火证、心肝实热证，第4周期化疗结束后患者表现为以肝、脾、胃三脏阴血不足为主的证候，第6周期化疗结束后患者出现心、肝、脾、胃等多脏腑不足的证候。结论：在辅助化疗期，患者中医证型总体以虚证为主；在化疗前期，主要为肝脾两脏的"气"病；随着化疗的延续，由"阳"病转为"阴"病，后期患者逐渐表现为类似五脏羸弱的证候。

三、文献分析

孔咏霞以中文期刊全文数据库（CNKI）1996年1月—2016年8月收录的有关"乳腺癌"的文献为检索源，对其所涉及的中医证型进行归纳及统计并建立数据库，对证型及证候要素进行频次分析。结果显示，乳腺癌术前证型文献分布频率前3位是冲任失调证、肝郁痰凝证、肝郁气滞证，病例数频率前3位是肝郁痰凝证、冲任失调证、肝郁气滞证；术后证型文献分布频率前3位是气虚证、阴虚证、肝郁气滞证，病例数前3位是有病无证、脾肾两虚证、气虚证。乳腺癌病位类证候要素有5个，术前主要为肝，术后为肾；病性类证候要素有10个，术前居前3位的为气滞、痰、血瘀，术后为气虚、血瘀、阴虚。该结果初步反映了乳腺癌患者术前、术后中医证型及证候要素的分布规律，为乳腺癌的证候规范化及临床治疗提供了重要依据。

孙霓平等对80余篇文献报道的1 534例乳腺癌临床病例进行统计学分

析。结果显示：术前患者的证型在文献中的分布频率由高到低依次为肝郁型、痰瘀毒热型、气血两虚型、冲任失调型、脾虚痰湿型、肝肾阴虚型、正虚邪实型、气阴两亏型、肺肾两虚型、脾肾阳虚型；在临床病例中的分布频率则依次为肝郁型、脾虚痰湿型、痰瘀毒热型、冲任失调型、气血两虚型、气阴两亏型、正虚邪实型及肺肾阴虚型。本研究结果与文献报道大部分相符，不符之处分析其原因，可能与本研究纳入对象是可手术乳腺癌患者且排除术前需行新辅助化疗者有关。文献报道中较常出现的痰瘀毒热、正虚毒炽、热毒壅盛、气血两虚等证型较多出现在乳腺癌晚期或局部晚期，不属本研究之列。

无论是临床流行病学研究还是文献研究，虽无统一的中医证型规范标准化，但根据术前、术后的研究，术前以实证为主，包括气滞、痰、血瘀等，术后（辅助化疗期）以虚证为主，包括气虚、血瘀、阴虚等。这种病证结合证型分布特点，为指导治疗提供了理论依据。中医证型虽然有很多共性，相似但不完全相同，临床研究从患者的临床症状等相关信息归纳、总结出中医的临床证型及其动态变化规律，应通过更科学的调查进行大数据的研究。同时，通过结合基础研究从分子生物学等层面，进一步研究来明确证候的实质，提高证型分布及变化规律研究结果的客观性。

| 第三节 |
乳腺癌方证应用与分子机制研究

近年来，随着现代生物科学的不断发展，对乳腺癌病证结合方证的分子机制研究越来越多，从分子机制角度研究中药处方对于乳腺癌的治疗作用。近些年中药复方在治疗乳腺癌方面取得了突破性的进展，它能通过多种途径调节机体整体功能，对中晚期乳腺癌患者进行辨证施治，可明显延长患者带瘤生存时间，具有减毒、增效并且减轻患者症状、提高生活质量的作用。

一、复方制剂对乳腺癌内分泌调节的影响

乳腺癌的发生、发展与内分泌高度相关，雌激素能增加乳腺癌的发病风

险，促进乳腺癌的复发及转移。在乳腺癌治疗当中，内分泌治疗占有十分重要的地位。当前常用的内分泌药物为雌激素受体拮抗剂和芳香化酶抑制剂，成为治疗乳腺癌的重要手段。他莫昔芬（TAM）是其中的代表药物，但在治疗中常使激素水平紊乱，出现一系列类似围绝经期综合征的症状，严重影响患者的生活质量。中药复方目前是中医药防治肿瘤的主流，其多环节和多靶点的整体调节对肿瘤防治具有重要意义，中药及复方又因其独特的抗肿瘤，放、化疗增敏，减轻放、化疗毒副作用，延长患者生存期等方面的效果而逐渐被重视。杨正库等观察中药 QHF 复方对乳腺癌的抑制作用及其对内分泌的影响。QHF 复方是从具有清热解毒（Q）、活血化瘀（H）、扶正固本（F）作用的中药中提取的多种抗肿瘤有效组分，通过文献研究及动物实验，并采用均匀设计法筛选得到的成分组方。QHF 复方对乳腺癌移植瘤有明显的抑制作用，能显著升高人乳腺癌的裸鼠模型血清中雌二醇（E_2）、血清胰高血糖素（Pg）的含量，上调肿瘤组织雌激素受体（ER）表达、下调子宫组织 ER 表达、降低雌激素活性，并能改善荷瘤小鼠的记忆力，为治疗乳腺癌提供了客观依据和参考。

二、中医药治疗 HER-2 阳性乳腺癌的研究

Saphner T 的研究表明，乳腺癌复发转移高峰主要发生在术后前 5 年内，HER-2 阳性乳腺癌患者复发转移发生早，主要出现在术后第 18 ~ 24 个月。近年来，多项研究发现中医药可以在西医常规治疗基础上进一步提高 HER-2 阳性乳腺癌患者的无病生存率，预防复发转移的发生。

邱瑞瑾等采用队列研究的方法，在常规西医治疗基础上加用中药复方疏肝益肾方（由白花蛇舌草、熟地黄、当归、莪术、麦冬、升麻、槟榔和半枝莲 8 味中药组成），观察其对 II、III 期 HER-2 阳性乳腺癌患者生活质量的影响。结果发现，疏肝益肾方能显著改善患者总生活质量，联合治疗组（常规西医治疗 + 疏肝益肾方）中潮热汗出及疲劳、失眠的发生率及程度较单纯西药组低。有研究从临床症状、生活质量评分、复发转移发生率三个方面观察了以柴胡疏肝散和三甲散为基础方的柴甲合剂治疗 HER-2 阳性乳腺癌术后患者的综合疗效，与对照组平消片比较，结果发现治疗组可以改善消瘦、贫血、胁痛、乏力、失眠、上肢肿胀等临床症状，有效率为 70.4%，对照组为 30.1%；治疗组可以提高患者 KPS 评分，有效率达 76.7%，对照组为

33.3%；治疗组 2 年内复发转移率为 20%，对照组为 60%。上述结果组间比较差异均有统计学意义（$P < 0.05$）。

中药能协同增强某些化疗药物的细胞毒作用，增强内分泌药物治疗的敏感度，对肿瘤细胞的耐药性有较强的逆转作用。闫会芩使用免疫细胞化学及免疫荧光法检测不同含药血清对 TAM 耐药细胞株 MCF-7LCC9 细胞中 ERα、HER-2 蛋白表达的影响，结果发现与空白组相比，TAM 组 ERα 的表达无明显差异（$P > 0.05$）。中药疏肝益肾方含药血清组与联合组（疏肝益肾方 + TAM 治疗组）ERα 表达增加（$P < 0.05$），HER-2 蛋白表达下降（$P < 0.05$），其中联合组效果最为显著，差异均有统计学意义（$P < 0.05$），表明中药疏肝益肾方可以有效上调耐药细胞株中 ER 的表达，下调 HER-2 的表达，起到耐药治疗的增效作用。

三、西黄丸在乳腺癌中的应用研究进展

西黄丸主要由牛黄、麝香、乳香（醋制）、没药（醋制）组成，具有软坚散结、清热解毒、消肿止痛的功效，是治疗乳岩、肺痈、痰核、瘰疬之名方。现代临床主要用于乳腺癌、胃癌、肝癌、白血病等多种恶性肿瘤的治疗和辅助治疗，并取得了较好的疗效。

临床研究表明，西黄丸联合化疗治疗乳腺癌具有增效减毒的作用。李德辉等临床研究发现，西黄丸联合内分泌药物、手术及其他药物治疗乳腺癌及其并发症具有良好的疗效，可提高患者的生存质量，减少不良反应的发生。西黄丸对于 ER 不同状态乳腺癌具有一定的选择性作用，尤其对于激素依赖性的乳腺癌患者具有较好的临床作用效果。西黄丸还可阻断、逆转乳腺癌的发生和发展。在动物实验研究方面，西黄丸可有效改善乳腺癌癌前病变大鼠的一般情况，逆转乳腺癌癌前病变非典型增生的病理变化，防止乳腺癌的发生和发展。西黄丸含药血清可抑制人乳癌细胞系 MCF-7 细胞生长，并可干扰其细胞周期。

西黄丸是治疗乳腺癌的经典方剂，临床应用疗效确切。目前临床单独应用西黄丸治疗乳腺癌的报道鲜见，仍以联合西药及手术为主。对西黄丸药物有效组分的研究报道更少，缺乏系统性的治疗乳腺癌机制的研究，仅仅从临床有效率、动物实验抑瘤率、细胞实验抑制细胞生长和干扰细胞周期，以及免疫方面进行研究。西黄丸治疗乳腺癌深入的作用机制及具体作用靶点研究

成果较少，如何从分子生物学角度阐明西黄丸治疗乳腺癌的机制将是以后西黄丸的研究方向。

中药防治乳腺癌的优势在于减毒、增效，提高机体对化疗药物的敏感性，更好地改善临床症状，提高机体的免疫功能，按时按量完成化疗，改善患者的生活质量，降低复发转移率与提高生存率等。中医药治疗乳腺癌的优势还在于其广泛的适用性，即可适用于各种乳腺癌以及临床各期乳腺癌。中医药在乳腺癌治疗中显示出一定的作用，但不可否认也存在不足。目前对于乳腺癌病证结合的方证分子研究从免疫、细胞凋亡、基因表达、激素受体表达等多方面的文献支持并不多，我们目前仍缺乏细胞、分子、整体水平全方位角度的机制研究来阐释其治疗乳腺癌的作用机制，并且缺乏多中心随机对照大样本研究。目前很多学者仅重视单药或单药提取物对乳腺癌疗效方面的研究，而辨证基础上应用复方、多药配伍是中医药的优势，故对治疗乳腺癌复方的研究变得极为迫切；对于复方制剂有必要确立质控标准，开展制剂研究，为大规模临床推广应用、造福更多乳腺癌患者奠定基础。

| 第四节 |
乳腺癌病证结合诊断及疗效评价

一、乳腺癌的辨病诊断

（一）乳腺癌的中医病因病机

中医学认为，机体正气不足、气血亏虚，先天不足或者年事已高均可致肝肾亏虚，房劳过度亦可造成冲任失调，气血不足，经络气血运行不畅而成气滞、痰凝、血瘀，三者搏结，日久成癌毒，阻于乳络而成病。此病以女性多发，临床可见女性患者多忧、怒、抑郁，情志失调，肝郁气逆犯脾，脾失健运，加之恣食肥甘厚味，痰湿内生，亦可造成本病。

本病的发生与肝、脾、冲、任等密切相关。以正虚为本，邪实为标。情志失调与本病的发生具有相关性。

（二）诊断要点

1. **病史** 应包括月经情况、婚育史、哺乳情况、既往乳腺疾病、癌瘤家族史、甲状腺功能情况及妇科疾病等。现病史中尤其要注意肿块的发生时间、生长速度及其与月经的关系等。

2. **临床表现及体格检查** 乳腺癌的体格检查包括全身体格检查（按常规进行检查）和乳房检查。

乳房视诊：观察双侧乳腺大小、对称性，注意是否有肿物隆起或皮肤的病理征改变（如皮肤凹陷、潮红、水肿、溃烂、卫星结节等）。注意双侧乳头是否对称，是否有回缩、偏歪、糜烂等病理变化。

乳房触诊：一般采用卧位，也可坐卧相结合。检查时四指并拢，用指尖和指腹按逆时针或顺时针方向轻柔触诊，禁忌抓捏乳房。然后轻轻挤压乳晕、乳头处，看是否有乳头溢液。如果发现有肿块，必须详细检查并记录其具体位置、大小、硬度、边界情况、表面情况、活动度、压痛等。如果肿块与皮肤或胸壁有粘连、活动受限者，癌的可能性甚大。如果有乳头溢液，则需涂片做细胞学检查。

（三）辅助检查

1. **影像学检查**

（1）X线检查：优点是能将临床上难以扪及或虽能扪及但不甚典型的肿物成像，还能发现无肿块而仅有微小钙化点的乳腺病变，既可供诊断分析又可作为随诊依据。诊断符合率约为80%。随着乳腺钼靶X线摄片技术的普及，对于乳腺癌高危人群的合理选择，有可能提高乳腺癌的早诊率，降低死亡率，增加保乳手术的机会。

（2）超声检查：是乳腺疾病的主要诊断方法之一，超声不仅能很好地判断肿块为囊性或实性，同时还能了解其血液供应和周围组织的情况，为诊断提供很好的依据。目前临床工作中，乳腺X线摄片和超声扫描是乳腺影像检查的"黄金组合"。

（3）MRI检查：用于检测乳腺肿瘤存在异常的微血管密度，应用造影剂的乳腺MRI在早期乳腺癌的诊断方面具有更高的敏感性和特异性。此外，CT、PET及ECT等检查有助于肿瘤的全身评价和分期，常依据病情需要决定相应的检查。

2. 病理学检查

（1）脱落细胞学检查：早期乳腺导管内癌有乳头溢液者，可将液体做涂片细胞学检查，乳头糜烂疑似佩吉特病（Paget 病）者可做刮片或印片检查。

（2）针吸细胞学检查：可部分代替冷冻切片检查，阳性可确诊，阴性不除外，应进一步做活组织检查，操作时应避免造成肿瘤的播散。

（3）活组织检查：包括切除及切取活检。除非肿瘤很大，一般均以切除活检为好。最好能同时做冷冻切片检查，如果是恶性的则做根治性手术。标本应常规做受体测定。如无冷冻切片检查条件，病理证实后，应在不迟于 2 周内做手术治疗。

二、乳腺癌的辨证诊断

乳腺癌的辨证诊断分型标准参考《恶性肿瘤中医诊疗指南》。

（一）证素要点

临床上乳腺癌虚实夹杂，可数证并见。

1. **气虚证**

主症：神疲乏力，少气懒言，胸闷气短。

或症：食少纳呆，自汗，畏寒肢冷。

主舌：舌淡胖。

或见舌：舌边齿痕，薄白苔。

主脉：脉虚。

或见脉：脉沉细，脉细弱，脉沉迟。

2. **阴虚证**

主症：五心烦热，口咽干燥，潮热盗汗。

或症：面色潮红，失眠，消瘦，大便干结，小便短少。

主舌：舌红少苔。

或见舌：舌干裂，苔薄白或薄黄而干，花剥苔，无苔。

主脉：脉细数。

或见脉：脉浮数，脉弦细数，脉沉细数。

3. **痰湿证**

主症：胸脘痞闷，恶心纳呆，呕吐痰涎。

或症：口渴少饮，口黏纳呆，头身困重，痰核。

主舌：舌淡苔白腻。

或见舌：舌胖嫩，苔白滑，苔滑腻，苔厚腻，脓腐苔。

主脉：脉滑或濡。

或见脉：脉浮滑，脉弦滑，脉濡滑，脉濡缓。

4. 血瘀证

主症：乳房包块，刺痛固定，肌肤甲错。

或症：面色黧黑，唇甲青紫，阴道出血色暗瘀，或夹血块。

主舌：舌质紫暗或有瘀斑、瘀点。

或见舌：舌胖嫩，苔白滑，苔滑腻，苔厚腻，脓腐苔。

主脉：脉涩。

或见脉：脉沉弦，脉结代，脉弦涩，脉沉细涩，牢脉。

5. 热毒证

主症：口苦身热，尿赤便结，局部肿痛。

或症：发热，面红目赤，便秘，小便黄，出血，疮疡痈肿，口渴饮冷。

主舌：舌红或绛，苔黄而干。

或见舌：舌有红点或芒刺，苔黄燥，苔黄厚黏腻。

主脉：脉滑数。

或见脉：脉洪数，脉数，脉弦数。

6. 气滞证

主症：胸胁胀满，痛无定处。

或症：烦躁易怒，情志抑郁或喜叹息，嗳气或呃逆。

主舌：舌淡暗。

或见舌：舌边红，苔薄白，苔薄黄，苔白腻或黄腻。

主脉：脉弦。

或见脉：脉弦细。

（二）辨证方法

符合主症 2 个，并见主舌、主脉者，即可辨为本证。

符合主症 2 个，或症 1 个，任何本证舌、脉者，即可辨为本证。

符合主症 1 个，或症不少于 2 个，任何本证舌、脉者，即可辨为本证。

（三）辨证分型

乳腺癌各阶段中医辨证分型见表9-9。

表9-9　乳腺癌分阶段中医辨证分型

治疗阶段	辨证分型
手术阶段	气血亏虚、脾胃虚弱
放疗阶段	脾胃不和、气血亏虚、肝肾阴虚
化疗阶段	气阴两虚、热毒瘀结
内分泌治疗阶段	阴虚内热
单纯中医治疗阶段	肝气郁结、毒热蕴结、气血亏虚、肝肾阴虚

三、疗效评价

1. **影像学疗效评价**　参考 2009 年颁布的 RECIST 标准（实体瘤疗效评价标准 V1.1）。

根据各目标病变最大直径测量值之和的变化情况，将疗效分为 CR（完全缓解）、PR（部分缓解）、SD（疾病稳定）和 PD（疾病进展）4 类。

（1）CR 为目标病变全部消失。

（2）PR 为目标病变最大直径总和至少减少 30%。

（3）SD 为病情无明显变化，既未达 PR 也未达 PD。

（4）PD 为目标病变最大直径总和至少增加 20%，或出现新发病灶。

客观缓解率（ORR）：肿瘤体积缩小达到预先规定值并能维持最低时限要求的患者比例。ORR 为 CR 与 PR 的比例之和，不包括 SD。

疾病控制率（DCR）：经治疗后获得缓解和病变稳定的病例数占整个可评价例数的百分比。DCR 为 CR、PR 与 SD 的比例之和。

2. 采用反映疾病的结局指标或替代指标进行疗效评价。

（1）主要终点指标：采用总生存期（OS）为主要终点指标。将其定义为从患者接受随机化干预到任何因素导致患者死亡的时间。

（2）OS 的替代终点指标：包括以下几种，其中，最常用的为 PFS。

无进展生存期（PFS）：指从随机化至出现肿瘤客观进展或全因死亡的时间。

至疾病进展时间（TTP）：指随机分组至出现影像学进展之间的时间间隔。

无复发生存期（RFS）：指患者初次手术至最早出现复发证据的时间。

无病生存期（DFS）：指从随机化开始至疾病复发或由于疾病进展导致患者死亡的时间。

3. 中医证候及生活质量等评价 根据 2018 年《证候类中药新药临床研究技术指导原则》疗效指标的选择原则，重视患者症状、生活质量等疗效评价，可以多方面对乳腺癌患者的抗肿瘤疗效进行评价。

（1）以改善乳腺癌患者目标症状或体征为目的者，应以目标症状或体征消失率/复常率，或临床控制率为疗效评价指标，但同时应注意对观察目标症状或体征痊愈时间和/或起效时间的评价。

（2）引入乳腺癌患者报告结局指标，将患者"自评"与医师"他评"相结合，根据特定的疗效评价结局指标设计问卷表格以供评价。

（3）基于对患者生存质量或生活能力、适应能力改善等方面的考虑，推荐采用公认的具有普适性或特异性的量表进行疗效评价。

（4）采用能够反映证候疗效的客观应答指标进行评价，包括现代医学中的理化指标、生物标志物等，例如血常规、肿瘤标志物（CEA、CA15-3、CA12-5 等），临床试验期间需观察评估中医证候疗效的起效时间、缓解时间或消失时间。

此外，中医证候疗效评价应具有中医特色的疗效指标，乳腺癌中医证候分级量化指标参考《乳腺癌中医症状分级量化评价表》。所有症状分为无、轻、中、重 4 级，分别赋予 0、1、2、3 分（表 9-10）。

临床痊愈：症状消失或基本消失，证候积分减少≥ 95%。

显效：症状明显改善，证候积分减少≥ 70%，但 < 95%。

有效：症状有好转，证候积分减少≥ 30%，但 < 70%。

无效：症状无明显好转，甚或加重，证候积分减少 < 30%。

表 9-10 乳腺癌证候分级量化表

症状	轻(1分)	中(2分)	重(3分)
乳房痞块	未触及痞块，但特殊检查见占位	触及痞块，在 3cm 以内，质较硬，表面不平	触及痞块，在 3cm 以上，质坚硬，表面可触及结节
乳房胀痛	偶有发作，胀满疼痛，不影响工作	发作频繁，胀痛较重，影响工作	持续胀痛，难以忍受，不能工作

症状	轻(1分)	中(2分)	重(3分)
乳房破溃	乳房破溃 ≤ 2cm²	2cm² < 乳房破溃 ≤ 5cm²	乳房破溃 > 5cm²
淋巴结肿大	淋巴结肿大直径 ≤ 1cm,单发	淋巴结肿大直径 ≤ 2cm,2~3个	淋巴结肿大直径 > 3cm,3个以上
患侧肢肿	轻度水肿,不影响活动	中度水肿,影响重度活动	重度水肿,影响活动
神疲乏力	精神不振,不耐劳作,但可坚持轻体力活动	精神疲乏,勉强坚持日常轻体力活动	极度疲乏,四肢无力,不能坚持日常活动
头晕	头晕眼花,时发时止	如坐舟车,步态不稳	眩晕欲仆,视物旋转,站立不稳
胸闷太息	胸闷不适,偶有太息	胸闷较明显时见太息	胸闷明显时太息
咳嗽	白天间断咳嗽,不影响正常生活	介于轻度与重度之间	昼夜咳嗽频繁,或影响工作、睡眠
咳痰	昼夜咳痰 10~60ml	昼夜咳痰 60~100ml	昼夜咳痰 > 100ml
痰血	痰中血丝	痰中血块,占 1/2,或咳血 < 10 次/d	痰血 > 10 次/d 或咯血
胸痛	偶有发作,隐隐作痛,不影响正常工作	发作频繁,疼痛较重,影响工作	疼痛剧烈,反复发作,难以忍受
胁痛	胁肋不适,偶有疼痛,不影响生活及睡眠	疼痛重,发作频繁,需服止痛剂	剧痛难忍,需服止痛剂,生活睡眠严重受干扰
膝软	微觉膝软无力	膝软不任重物	膝软无力,不欲行走
腰酸	晨起腰酸,捶打可止	持续腰酸,劳则加重	腰酸如折,休息不止
心悸	偶感心悸	常有心悸,> 3 次/d	严重心悸需药物治疗
五心烦热	晚间手足微热,偶有心烦	手足心热,不欲衣被,时有心烦	手足心灼热,不欲衣被,握冷物则舒,终日心烦
自汗盗汗	偶有	动则汗出,盗汗	安静亦自汗,盗汗严重
易怒	偶有怒气	易怒	常常发怒
心烦	偶有心烦	时有心中懊恼	常常心烦如焚
情绪抑郁	情绪低落,言语减少	忧郁寡言,表情淡漠	悲观失望,沉默不语
失眠	睡而不稳,晨醒过早	每日睡眠不足 4h	彻夜难眠
口苦	晨起口微苦	口中发苦,食而无味	口中甚苦,食不知味
纳呆	饮食无味	食欲差	无食欲
食少	食量稍减	食量减少 1/3	食量减少 ≥ 2/3

症状	轻(1分)	中(2分)	重(3分)
脘闷	胃脘不适	胃脘胀闷不舒	胃脘胀闷明显
腹胀	轻度胀满,食后胀满,饭后约0.5h后缓解	食后腹胀明显,饭后0.5~1h缓解	腹胀明显,食后尤甚,饭后>2h缓解
嗳气	偶有嗳气,嗳气声较轻	嗳气较频繁,嗳气声较响	嗳气频作,嗳气声响亮
恶心呕吐	偶有恶心,欲呕	常有恶心,呕吐每日2~4次	恶心不息,呕吐频作,每日4次以上
大便溏泄	大便稀软不成形,日行2~3次	烂便、溏便,日行4~5次,或稀便日行1~2次	稀水样便,日行3次以上
大便干结	大便干结,日一行	大便秘结,排便困难,2日一行	大便秘结,排便艰难,数日一行

第五节

乳腺癌病证结合研究思路

乳腺癌由于恶性肿瘤疾病本身复杂的生物学特性及多样性,从而决定了临床症状的不同,导致了中医辨证分型的多样性。近年来,随着生物科学、基因学、免疫学、分子生物学等理论与技术的发展,乳腺癌治疗研究的不断深入,中医药的治疗方法也渗入其中,成为乳腺癌综合治疗的一部分。中药在抑制肿瘤生长,缓解术后症状和并发症,减轻放、化疗等的毒副作用及抗复发转移等方面有着重要的临床价值。一些学者在结临床疗效分析病证和用药规律的同时,运用经方加减或制成新方,进行临床或药效学试验,为中药新药治疗乳腺癌提供了新的研究思路,有助于乳腺癌病证结合的临床诊治,对中药新药的研发具有重要意义。

一、乳腺癌病证结合动物模型的建立思路与方法

乳腺癌病证结合动物模型是指运用中医证型理论、乳腺癌的现代医学特征与实验动物学知识,模拟或复制出的与人体患病时特征相同或相近的实验

动物模型。模型动物同时具有疾病与证候的特征，便于实验研究的开展。动物模型的不可控因素较少，可以在一定限制条件下短时间内模拟和复制，有助于基础试验的开展及特定结论的验证。病证结合动物模型同时具有疾病与证候两个条件，体现了疾病治疗过程中辨病与辨证相结合的特点，可用于药物疗效验证、新药研发等多方面。

（一）注重研究病证的关联性

构建乳腺癌病证结合模型，首先应注重理论依据，所研究的疾病与证候应在临床上有依据、有关联。其次，制作证候模型时应采用较为公认的，可以造成乳腺癌病理变化或中医相应体征的处理方法，应特别注意乳腺癌病理及中医证候的动态变化。要选择有助于挖掘动物身上带有符合临床辨证诊断标准的信息特征作为诊断依据，选择特异性强、重现性好、定量或半定量的指标进行观察。尤其要严格控制不同环境、不同条件下，造成同种疾病的动物体现出不同的证候。

（二）乳腺癌病证结合动物模型的建模方法

动物模型在肿瘤研究中起着重要作用，与细胞实验相比，能更好地了解肿瘤进展与宿主之间的相互作用。

1. 乳腺癌动物模型

（1）自发性乳腺癌小鼠模型：常用 TA2 小鼠、C3h 小鼠、SNH 小鼠、615 近交系小鼠，是未经人工干预的特定品系的实验鼠类生长自发产生乳腺癌或者通过遗传育种技术培养的一类动物模型。优势在于减少人工干预，使动物实验结果更准确，更接近于临床乳腺癌的发病机制。此类模型的临床吻合度高，是体内实验中最适用于研究乳腺癌的病因、发生发展和防治，尤其是预防性用药的模型。然而，自发性乳腺癌动物模型发病率低，实验周期长，影响因素复杂。

（2）诱发性动物模型（多为化学制剂诱导）：常用大鼠、小鼠、兔和犬。造模方法为：常用二甲基苯蒽（DMBA）和 *N*- 甲基 -*N*- 亚硝基脲（MNU）两种致癌剂；通过口服（灌胃）、乳房局部皮肤涂抹、皮下注射、腹腔注射及静脉注射的方式给药。临床吻合度高，常用于乳腺癌病因学和预防性研究。

（3）移植动物模型（异种移植）：常用重症联合免疫缺陷（SCID）鼠、裸鼠，将人源乳腺癌细胞株或发生恶性转化的细胞株（多为 MCF-7、MDA-MB-231 和 SK-BR-3）移植到 SCID 鼠或裸鼠体内。优点在于移植成功率高，建模时间短，成瘤部位具有较高特异性；然而，无法在体内观察肿瘤发生发展的全过程，不适合乳腺癌的预防性研究，并且模型只选用单一癌前突变的病株，说服力较小。

2. 乳腺癌相关证型动物模型的建模方法举隅

（1）乳腺癌毒瘀互结动物模型：将 SD 雌性大鼠给予溶有 DMBA 的芝麻油 0.1g/kg 灌胃，联合长期慢性轻度不可预计应激，包括禁食（每次持续 48h）、禁水（每次持续 48h）、拥挤（每次持续 2h）、60℃热风刺激（每次持续 15min）、4℃冰水游泳（每次持续 5min）5 种方式，随机安排，每天 1 种次，连续 9 周。

建模成功评价指标：通过大鼠生物表征变化、血液流变学变化及病理变化证实乳腺癌毒瘀互结病证结合模型成功，模型组 VEFG、CXCR4 表达明显升高，组织非典型增生程度较高，易转化成乳腺癌。

（2）乳腺癌肝郁证病证结合动物模型：限制大鼠活动范围，用止血钳随机夹住大鼠尾巴，使其保持激怒状态 45min，连续 4 周，可模拟建立乳腺癌肝郁证病证结合动物模型。

建模成功评价指标：从行为状态、活跃程度、情绪反应、兴奋程度、皮肤毛发、饮食状态、睡眠状态、大便状态、小便情况的评分判断动物模型的肝郁证状态。

二、乳腺癌中药新药前瞻性研究

采用中药复方对乳腺癌进行联合治疗，可能成为预防和治疗乳腺癌的独特优势。虽然以往中医药治疗乳腺癌的研究报道很多，但大多仅局限于一般的临床观察，或个案验例、或单方验方，不仅在辨证分型上有较多的争议，在临床观察的设计上缺乏系统性和前瞻性对照，而且对于中药治疗乳腺癌的作用机制尚缺乏比较深入的实验研究，对中药复方的有效成分尚不明了，因此，应进一步探索更加科学合理的研究方法，结合现代科技手段，研究中药有效性及其深入的作用机制，为开发中药新药提供可靠的科研基础及病证结合研究方法。

（一）抑制乳腺癌细胞增殖、诱导凋亡

中药有抑制乳腺癌细胞增殖、诱导凋亡的作用。雌激素能够增加肿瘤的侵袭性，直接或间接促进乳腺癌细胞的增殖。而植物雌激素是一种在结构、功能上与雌激素相似的植物源性物质。近年来的研究表明，一些含有植物雌激素成分的中药具有影响内源性雌激素合成、抗增殖、诱导细胞凋亡等生物学效应。崔娜等以植物雌激素干预经过 DMBA 诱导的幼年 SD 大鼠乳腺癌模型，证实植物雌激素可以降低 DMBA 诱导的幼年雌性 SD 大鼠乳腺癌发病率，患病大鼠肿瘤直径及免疫组织化学结果与对照组比较差异均有统计学意义（$P < 0.05$）。王家顿等使用 Sub-G$_1$ 法检测槐耳清膏诱导 Molt-4 细胞凋亡情况，发现槐耳清膏能诱导 G$_1$ 期肿瘤细胞凋亡，并将肿瘤细胞阻滞在 S 期。胡保全等通过研究发现，槐耳清膏对人乳腺癌细胞系 SUM-159 细胞的克隆形成和成球能力具有明显的抑制作用，同时能够降低 SUM-159 细胞中 ALDHhigh 细胞的比例，提示槐耳清膏可能对乳腺癌干细胞具有一定的抑制或杀伤作用。

（二）抑制肿瘤血管形成

肿瘤的血管生成是参与乳腺癌的发生、侵袭和转移过程的重要环节，是影响患者预后的主要因素之一，而抗肿瘤血管生成已成为抗癌治疗及基础研究的重要方向。近年来，中药在抗肿瘤血管生成方面的研究已取得一定进展，证实多种中药有效成分（如土贝母苷甲、苦参素、雷公藤红素、人参皂苷 Rg$_3$、去甲斑蝥素等）能抑制肿瘤血管的形成，抑制肿瘤的生长和转移。研究发现参一胶囊的有效成分人参皂苷 Rg$_3$ 具有抗肿瘤新生血管形成的作用，能通过抑制基质金属蛋白酶（MMP）的表达，干扰内皮细胞与细胞外基质（extracellular matrix，ECM）的相互作用，进而抑制肿瘤组织血管内皮生长因子（VEGF）的表达，已成为我国批准生产使用的第一个抗血管生成药物。

近几年临床应用的槐耳颗粒，其有效成分是槐耳清膏，经过临床试验以及现代基础医学研究，发现其能通过诱导细胞凋亡清除肿瘤干细胞，通过抑制新血管生成阻断肿瘤血供，通过槐耳糖蛋白作用于机体免疫器官，促进释放天然免疫物质以重振监视及消除肿瘤细胞的能力，消除免疫性炎症，从多方面防止肿瘤复发。临床上槐耳颗粒联合化疗药物治疗肿瘤已取得了显著疗效，明显降低了肿瘤术后复发率，提高患者远期生存率。许戈良等通过体外研究槐耳清膏对 VEGF 诱导的人脐静脉内皮细胞（HUVECs）增殖和分化成

血管能力的影响，发现槐耳清膏对血管内皮细胞体外构建新生血管具有抑制作用，可能与槐耳清膏阻止内皮细胞由 S 期进入 G_2/M 期有关。

第六节
中医名家病证结合论治乳腺癌经验举隅

各医家在长期的乳腺癌诊治的临床实践中形成了各具特色的学术思想，具有不同的辨证思路及诊疗模式。相较于西医的手术、放疗、化疗、靶向及免疫等治疗，中医治疗乳腺癌更有着独特的优势和丰富的经验。

一、孙桂芝强调辨病辨证相结合治疗乳腺癌

孙桂芝在临床治疗肿瘤时，主张病证结合，先诊西医的病，再辨中医的证。辨病为纲，辨证为目，辨病为先，辨证为主，病证结合；辨病专方与辨证经方相结合，经方为主，专方为辅；随症加味，顾护胃气，病、证、症结合；现代的病证结合及传统的病证结合两种模式并存。

孙桂芝认为，乳腺癌的发病多与肝郁脾虚、气血亏损、肝肾亏虚有关，由痰、瘀、毒互结而成，属正虚邪实之病，故而其在辨病的基础上将乳腺癌辨为肝郁脾虚、痰瘀毒结、气血两虚、肝肾亏虚 4 种证型。

1. 肝郁脾虚型
临床表现：情绪抑郁不舒，乳房肿块胀痛，胁肋胸腹胀痛或少腹胀闷窜痛，善太息，口苦咽干，头晕目眩，月经不调，纳少，乏力，大便溏，舌淡胖，苔薄白，脉弦细或沉弱。若兼气郁化火，则可见心烦易怒，大便干，小便短赤。舌红，苔黄，脉弦数。

逍遥散合并乳癌消加味。若气郁化火，则以丹栀逍遥散合并乳癌消加味。常用药物：牡丹皮 10g、炒栀子 10g、柴胡 10g、薄荷 10g、当归 10g、赤白芍各 10g、炒白术 10g、茯苓 15g、浙贝母 10g、山慈菇 9g、五味子 6g、炮山甲 6g、生龙骨 15g、生牡蛎 15g、白花蛇舌草 30g、半枝莲 15g、甘草 10g。

2. 痰瘀毒结型
临床表现：乳房红肿疼痛，皮肤变紫而不平，或溃破不收，乳头溢液，

糜烂溃疡，甚至发热，胁肋胸部疼痛，时如火烧电灼，口干渴，大便干结，小便短赤。舌绛有瘀斑，苔薄黄或厚黄，脉涩或弦数或沉弱。

四君子汤合五味消毒饮合并乳癌消加减，祛邪的同时不忘扶正，强调补脾肾，益气养血。常用药物：太子参 15g、炒白术 15g、茯苓 15g、山慈菇 9g、浙贝母 10g、炮山甲 6g、生龙骨 15g、生牡蛎 15g、鳖甲 10g、龟甲 10g、莪术 9g、金银花 15g、菊花 10g、蒲公英 15g、白花蛇舌草 30g、半枝莲 15g、甘草 10g。

3. 气血两虚型

临床表现：形体消瘦，面色萎黄或苍白，气短乏力，动则汗出，或头晕目眩，食欲不振，纳差，心悸失眠。舌淡嫩，苔薄白，脉细弱。

常用药物：生黄芪 30g、太子参 15g、炒白术 10g、当归 10g、茯苓 15g、远志 10g、炒酸枣仁 30g、广木香 6g、龙眼肉 10g、山慈菇 9g、浙贝母 10g、炮山甲 6g、生龙骨 15g、生牡蛎 15g、赭石 15g、鸡内金 30g、生麦芽 30g、白花蛇舌草 30g、半枝莲 15g、甘草 10g。

4. 肝肾亏虚

临床表现：面容憔悴枯槁，头晕目眩，潮热盗汗，腰膝酸软，心悸失眠，耳鸣，五心烦热，口燥咽干；舌红，少苔，脉细数。偏于阳虚者则见形寒畏冷，体倦乏力，口淡不渴，小便夜频；舌淡，苔薄，脉沉弱。

孙桂芝自拟经验方"二黄鸡枸菟"是气血阴阳四补方。药物组成：生黄芪、黄精、鸡血藤、枸杞子、菟丝子。

偏于阴虚者用六味地黄丸合二黄鸡枸菟合乳癌消加减，偏于阳虚者用金匮肾气丸合二黄鸡枸菟合乳癌消加减。常用药物：生黄芪 30g、黄精 10g、鸡血藤 30g、枸杞子 15g、菟丝子 10g、生熟地黄各 10g、山茱萸 10g、山药 10g、土茯苓 30g、泽泻 10g、鳖甲 10g、龟甲 10g、五味子 6g、浙贝母 10g、山慈菇 9g、生龙骨 15g、生牡蛎 15g、白花蛇舌草 30g、半枝莲 15g、甘草 10g。

5. 随症加减
大便溏加炒白术；大便稀，每日 3 次以上，加山药、莲子肉、炒白扁豆、儿茶、金樱子；大便先干后稀加晚蚕沙、皂角刺；大便干，无力排便，加生白术，重者再加急性子；大便干，阳虚便秘，加肉苁蓉、木香、枳壳；大便黏滞而不爽加藤梨根、虎杖；大便有脓血，则用红藤、败酱草、地榆炭、炒槐花、赤石脂等；里急后重加木香、黄连。小便频，特别是夜尿甚，加鹿角霜、灵芝；小便频急，时有疼痛，灼热感，加瞿麦、金钱草；小便清长，加牛膝、桂枝、益智、仙茅、淫羊藿。胃纳差，腹胀加焦山楂、焦槟榔；呃逆，加赭石；胃脘嘈杂，反酸，加黄连、吴茱萸；胃脘疼痛，喜热食，加香附、高良姜；胃脘部不适，疼痛，加生蒲黄、蜂房、白芷、血余炭；恶心呕吐，加竹茹、橘皮；舌胖，苔白腻加白蔻仁、生薏苡仁、杏仁。咳嗽，咳黄痰，加浙贝母、黄芩；干咳加百合、川贝母；咳血，加仙鹤草、白及、阿胶、花椒；咳嗽，有黏痰，加海浮石、旋覆花。眠差，心悸，加远志、酸枣仁；睡眠不实，易惊，加珍珠母、酸枣仁。胸腹疼痛明显加延胡索、生蒲黄、花椒；肢体疼痛明显加全蝎、蜈蚣等。乳房、胁肋部胀痛，加柴胡、郁金、香附。痈肿破溃，流脓水者，加金银花、连翘、蒲公英、生薏苡仁，或局部涂用玉红膏。低热，加青蒿、地骨皮、白薇。阴虚盗汗，手足心热，加鳖甲、地骨皮、煅牡蛎、浮小麦。气短，乏力明显，加生黄芪、太子参、茯苓、白术。重者偏阴虚用西洋参，偏阳虚用红参。肿瘤出现淋巴结转移常加用浙贝母、生龙骨、生牡蛎、夏枯草等，功效软坚散结。肿瘤出现骨转移常加用骨碎补、鹿含草等，功效补肾生骨。

二、郁仁存治疗乳腺癌经验

郁仁存根据多年临床经验将乳腺癌分为肝郁气滞、冲任失调、毒热蕴结3 种证型，认为肝郁气滞是核心病机，脾虚肾亏为基本病机，痰、瘀、毒互结是关键病机，所以治疗上首推疏肝解郁，同时以健脾补肾贯穿始终，祛邪当以化痰祛瘀、解毒散结。

1. **肝郁气滞型治疗经验**　以疏肝理气、化痰散结为法，药用柴胡、青皮、郁金、橘叶疏肝理气；当归、白芍养血柔肝；瓜蒌、山慈菇、重楼化痰消肿散结；白术、茯苓健脾利湿。若乳房内结节多，可加用山慈菇、夏枯草、浙贝母以化痰散结；疼痛明显者在加强疏肝理气基础上，应用延胡索、白屈菜止痛，或加乳香、没药、三棱、莪术化瘀止痛。

2. **冲任失调型治疗经验**　以六味地黄丸、左归丸或一贯煎为主加减。常用当归、生地黄、熟地黄、白芍、川芎、女贞子、枸杞子滋阴养血、补肾调经，香附、郁金、川楝子、橘叶疏肝理气，山药健脾，夏枯草、瓜蒌解毒散结。

3. **毒热蕴结型治疗经验**　祛邪以龙蛇羊泉汤加减，药用白英、龙葵、土茯苓、半枝莲、半边莲、蒲公英、重楼、白花蛇舌草等解毒之品，辅助以化瘀、散结、攻毒等；扶正以四君子汤、四物汤等加减。

4. **手术配合中药治疗经验** 乳腺癌患者手术后主要表现为气血两伤、脾胃失调，治宜益气养血、调理脾胃，常以香砂六君子汤加减，药物选择黄芪、太子参、鸡血藤、白术、茯苓、鸡内金、砂仁、木香等，肝郁者加柴胡、郁金。

5. **化疗联合中药治疗经验** 乳腺癌患者化疗期间多见乏力、恶心、食欲不振，白细胞下降，舌质淡红或稍暗，舌苔薄白或薄黄，脉细数或弦数。多数患者辨证属气虚血瘀，脾肾亏虚。郁存仁以益气活血、健脾补肾为法，创立经验方"升血汤"，方中应用黄芪、太子参、白术、茯苓、炙甘草健脾补气，鸡血藤活血，橘皮、竹茹止呕，女贞子、枸杞子、山茱萸补肾，鸡内金、焦三仙化食。如呕吐明显加法半夏，白细胞下降及贫血加紫河车，血小板减少加石韦、茜草、大枣、鹿角胶等，免疫功能低下加淫羊藿。

6. **放疗联合中药治疗经验** 乳腺癌患者放疗期间多见乏力、口干、咽燥、口苦、纳差、白细胞下降等症，舌质淡暗或暗红，少苔或薄苔，脉细数或弦细。辨证多为气阴两伤。治法以益气养阴活血为主。药用北沙参、麦冬、石斛养阴，当归养血，黄芪、太子参、白术、茯苓、炙甘草健脾补气，鸡血藤活血，女贞子、枸杞子、山茱萸补肾，鸡内金、焦三仙化食。对于放疗期间常出现的放射性皮肤损害，使用院内制剂血余蛋黄油外用，效果极佳。

三、林毅主张分期辨治乳腺癌

林毅将可手术乳腺癌分为围手术期、围化疗期、围放疗期及巩固期 4 期进行辨证治疗。同时林毅主张整个治疗过程以"内治为主、外治为辅"，在一些特殊情况可考虑"外治为主、内治为辅"，如术后伤口感染、溃疡以及放射性皮炎等。外治的方法包括外用药物治疗、针灸治疗等。

术前分为肝郁痰凝、痰瘀互结、冲任失调、正虚毒炽 4 型，术后分为脾胃不和、气血两虚、气阴两虚 3 型。围化疗期分为脾胃不和、气血两虚、气阴两虚、肝肾亏虚及脾肾两虚 5 型。围放疗期分为气血两虚、气阴两虚、阴津亏虚及阴虚火毒 4 型。巩固期分为气血两虚、气阴两虚、脾肾亏虚、冲任失调、肝郁痰凝及有病无证 6 型。

四、郭勇疏肝健脾法"四阶段"治疗乳腺癌经验

郭勇临床中发现，乳腺癌的发生、发展、演变的过程中存在围手术期、

辅助治疗期、随访期以及姑息治疗期 4 个不同的阶段，其中围手术期以气滞、气虚为主要特点，辅助治疗期化疗期间以脾虚痰湿为主，放疗期间常见气阴亏虚证，内分泌治疗常见肝肾阴虚证，随访期的患者以气虚痰阻兼夹阴虚内热较为常见，姑息治疗期以气滞血瘀和肝肾阴亏较为多见。

1. **围手术期** 乳腺癌患者的治疗宜以疏肝健脾法为基础，术前提高患者对手术的耐受性，术后适当增加一些养血益气类中药，以调节患者免疫功能，促进术后体力恢复，为后续治疗奠定基石。临床常以逍遥散合四君子汤为基础方加减运用。

2. **辅助治疗期** 郭勇主张中医药在配合化疗过程中，宜以顾护脾胃之气为主，以和胃化湿、降逆止呕等为治则进行辨证施方可起到增敏、减毒的作用。临床常以四君子汤合二陈汤为基础方加减运用。放疗后常见气阴亏虚证，郭勇主张以益气养阴中医药为基础，临床常以沙参麦冬汤为基础方加减运用。内分泌治疗过程中常见肝肾阴虚证，治疗常以滋水涵木法为基本法则，临床以六味地黄汤为基础方加减运用。

3. **随访期** 以防止肿瘤复发、转移为主要目的。郭勇发现，此期患者证候总体以气虚痰阻兼夹阴虚内热较为常见，故主张此期的治疗以疏肝健脾、扶正培本为基础，以化痰散结、养阴生津等为治则进行治疗能降低肿瘤复发与转移的风险，延长无瘤生存期。临床常以生脉散为基础方加减。

4. **姑息治疗期** 总体以气滞血瘀和肝肾阴亏较为常见。郭勇认为，姑息治疗期乳腺癌患者的治疗宜以疏肝健脾法为基础，以扶正祛邪、消滞化瘀、养阴清热等为治则进行辨证论治能有效控制症状，提高生存质量，延长带瘤生存期，临床常以沙参麦冬汤为基础方加减运用。

参考文献

[1] 马丹丹，刘坤，齐晓伟 .2018 年全球癌症统计 : 乳腺癌发病和死亡人数统计 [J]. 中华乳腺病杂志 (电子版), 2018, 12(6):375.

[2] 陈杨，王成华，余晓琪，等 . 乳腺癌辨证分型与临床分期及分子标志物的相关性分析 [J]. 新中医，2012, 44(9):47-49.

[3] 傅春燕，陈述政，潘颖 . 乳腺癌中医症候分类与 TNM 分期相关性研究 [J]. 中国现代

医生，2013，51(4):115-117.

[4] 李德辉，范焕芳，孙春霞.乳腺癌中医证型与 TNM 分期相关性的 Meta 分析 [J].中国老年学杂志，2017，37(15):3769-3771.

[5] 中华中医药学会乳腺病协作工作委员会.乳腺癌分期辨证规范(试行)[J].上海中医药杂志，2010，44(1):4-5.

[6] 司徒红林，陈前军，李娟娟，等.501 例乳腺癌围手术期患者中医证候分布规律的临床研究 [J].辽宁中医杂志，2010，37(4):595-598.

[7] 赵春英，常柳柳，文小平，等.围术期乳腺癌中医证型的临床研究 [J].江苏中医药,2012,44(6):22-24.

[8] 岳振松，潘战宇，姜战胜，等.基于聚类分析的乳腺癌证候要素及单证分布规律研究 [J].新中医，2014，46(4):161-164.

[9] 傅春燕，陈述政，潘颖，等.乳腺癌中医证候分型与细胞增殖核抗原表达的相关性研究 [J].中国卫生检验杂志，2017，27(4):502-504.

[10] 崔飞飞.不同辨证分型的晚期三阴乳腺癌免疫及 miRNA 特点及辨证中药临床疗效 [D].北京：北京中医药大学，2016.

[11] 庞钊.乳腺癌术后中医证型分布规律及预后因子水平的初步分析 [J].四川中医，2014，32(5):84-86.

[12] 孙鹏涛，沈建红，沈嫱，等.乳腺癌中医证候与肿瘤微血管生成特点的关系 [J].新中医，2010，42(2):56-58.

[13] 殷玉琨.乳腺癌术前中医辨证与肿瘤增殖因子相关性研究 [D].济南：山东中医药大学，2007.

[14] 李欣荣，龚黎燕，包文龙.216 例辅助化学治疗期乳腺癌患者中医证候分布和演变规律研究 [J].安徽中医药大学学报，2015，34(3):35-39.

[15] 孔咏霞.乳腺癌中医证型与证候要素分布规律文献研究 [J].西部中医药，2018，31(3):68-71.

[16] 孙麓平，刘胜.乳腺癌术后患者中医辨证分型的统计分析研究 [J].中国医药学报,2003,4(18):211-214.

[17] 杨正库，付炀，毛流江，等.中药 QHF 复方对乳腺癌裸鼠内分泌调节的影响研究 [J].亚太传统医药，2018，14(8):3-6.

[18] TAO C，DAN L，LING F，et al. In vivo and in vitro effects of QHF combined with chemotherapy on hepatocellular carcinoma[J]. Journal of Biomedical Research，2010，

24(2):161-168.

[19] SAPHNER T，TORMEY D C，GRAY R. Annual hazard rates of recurrence for breast cancer after primary therapy[J]. Journal of clinical Oncology，1996，14(10):2738-2746.

[20] 邱瑞瑾，闫会苓，卢雯平．疏肝益肾方对 HER-2 阳性乳腺癌患者生活质量的影响 [J]. 长春中医药大学学报，2013，29(4):587-589.

[21] 闫会苓．疏肝益肾方对 Her-2 高表达 Lumina1B 型 TAM 耐药乳腺癌的研究 [D]. 北京：北京中医药大学，2015.

[22] 李德辉，范焕芳，孙春霞．西黄丸在乳腺癌中的应用研究进展 [J]. 时珍国医国药，2016，27(9):2247-2248.

[23] 林洪生．恶性肿瘤中医诊疗指南 [M]. 北京：人民卫生出版社，2014.

[24] 祝亚男，汪永坚，陈晓洁，等．《乳腺癌中医症状分级量化评价表》的制定与应用 [J]. 护理与康复，2016，15(10):980-982.

[25] 邓卫芳．乳腺癌癌前病变毒瘀互结大鼠模型的建立及解毒化瘀法干预研究 [D]. 北京：北京中医药大学，2013:3.

[26] 毛丹．乳腺癌骨转移中医证候规律调查及阳和汤干预阳虚证乳腺癌骨转移裸鼠模型的实验研究 [D]. 长沙：湖南中医药大学，2014.

[27] 张珺，李猛，李媛媛，等．大鼠乳腺癌癌前病变肝郁肾虚证病证结合模型研究 [J]. 山东中医药大学学报，2014，38(4):379-380.

[28] 崔娜，陈治，李小雷，等．植物雌激素对 DMBA 诱导的雌性幼年 SD 大鼠乳腺癌发生发展的干预实验 [J]. 肿瘤防治研究，2012，39(7):773-775.

[29] 王家顿，谢大兴，陈金明，等．抗癌药物诱导 Molt-4 细胞凋亡的周期时相性分析 [J]. 中国肿瘤，2002，11(9):533-534.

[30] 胡保全，唐鹏，齐晓伟，等．槐耳清膏对乳腺癌细胞系 SUM-159 细胞干性特征的影响 [J]. 第三军医大学学报，2013，35(11):1107-1110.

[31] 毕四丽，曹建雄．靶向药物及中药抗血管治疗乳腺癌研究进展 [J]. 中国医药指南，2012，10(6):9-11.

[32] 许戈良，荚卫东，马金良，等．槐耳清膏体外抑制血管生成的实验研究 [J]. 中国药理学通报，2003，19(12):1410-1412.

第十章
肝癌病证结合研究及应用

原发性肝癌（简称肝癌）是临床常见的恶性肿瘤之一，为全球排名第 6 位癌种，居癌症死亡原因的第 3 位。在我国，肝癌发病率在所有恶性肿瘤中排名第 4 位，死亡率排名第 2 位。我国患肝癌人数众多，患者中逾 80% 具有乙型肝炎病毒感染史，丙型肝炎病毒感染患者达 10%。目前，对高危人群的认定标准为 40 岁以上男性，有乙、丙型肝炎病毒感染、长期酗酒、非酒精性脂肪性肝病、食用被黄曲霉素污染的食物、各种原因所致的肝硬化、肝癌家族史。一项 2009—2012 年的数据表明，通过肝脏移植或手术切除，早期肝癌患者 5 年生存率接近 70%；而晚期肝细胞癌患者只能进行姑息治疗且预后不良，中位生存期仅 1～2 年。

根据临床表现，肝癌相当于中医学的"肝积"。早在《难经》中就有"肝之积曰肥气"等关于"五积"的论述。《诸病源候论》提出了"癥瘕""积聚"等病证名称，其中推之不动者为"癥"，聚而不散者称"积"。现代医学恶性肿瘤病名可归属于中医学"癥积"范畴。中医学认为，恶性肿瘤的发生是在脏腑阴阳气血失调、正气虚弱的基础上，外邪入侵，痰、湿、气、瘀、毒等搏结日久，渐积而成。肝癌发病多与情志失调、感受毒邪、酒食不节有关。又如张元素《活法机要》云："壮人无积，虚人则有之。"肝癌亦是在正虚基础上，各种致病因素相合"因加而发"。

|第一节|
肝癌病证结合研究进展

现代中医学以病证结合为诊疗模式，更加全面、客观地评价患者病情，提高临床疗效。但目前肝癌的中医证候标准尚未统一，在利用现代医学手段明确肝癌分期、病理分型的同时，难以确定中医证候与上述各方面的明确关系，肝癌的病证结合研究成为当代学者探讨的热点之一。

一、肝癌病理分型与中医证型

廖桂雅对原发性肝癌患者的中医证型与组织病理分型进行了统计分析。在 300 例肝癌患者中，以肝细胞型为主，共 284 例，占 94.7%，其次为胆管细胞型和混合型肝癌，分别有 15 例（5%）和 1 例（0.3%）。因混合型肝癌例数较少，遂将胆管细胞型及混合型肝癌合并为非肝细胞型，故将肝癌分为肝细胞型及非肝细胞型两种病理类型。

肝细胞型以肝郁脾虚证最多见（53.9%），其次为湿瘀互结证（27.8%）。非肝细胞型也以肝郁脾虚型及湿瘀互结型多见，分别占 50.0% 和 37.5%。不同病理类型患者的中医辨证分型相比差异无统计学意义（$P = 0.742 > 0.5$），提示不同病理类型患者的中医辨证分型可能均以肝郁脾虚型及湿瘀互结型为主（表 10-1）。

表 10-1　不同病理类型患者的中医辨证分型　　　　　　单位:例(%)

病理类型	中医证型					合计
	肝郁脾虚型	气滞血瘀型	湿热蕴结型	湿瘀互结型	肝肾阴虚型	
肝细胞型	153(53.9)	15(5.3)	25(8.8)	79(27.8)	12(4.2)	284(100.0)
非肝细胞型	8(50.0)	1(6.3)	1(6.3)	6(37.5)	0	16(100.0)
合计	161(53.7)	16(5.3)	26(8.7)	85(28.3)	12(4.0)	300(100.0)

李娜纳入符合标准的患者 86 例，其中肝细胞型的患者有 79 例，占总数的 91.9%；胆管细胞型的患者有 5 例，占总数的 5.8%；混合型患者仅有 2 例，占总数的 2.3%。这说明原发性肝癌患者中以肝细胞癌病理类型为主，这与近年来流行病学的分布相一致。不同病理类型患者的中医辨证分型相比差异无统计学意义（$P = 0.895 > 0.05$），肝细胞型集中趋势以肝热血瘀为主，其次为肝胆湿热型（表 10-2）。

表 10-2　中医证型与病理类型的关系　　　　　　　　单位:例

中医证型	病理类型			总计
	肝细胞型	胆管细胞型	混合型	
肝郁脾虚型	14	1	0	15
肝胆湿热型	16	0	1	17
肝热血瘀型	32	3	1	36
脾虚湿困型	8	0	0	8
肝肾阴虚型	9	1	0	10
合计	79	5	2	86

　　吴曲共收治肝癌患者 53 例，全部患者肝癌病理结果明确诊断：肝细胞型 49 例，胆管细胞型 3 例，混合型 1 例。不同病理类型患者的中医辨证分型相比差异无统计学意义（$P = 0.227 > 0.05$），但可提示肝细胞型主要以肝郁脾虚证为主（表 10-3）。

表 10-3　中医证型与病理类型的关系　　　　　　　　单位:例

病理类型	中医证型					合计
	气滞血瘀证	肝肾阴虚证	肝郁气滞证	湿热蕴结证	肝郁脾虚证	
肝细胞型	6	6	13	6	18	49
胆管细胞型	0	1	0	2	0	3
混合型	0	0	0	0	1	1
合计	6	7	13	8	19	53

　　由临床试验资料及现代医家临证经验总结，肝癌的病理分型与中医辨证分型没有太大的关系。肝细胞型的中医辨证以肝郁脾虚及肝热血瘀证型为主，由于胆管细胞型和混合型的发病率较低，其与证型关系的相关研究较少，故对应规律不易总结。

　　病理类型与中医辨证分型有一定相关性，但由于分型标准及收录病例数的不同，故各项研究结果可能会有差异。

二、肝癌临床分期与中医证候

中医上因脏腑气血亏虚，加之七情内伤，情志抑郁；脾虚湿聚，痰湿凝结；六淫邪毒入侵，邪凝毒结等可使气、血、湿、热、瘀、毒互结而成肝癌。肝癌早期以气滞、血瘀、湿热等邪实为主，日久则兼见气血亏虚，阴阳两虚，而成为本虚标实、虚实夹杂之证。李永健等研究表明，Ⅰ期以肝郁气滞、脾气虚为主，Ⅱ期以肝血瘀阻、肝郁气滞、脾气虚、脾胃湿热为主，Ⅲ期以肝血瘀阻、脾虚湿阻、脾气虚、脾胃湿热、肝肾阴虚等为主。肝癌患者以气血亏虚为本，气、血、湿、热、瘀、毒互结为标的虚实错杂病机特点，扶正祛邪，标本兼治，恢复肝主疏泄之功能，则气血运行流畅，湿热瘀毒之邪有出路，从而减轻和缓解病情。治标之法常用疏肝理气、活血化瘀、清热利湿、泻火解毒、消积散结等，尤其重视疏肝理气的合理运用；治本之法常用健脾益气、养血柔肝、滋补阴液等。要注意结合病程、患者的全身状况处理好"正"与"邪"，"攻"与"补"的关系，攻补适宜，治实勿忘其虚，补虚勿忘其实。还当注意攻伐之药不宜太过，否则虽可图一时之快，但耗气伤正，最终易致正虚邪盛，加重病情。在辨证论治的基础上应选加具有一定抗肝癌作用的中草药，以加强治疗的针对性。

廖桂雅对肝癌患者的中医辨证与西医临床分期的相关性进行分析，寻找其中的规律。共入选确诊肝癌患者 300 例，根据 TNM 分期分为Ⅰ期 2 例、Ⅱ期 9 例、ⅢA 期 166 例、ⅢB 期 13 例、ⅢC 期 28 例、Ⅳ期 82 例。研究发现，肝癌中医证型与 TNM 分期存在相关性：在临床期别中，Ⅰ、Ⅱ、ⅢA、ⅢB、ⅢC 期均以肝郁脾虚型为主，分别占 100%、77.8%、63.3%、53.8%、32.1%；Ⅳ期中以湿瘀互结型为主，占 47.6%（表 10-4）。

表 10-4　不同中医证型患者的临床期别构成　　　　　　　单位:例(%)

中医证型	Ⅰ	Ⅱ	ⅢA	ⅢB	ⅢC	Ⅳ	合计
肝郁脾虚	2(100.0)	7(77.8)	105(63.3)	7(53.8)	9(32.1)	31(37.8)	161(53.7)
气滞血瘀	0(0)	0(0.0)	11(6.6)	0(0)	3(10.7)	2(2.4)	16(5.3)
湿热蕴结	0(0)	0(0)	11(6.6)	2(15.4)	6(21.4)	7(8.5)	26(8.7)

中医证型	Ⅰ	Ⅱ	ⅢA	ⅢB	ⅢC	Ⅳ	合计
湿瘀互结	0(0)	2(22.2)	33(19.9)	4(30.8)	7(25)	39(47.6)	85(28.3)
肝肾阴虚	0(0)	0(0)	6(3.6)	0(0)	3(3.7)	3(3.7)	12(4.0)
合计	2(100%)	9(100%)	166(100%)	13(100%)	28(100%)	82(100%)	300(100%)

吴曲收录了 53 例肝癌患者，其中Ⅰ期 2 例，Ⅱ期 15 例，Ⅲ期 19 例，Ⅳ期 17 例。对各期患者进行辨证分型，结果发现，Ⅰ期肝癌患者中医证型以气滞血瘀证和肝郁气滞证为主，Ⅱ期肝癌患者也以肝郁气滞证为主，Ⅲ期肝癌患者以湿热蕴结证和肝郁气滞证为主，Ⅳ期肝癌以肝郁脾虚证为主。结果表明：病理分期与中医证型存在一定的内在联系，Ⅰ期患者主要以气滞血瘀证为主，Ⅳ期患者主要以肝郁脾虚证多见。中医学的观点认为，不同阶段的癌症可以表现出不同的形态特征及病理改变，在癌症的初期阶段正气比较旺盛，邪气较弱，到了疾病的中期，邪气逐渐繁盛，到了晚期邪盛正虚，邪气占主导地位。正如《医宗必读·积聚》所说："积之成者，正气不足，而后邪气踞之。"由此可见，癌症形成的常见内因是正气亏虚，外因则为邪气入侵（表 10-5 ）。

表 10-5 患者病理分期与中医证型的关系　　　　　　单位:例

病理分期	中医证型					合计
	气滞血瘀	肝肾阴虚	肝郁气滞	湿热蕴结	肝郁脾虚	
Ⅰ期	1	0	1	0	0	2
Ⅱ期	4	3	5	0	4	16
Ⅲ期	1	3	5	6	3	18
Ⅳ期	0	1	2	2	12	17
合计	6	7	13	8	19	53

肝癌临床分期有利于治疗方案的选择和对预后的估计。李娜通过研究观察发现，Ⅰ、Ⅱ期以肝郁脾虚证为主，Ⅲ期以肝热血瘀证为主，Ⅳ期以肝热

血瘀证、肝肾湿热证为主。早期患者肝失疏泄，脾虚失运，导致湿邪内困，可有上腹肿块胀闷不适等轻微症状，有时症状不明显往往被忽略，当患者出现神疲乏力，身重纳呆，肢重足肿，尿少，口黏不欲饮，时觉恶心，大便溏等脾虚、湿困等症状时，应及早进行相应的检查，及早诊断，及早手术治疗，以提高生存率和生活质量。Ⅲ期肝气久郁，气血不畅，血瘀于肝络，多以正虚邪实为侧重点，指导合理用药，提示应关注患者是否能够接受放、化疗。中医的扶正祛邪治疗，祛瘀散邪，补益肝肾，可改善患者机体功能，减轻症状。晚期患者大多正气不足，气血阴阳俱损，无法耐受全身化疗，一般行扶正治疗。

综上，证型的分布与临床分期有关：其中Ⅰ期主要以肝郁脾虚型为主；Ⅱ期以湿热内蕴型、肝郁脾虚型和气滞血瘀型为主；Ⅲ期以肝肾阴虚型和气滞血瘀型多见；Ⅳ期肝郁脾虚型和肝肾阴虚型多见。可见，在不同的临床分期阶段，肝癌患者的机体状态和临床表现不同，中医的证型也不同，这为临床辨证论治提供了依据。

三、肝癌基因表达与中医证候

证候是机体在疾病发展过程中的某一阶段的病理概括。由于它包括了病变的部位、原因、性质，以及邪正关系，反映出疾病发展过程中某一阶段的病理变化的本质，因而它比症状更全面、综合地揭示了疾病的本质，从功能上认识生理与疾病现象，指导着中医学对疾病表现及其发生的认识，是中医学认识疾病和辨证论治的主要依据。基因组学是关于基因、基因功能以及相关技术的研究。中医证候基因组学，是指在证候理论指导下，运用功能基因组学的方法，通过探讨证候，特别是同病异证或异病同证时基因的变异及差异表达情况，揭示与某一证候形成相关的所有基因及其功能，从整体基因表达的水平阐明证候的本质。

翁莉选取肝癌患者 120 例，经辨证后分为肝肾阴虚证组与非肝肾阴虚证组，分别从 mRNA 及蛋白层面对显著性差异表达基因进行检测。结果显示：肝肾阴虚证组在基因 *SEC62*、*CCNB1*、*BIRC3* 中的 mRNA 表达低于非肝肾阴虚证组（$P < 0.001$、$P < 0.001$、$P = 0.001$）；在这三个基因的蛋白表达水平方面，肝肾阴虚证组同样低于非肝肾阴虚证组（$P < 0.01$）。基于患者在基因 *SEC62*、*CCNB1*、*BIRC3* 的 mRNA 表达绘制 ROC 曲线，曲线下面积

分别为 0.716、0.682、0.639，运用 Sec62、CyclinB1、Bire3mRNA 表达联合
用于诊断肝癌肝肾阴虚证，其灵敏度为 85%、特异度为 78.3%、阳性预测值
为 79.7%、阴性预测值为 83.9%。

中医学和现代分子生物学分别从不同角度阐述了一个共同的道理，即病
相同而治不同，关键取决于中医的"证"或相关基因的表达结果，说明中医
证型与相关基因的表达可能存在一定的内在联系。杨传标等研究发现，肝癌
脾虚证组野生型 P53mRNA 阳性表达水平显著低于肝癌湿热证组（$P < 0.05$），
N-ras 蛋白阳性表达水平在湿热证组略高于脾虚证组，但差异没有显著意义
（$P > 0.05$），结果显示肝癌的中医证型与野生型 P53mRNA 表达具有一定相
关性，野生型 P53mRNA 低表达可能是区别肝癌脾虚证和湿热证的特征之一。

综上，肝癌中医证候分型，在一定程度上解释了中医证候理论的实质，
促进了中医辨证论治与西医诊疗技术的有机结合，提高了中医诊断肝癌的
准确度，加速了西医肝癌基因靶向治疗的研究进展，为中西医结合治疗肝
癌提供了有力的理论支撑。探讨中医证型与肝癌相关基因异常表达的相关
性，能够更加深刻认识中医"证"的科学本质，对中医临床科学辨证，提高
辨证论治水平，充分发挥中医药治疗原发性肝癌等疑难疾病的优势有重要
意义。

| 第二节 |
肝癌的证型分布特点

现代医学对于原发性肝癌已形成完整的系统治疗，首选治疗方法为外科
手术，方法包括肝部分切除术及肝移植术，由于原发性肝癌诊断时多数患者
处于晚期，符合手术条件者较少。多数患者只能采取保守治疗，治疗方法包
括射频消融（RFA）、微波消融（MWA）、经导管动脉栓塞化疗（TACE）、
放射治疗、导向治疗、化疗、分子靶向治疗及生物治疗等。中医在原发性肝
癌的治疗中结合病因病机特点，在不同的阶段，采取的治法不同，注重阶段
性、个体化治疗，实施病证结合模式。在疾病初起之时，多为肝郁气滞，此
时多用疏肝理气之法，辅以健脾，补益正气，以达祛邪之功。疾病进一步发

展，渐出现痰阻血瘀或湿热蕴结的症状，需进一步加强活血祛瘀、清利湿热的药物治疗。晚期正气一派虚衰，脏腑衰弱，治疗的重点在扶正祛邪，留人治病。近年来，随着国家及社会对于中医学的认知度提高，中西医结合概念深入人心，越来越多专家学者将肝癌的病证结合应用于临床，更加全面地提高了肝癌诊疗效果。下面从流行病学调查及文献研究两个方面，描述肝癌病证结合证型分布特点。

一、临床流行病学调查

随着临床医学的发展，在现代医学诊治疾病的基础上研究中医辨证显得越来越重要，这既是中西医结合临床工作的需要，也是推动中医诊断和治疗学发展的需要。证型作为疾病阶段性本质的反映，随着病情的发展也发生变化。由于原发性肝癌中医病机复杂，尤其中晚期肝癌患者，虚实错杂，因此对原发性肝癌的基本证型及证型的基本变量研究是目前肝癌中医临床研究的热点。武嫣斐等通过对 340 例原发性肝癌中医辨证临床调查发现，中医辨证证型分布有一定的规律，以单证占 46.7%、两证相兼占 46.4%、三证相合占 6.9% 为基本分布特征。随着病情的发展，临床分期的不同，证型发生演变，单证逐渐减少，两证相兼和三证相合逐渐增多，病机的变化由单纯的实证、虚证向虚实夹杂证转化，中晚期肝癌以肝气郁滞、血瘀、湿热毒盛以及肝脾肾亏虚为重。

林惠珍收集 138 例原发性肝癌中晚期患者，5 种中医证型所占的比例依次为脾虚证 65 例（47.1%）、湿热证 45 例（32.6%）、气滞证 17 例（12.3%）、血瘀证 6 例（4.4%）、阴虚证 5 例（3.6%）。以脾虚证（47.1%）及湿热证（32.6%）为主。原发性肝癌中以伴乙型肝炎患者多见（63.0%），伴乙型肝炎患者与不伴乙型肝炎患者的中医辨证分型分布无差异，在总体构成比上无统计学意义（$P = 0.098 > 0.05$）。肿瘤类型及肿瘤细胞形态在不同中医证型中无差异（$P = 0.759 > 0.05$）。根据 138 例原发性肝癌中晚期患者的中医证型分布特点，提出肝癌中晚期患者的中医证型以脾虚证及湿热证为主，可作为中医中药治疗选择上的参考。肝癌中晚期患者的肿瘤类型以肝细胞癌为主，与乙型肝炎关系密切，与文献流行病学报道相一致，表明乙型肝炎病毒与肝癌关系密切。肝癌中晚期脾虚证与湿热证患者的 GGT 数值多数大于 50U/L。

李茜收入 118 例中晚期原发性肝癌患者，根据单证候分型的标准进行中医辨证分型，将所得的原始数据资料进行统计描述与分析。中晚期原发性肝癌患者前 10 个主要临床症状依次为胁痛（77.12%）、纳呆食少（77.19%）、腹胀（50.85%）、乏力（50.00%）、疼痛（38.98%）、口苦（27.12%）、口干（26.17%）、面色晦暗（22.03%）、失眠（19.49%）、大便溏泄（19.49%）。肝癌中医单证中脾虚证出现的频次最高为 71 次（60.17%），其余证候由高到低依次为气滞证 71 次（42.37%）、血瘀证 32 次（27.12%）、湿热证 30 次（25.42%）、阴虚证 30 次（25.42%）。这些单一证候常常相兼出现，共同构成中晚期原发性肝癌临床上常见的复合证候。只有 1 种证候的患者共有 34 例，占 28.81%，同时兼有 2 种或 2 种以上证候的共有 84 例，占 71.19%。比例最高的前四位证型分别是脾虚气滞证 28 例（23.73%），脾虚血瘀证 11 例（9.23%），湿热阴虚证 11 例（9.32%）及脾虚阴虚证 9 例（7.63%）。中晚期原发性肝癌患者单证证候出现频次最高的为脾虚证，其次依次为气滞证、血瘀证、湿热证、阴虚证，提示中晚期肝癌患者常以脾虚为本，临床治疗应注重健脾之法的运用。相兼出现的证候依次为气滞脾虚证、血瘀脾虚证、湿热阴虚证、脾虚阴虚证，提示原发性肝癌中晚期以本虚标实同时出现多见，临床中医药干预应以祛邪不伤正、补虚不助邪为原则，把握好祛邪与扶正两个方面的平衡。

根据临床试验资料及现代医家临证经验，原发性中晚期肝癌主要以脾虚证为本，且中晚期两证相兼和三证相合逐渐增多，病机主要以虚实夹杂为主。临床以脾虚肝郁证、气滞血瘀证、湿热阴虚证、肝肾阴虚证多见，治疗上以健脾为主，辅以疏肝、除湿、化瘀、滋阴，扶正与祛邪共兼，使祛邪不伤正，扶正不留邪。

原发性肝癌的中医证型分布在患者个体之间存在差异，随着肝癌的病理分型及分期不同也会发生变化。临床观察研究表明，肝癌患者的证型分布特点与患者预后关系密切，从而有效指导治疗方案，提高患者生活质量、延长生存期。

二、文献分析

中医辨证治疗在肝癌临床中的运用对延长患者生存期、提高患者生存质量发挥了重要作用。为了解近年来肝癌辨证的基本情况，进一步提高辨证质量，更好发挥中医辨证论治的优势，许多学者对肝癌的辨证分型做了归纳总结。

陈喆等通过检索中国生物医学文献光盘数据库（CBMdisk）1981 年 1 月至 2000 年 12 月的文献。入选临床研究而不是动物实验，并且各辨证分型中有确切的数据。符合上述标准者共 36 篇。通过关键词索引，检索式为肝癌、辨证。基础证型的文献分布：基础证型主要涉及血瘀、气滞、湿热、阴虚、脾虚 5 类。气滞类出现频次最高，共 14 篇，占文献总数的 38.9%；湿热和阴虚类各 9 篇，各占文献总数的 25.0%；血瘀和脾虚类证各 6 篇，各占文献总数的 16.7%。从病例数来看，气滞类患者 192 例，脾虚类患者 111 例，湿热类患者 105 例，阴虚类患者 85 例，血瘀类患者 79 例。复合证型的文献分布：复合证型主要涉及 10 个相关证型。各证型的文献出现频次和病例数排序较为一致。虚证中肝肾阴虚最多，共 11 篇文献，占文献总数的 30.6%，涉及 161 例患者；其次为气阴两虚证，共 3 篇文献，占文献总数的 8.3%，涉及 38 例患者。实证气血阴阳辨证中气滞血瘀证共 19 篇文献，占文献总数的 52.8%，涉及 280 例患者；脏腑辨证中以肝胆湿热证最多，共 13 篇文献，占文献总数的 36.1%，涉及 90 例患者。虚实夹杂证中以肝郁脾虚证最多，共 7 篇文献，占文献总数的 19.4%，涉及 88 例患者。

宋央央等通过检索中国期刊全文数据库（CNKI）和中国生物医学文献数据库（CBM），查阅了 1994—2013 年收录的关于中晚期原发性肝癌的文献，检出关于中晚期原发性肝癌的中医和中西医相关文献共 231 篇，按文献纳入标准进行筛选，共筛选出符合要求的文献 30 篇（表 10-6）。中晚期肝癌辨证分型混乱，很少有一致的分型，而且证名多样。在 30 篇文章中，共出现 27 个证名。证型表述不一致，如文献中共出现 4 种表示阴虚证的证名即肝肾阴虚、阴虚内热、瘀毒伤阴、毒热伤阴，5 种表示湿热证的证名即湿热蕴结、湿热瘀毒、湿热毒蕴、肝胆湿热、湿热稽留，此外，还有肝盛脾虚和肝郁脾虚等，这些证型之间只有微小的差异，很难区分。有的医家按单证分型，有的按复证分型。还有一些分型直接概括病理机制，如正虚邪实、正气亏虚等。

表 10-6　30 篇文献中中晚期原发性肝癌中医证型出现的频数及频率

组号	证型	出现频数 / 次	出现频率 /%	组号	证型	出现频数 / 次	出现频率 /%
1	肝肾阴虚	22	73.33	6	湿热蕴结	4	13.33
2	肝胆湿热	20	66.67	7	脾虚湿困	3	10.00
3	气滞血瘀	18	60.00	8	肝热血瘀	3	10.00
4	肝郁脾虚	18	60.00	9	其他	9	30.00
5	脾虚证	17	56.67				

综上所述，通过文献检索，文献中基础证型主要涉及气滞、血瘀、湿热、阴虚、脾虚等类证，复合证型主要涉及肝肾阴虚、气阴两虚、气滞血瘀、肝胆湿热和肝郁脾虚等相关证型。

|第三节|
肝癌证型演变规律与预后关系

在疾病发生和发展过程中，中医病因病机随之发生变化，证候作为疾病过程中某一阶段（时点）机体对内外致病因素的综合反映，也随之发生不断变化，体现出一定的演变。肝癌的发生、发展是一个复杂的动态变化过程，加之抗肿瘤手段的应用，常使证候、症状及体征发生变化。利用中药干预肝癌，可以达到对于西医抗肿瘤手段的减毒增效、提高患者生活质量、延长患者生存期的目的，因此有必要观察肝癌各阶段的中医病因病机变化，总结证候演变规律，以更好地指导选方用药。

现代肝癌证候演变规律的研究，常建立在统一的分期标准之上，根据肝癌患者临床各个分期中所表现的症状，总结出证候随分期不同的演变规律。卢燊等运用计算机检索的方法，共检索到相关文献 336 篇，符合纳入标准（临床研究文献、以 1977 年中国分期为分期标准的文献、文献研究内容包含 1977 年中国分期全部 3 个分期）的文献 7 篇，最终纳入中国知网 1979 年 1

月至 2016 年 6 月以"肝癌"与"证候"为主题的 7 篇相关文献并对其进行总结，发现在肝癌的整个病程中，血瘀证与脾虚证是两大基本证候，随着病情的进展，呈现出两大中医证候演变规律，即单纯气滞→气滞与血瘀相兼→以血瘀为主和脾虚→湿热蕴结。晚期则为虚实夹杂之证候，实证以血瘀证、湿热证为主，虚证则特异性地出现肝肾阴虚证、脾肾阳虚证。毒邪内蕴作为所有证型的兼证，则贯穿始终。有学者认为，血瘀证是肝癌的基本证候之一。

而另有学者将气滞证与血瘀证分别进行研究，发现单纯气滞者以 I 期居多，随着病情进展，则逐渐演变为气滞与血瘀相兼，III 期以血瘀为主，可夹杂湿、阴虚等，而无单纯气滞者。还有学者认为脾虚证是除血瘀证外的另一肝癌的基本证候，随着分期的发展，逐渐向湿热蕴结证演变。

目前临床上，西医治疗肝癌的方法有很多，包括手术治疗、药物治疗、放射治疗等，根据患者的实际情况，选择相应的西医抗肿瘤手段。抗肿瘤手段的实施，改变了中医的病因病机，患者证候随之发生变化，总结其证型演变规律，可指导中医临床遣方用药，提高辅助治疗效果。

一、介入治疗对证型演变规律的影响

曾普华通过探讨原发性肝癌围血管介入期中医证候分布和演变规律以及病证相互关系，分析归纳该阶段中医病因病机特点。结果发现，肝癌围血管介入期 5 类常见中医基本证型分别为气滞血瘀证、脾虚湿困证、湿热蕴结证、肝郁脾虚证和肝肾阴虚证；局部复发和远处转移的中医病因病机可归纳为肝癌癌毒未清，且其为致病的关键，正气不足、机体抗癌力下降是其传变的基础，"癌毒流注"是其传变的主要方式。肝癌伴有复发和转移时表现出瘀、毒、虚互结的病机，亦属于邪实正虚、虚实夹杂的病理过程；并且血液中 VEGF、碱性成纤维细胞生长因子（bFGF）表达水平与脾虚湿困、瘀血内阻的中医病机呈正相关。

二、放疗期间证型演变规律

斯韬等观察肝癌放疗期间中医证型变化的规律，回顾性调查了 289 例接受放疗的肝癌患者放疗前、放疗时（30Gy）、放疗后共 3 次的中医四诊资料。结果发现，放疗期间，肝癌患者的中医分型以 5 型为主，分别为肝郁气滞证、血瘀证、湿热蕴结证、脾虚证、阴虚证；在放疗前，肝癌患者以脾虚和肝郁气滞两型最为多见；放疗时（30Gy）以湿热蕴结证和肝郁气滞证为主；放疗后以脾虚和湿热蕴结两型为主。故可以根据围放疗期的中医证型演变规律，进行灵活中医辨证论治，以求增加中药联合放疗对肝癌病灶的治疗效果，减轻放疗副作用。

三、微创治疗对证型演变的影响

罗莹通过观察性研究探讨原发性肝癌的中医证型分布规律及影响消融治疗后复发时间的因素。结果发现，湿热毒瘀证患者的乙型肝炎病毒（HBV）感染概率明显高于肝郁脾虚证和气滞血瘀证；纳入的病例中辨证为肝郁脾虚证、气滞血瘀证的患者肝功能储备状态最好，肝肾阴虚证患者的肝功能储备状态最差；肝肾阴虚证、湿热毒瘀证患者的门静脉癌栓发生率高于肝郁脾虚证，肝肾阴虚证门静脉癌栓发生率高于气滞血瘀证；肝肾阴虚证患者肝癌病灶发生肝外转移概率高于肝郁脾虚证、气滞血瘀证，湿热毒瘀证患者的肝外转移率高于肝郁脾虚证；并且发现肝癌病灶大小是原发性肝癌消融治疗后再发独立危险因素，合并 HBV 是肝癌复发的危险因素，术前 AFP 阴性比术前 AFP 阳性再发风险低。

孟静等初步探讨经导管动脉化疗栓塞（TACE）治疗对肝癌患者证型的影响。收集 2005 年 3 月至 2008 年 12 月长海医院中医科收治的 274 例次仅行 TACE 治疗的肝癌患者，采用配对检验等统计学方法对患者治疗前后证型变化进行统计分析，并将有无癌栓作为分组因素，对患者 TACE 治疗前后证型变化进行对比分析。结果显示，274 例次肝癌患者行肝脏 TACE 术后基本证型中气虚证程度加重（$P < 0.05$），血瘀证有减轻趋势，水湿证有加重趋势；复合证型中肝气郁结证程度减轻（$P < 0.05$），肝血瘀阻证有减轻趋势，湿热内蕴证有加重趋势。有癌栓者治疗后水湿证及脾肾阳虚证加重程度较无癌栓者大（$P < 0.05$）。研究认为，TACE 治疗对证型的影响体现了肿瘤病情的好转及功能的损耗。

四、靶向治疗对证型演变的影响

杨学芳通过收集分子靶向药物索拉非尼治疗肝细胞肝癌巴塞罗那临床肝癌分期系统（BCLC）C 期患者的临床四诊资料，进行了证候归纳分析。结果发现，在证候分布、舌象、脉象及不良反应方面，索拉非尼干预后肝癌患者中医证型倾向于脾虚湿困证及肝热血瘀证，湿邪及瘀血在治疗过程中程度逐渐加深，中药治疗可予以益气健脾化湿，兼活血之法；通过临床观察，发现索拉非尼治疗过程中主要伤及脾胃，使脾胃升降功能失常，产生一系列脾胃受损的症状。故在索拉非尼治疗肝癌时可早期予以中医药干预，从脾胃着手，达到提高肝癌的综合治疗效果的目的。

五、肝癌中医证型演变规律与预后关系

林丽珠等将符合入选标准的 56 例原发性肝癌患者分为肝盛脾虚型、肝热血瘀型、肝肾阴虚型，用逐步回归法分析各证型与机体细胞免疫功能的关系。结果显示，肝盛脾虚型的机体细胞免疫功能较好，肝热血瘀型次之，肝肾阴虚型最差。说明肝盛脾虚型的预后相对较好，肝热血瘀型次之，肝肾阴虚型的预后最差，与临床实际观察基本一致。

陈颖超通过回顾性分析未经治疗的原发性肝癌患者中医证型与检测指标的相关性，并统计不同因素对原发性肝癌预后的影响。结果发现，在纳入的 135 例原发性肝癌患者中肝功能 A 级、BCLC A 期、病灶单发、无癌栓者多见肝郁脾虚证和气滞血瘀证；BCLC D 期、肝功能 C 级、癌栓形成、瘤体直径大于 3cm 者以肝肾阴虚型多见；并且发现肝郁脾虚证及气滞血瘀证患者中位生存期较湿热蕴结证及肝肾阴虚证患者的中位生存期长。

研究分析肝癌的中医证型演变规律，根据不同阶段的肝癌患者进行灵活用药施治，有利于肝癌的中医药临床治疗及实验研究，为其提供客观依据。设计并开展多中心、大数据的临床研究以提供证型演变规律的循证医学证据，成为肝癌中医临床治疗及研究的热点及难点。

| 第四节 |
肝癌方证应用及机制研究

张仲景本神农学派和《汤液经法》的主要内容，按照方剂组成和适应证，设立了《伤寒论》的方证体系，该方证体系的特征是病下系证、证下系

方、方随证出、辨证论治、理法方药一体。孙思邈在《千金翼方》的一篇序文中提到"伤寒热病，自古有之，名贤睿哲……今以方证同条，比类相附，须有检讨，仓卒易知"，首次提出方证一词。证候是一定阶段患者机体状态的综合反映，方剂是中医治病的主要手段，方剂包含了理法。将方剂与证候相结合进行研究，架起理法与方药的桥梁，探求方剂与证候间的内在联系与规律，应用于临床，可提高辨证论治水平与临床疗效。

近年来，针对肝癌病证结合方证的分子机制成为研究热点，从分子机制角度研究中药处方对于肝癌的治疗作用。郑操等探讨金龙胶囊与介入治疗在原发性肝癌患者中的应用效果。选取 2013 年 1 月至 2015 年 3 月收治的原发性肝癌患者 58 例，按照随机数字表法将其分为治疗组（30 例）与对照组（28 例）。对照组患者仅给予 TACE 治疗，治疗组在对照组的基础上给予金龙胶囊治疗。观察两组患者治疗前后 T 淋巴细胞亚群、免疫因子变化情况，治疗效果、随访及不良反应发生情况。治疗前，两组 T 淋巴细胞 CD3$^+$、CD4$^+$、CD8$^+$、CD4$^+$/CD8$^+$水平比较差异无统计学意义（$P > 0.05$）。治疗后，两组 CD3$^+$、CD4$^+$、CD4$^+$/CD8$^+$水平较治疗前比较明显上升，治疗组 CD3$^+$、CD4$^+$、CD4$^+$/CD8$^+$水平显著高于对照组（$P < 0.05$）；而两组 CD8$^+$水平较治疗前明显下降，治疗组 CD8$^+$水平显著低于对照组（$P < 0.05$）。治疗组治疗后 SIL-2R、TSGF 水平显著低于对照组（$P < 0.05$）。治疗组临床总有效率为 60.00%，显著高于对照组（35.71%）（$P < 0.05$）；治疗组临床总控制率为 86.67%，显著高于对照组（60.71%）（$P < 0.05$）。治疗组的不良反应总发生率为 30.00%，显著低于对照组（64.29%）（$P < 0.05$）。治疗组死亡率为 10.00%，显著低于对照组（35.71%）（$P < 0.05$）；治疗组平均生存时间显著长于对照组（$P < 0.05$）。研究结果表明，金龙胶囊有利于保护经介入治疗后的原发性肝癌患者细胞免疫功能，提高临床治疗效果及病情控制效果，减少药物不良反应，延长生存期，值得推广应用。

陈晓夏等探讨参芪扶正注射液联合槐耳颗粒治疗中晚期原发性肝癌的效果及作用机制。选取 2015 年 2 月至 2017 年 8 月某战区总医院肿瘤科收治的 80 例中晚期原发性肝癌患者，采用随机数表法将其随机分为介入组和联合治疗组，每组 40 例。介入组行经 TACE 治疗，联合治疗组在介入的基础上加用参芪扶正注射液联合槐耳颗粒辅助治疗，比较两组患者客观缓解率、疾病控制率、随访生存率，治疗前后主要证候评分、谷草转氨酶（GOT）水平、谷丙转氨酶（GPT）水平、γ- 谷氨酰转肽酶（γ-GT）水平、总胆红素（TBIL）水平、血管内皮生长因子（VEGF）水平、人表皮生长因子样结构域蛋白 7（Egfl7）水平、骨桥蛋白水平及不良反应发生率。研究结果表明，联合治疗组治疗后主要证候评分 [疼痛难忍（0.80±0.19）分、气短乏力（1.03±0.25）分、头晕目眩（0.85±0.13）分、面色淡白（0.89±0.20）分] 显著低于治疗前 [疼痛难忍（4.59±0.97）分、气短乏力（4.29±0.95）分、头晕目眩（4.18±0.94）分、面色淡白（3.95±0.82）分] 及介入组 [疼痛难忍（1.53±0.32）分、气短乏力（1.72±0.40）分、头晕目眩（1.56±0.39）分、面色淡白（1.45±0.36）分]，差异有统计学意义（$P < 0.05$）。联合治疗组的恶心呕吐发生率为 27.5%（11/40）、腹泻腹胀发生率为 20.0%（8/40），骨髓抑制的发生率为 27.5%（11/40），均显著低于介入组（$P < 0.05$）。参芪扶正注射液联合槐耳颗粒治疗中晚期原发性肝癌可有效控制病情进展，延长生存时间，减轻相关临床症状，改善肝功能，并有助于降低不良反应发生的风险，这可能与其下调 VEGF、Egfl7 及骨桥蛋白表达作用密切相关。

方证相应研究是中医临床基础研究的重要内容，方证相应研究有助于方证的规范化，即规范方证的临床诊断依据以准确地表达方剂治法所针对的病机。

基于现代实验研究技术，确立中医药制剂治疗原发性肝癌的分子机制，从病证结合视角，探讨中医药制剂对原发性肝癌的作用靶点，能够为病证结合治疗原发性肝癌提供试验结果依据，指导临床用药。

| 第五节 |

肝癌病证结合诊断及疗效评价

一、肝癌的辨病诊断

（一）肝癌的中医病因病机

中医学认为，本病与正气虚弱、情志久郁、饮食不洁、嗜酒过度等关系密切。"邪之所凑，其气必虚"，正气亏虚，外邪乘虚而入，蕴结于肝，肝气郁结，气机受阻，血行不畅，津液失布，痰瘀互结，形成痞块，发为肝癌。肝主疏泄，调畅气机，若情志久郁，疏泄不及，气机不利，气滞血瘀，亦可发为肝癌。另外，饮食不洁、嗜酒过度，损伤脾胃，气血生化不足；且中焦失运，化生痰浊，阻滞经络，肝脉阻塞，形成肝癌。现代流行病学调查表明，嗜酒为肝癌发生的危险因素之一。

本病病位在肝，与脾、胃、胆密切相关。病机以正虚邪实多见。

（二）诊断要点

1. 临床表现

（1）肝区疼痛：右上腹疼痛最为常见，为本病的重要症状，疼痛为持续性或间歇性，多呈钝痛或胀痛，随着病情发展疼痛加剧而难以忍受。肝区疼痛部位与病变部位密切相关，病变位于肝右叶表现为右季肋区疼痛，位于肝左叶则表现为剑突下区痛。如肿瘤侵犯膈肌，疼痛可放射至右肩或右背；向右后生长的肿瘤可引起右侧腰部疼痛。疼痛为肿瘤生长使肝包膜绷紧所致。突然发生的剧烈腹痛和腹膜刺激征则为肝包膜下癌结节破裂出血，或向腹腔内破溃引起腹腔内出血及腹膜刺激所致。

（2）肝大：呈进行性，肝脏质坚硬、表面凹凸不平，有大小不等的结节或巨块，边缘钝而整齐，触诊时常有程度不等的压痛。肝癌突出于右肋弓下或剑突下时，相应部位可见局部饱满隆起，如癌肿位于肝的横膈面，则主要表现为横膈局限性抬高而肝下缘可不肿大，位于肝表面接近下缘的癌结节最易触及。

（3）血管杂音：由于肝癌血管丰富而纡曲，动脉骤然变细或因癌块压迫肝动脉及腹主动脉，约有半数患者可以在相应部位听到吹风样血管杂音，此体征颇具诊断价值，但对早期诊断意义不大。

（4）门静脉高压征象：肝癌多伴有肝硬化，故常有门静脉高压的表现，脾大可因门静脉或脾静脉内癌栓形成，或肝癌压迫门静脉或脾静脉引起。腹水为晚期表现，门静脉及肝静脉的癌栓可加速腹水的生长，腹水一般为漏出液，血性腹水多为癌肿向腹腔破溃所致，亦可因腹膜转移而引起。

（5）黄疸：常在晚期出现，多由癌肿或肿大的淋巴结压迫胆管引起胆道梗阻所致。近来发现肝细胞癌可侵犯胆道而致梗阻性黄疸及胆道出血。黄疸亦可因肝细胞损害而引起。

（6）恶性肿瘤的全身表现：患者常有进行性消瘦、乏力、食欲不振、腹胀、腹泻、营养不良和恶病质等。发热相当常见，多为持续性低热，一般在37.5~38℃，也可呈不规则或间歇性及持续性高热。表现可似肝脓肿，但发热前不伴有寒战，应用抗生素治疗无效。发热与肿瘤坏死物的吸收、癌肿压迫或侵犯胆管而致胆管炎，因抵抗力减低并发其他感染有关。

（7）伴癌综合征：部分患者表现如下。①低血糖：发生低血糖的原因很多，肝癌细胞能异位分泌胰岛素样物质，肿瘤贮存糖原过多、抑制胰岛素酶生成，或分泌胰岛 B 细胞刺激因子而使血糖降低。②红细胞增多症：其原因可能为红细胞生成刺激素增多，约 10% 患者出现此症。③高钙血症：其发生可能与肝癌组织分泌异位甲状旁腺激素有关，肝癌伴发高钙血症与肿瘤骨转移时的高血钙不同，后者伴有高血磷且临床上常有骨转移征象可助鉴别，肝癌伴发高钙血症时，可出现高血钙危象，如嗜睡、精神异常、昏迷等，常易误诊为肝性脑病或脑转移。④其他：尚可出现急性间歇性卟啉病、异常纤维蛋白原血症、血小板增多症、高脂血症等。

（8）转移灶症状：如发生肺、骨、脑、胸腔转移，可产生相应症状。

2. 有肝炎史，同时有上述临床症状应高度怀疑肝癌。

3. 如无其他肝癌证据，AFP 对流法阳性或放射免疫测定法 AFP ≥ 400μg/L，持续 4 周以上；或 AFP ≥ 200μg/L，持续 8 周以上，并能排除妊娠、活动性肝病、生殖腺胚胎源性肿瘤及转移性肝癌者。

4. 影像学检查有明确肝内实质性占位病变，排除肝血管瘤和转移性肝癌。

5. 肝组织学检查证实为原发性肝癌，或肝外组织的组织学检查证实为肝细胞癌。

（三）实验室检查及辅助检查

1. 肝癌标志物检测

（1）甲胎蛋白：为胚胎期肝细胞和卵巢黄囊产生的一种蛋白，出生后一周即消失，当肝细胞癌变后又获得合成此蛋白的能力（称返祖现象）。虽在孕妇、新生儿、部分睾丸或卵巢胚胎性癌及部分慢性活动性肝病患者中可检出此种蛋白，但鉴别诊断不难。从病理类型看，胆管细胞癌，高分化和低分化肝细胞癌，或已坏死液化者均可呈阴性，因高分化的肝癌细胞很少产生或不产生 AFP，分化很差的肝癌细胞也不产生 AFP，而中度分化的肝癌细胞，能合成 AFP。AFP 对肝癌诊断的阳性率差别很大，一般为 60% ~ 70%，因此必须动态观察，才有价值。常用的检查方法有 3 种：①反向间接血球凝集法（血凝法）。②放射火箭电泳自显影法（火箭法）。③放射免疫测定法（放免法）。血凝法和火箭法灵敏度高，但假阳性率也随之增高。血凝法简便易行，可用于普查。放射免疫测定法为精确微量定量法，可测出 < 40μg/L（20μg/ml）以下的微量 AFP，放射免疫测定法测定 AFP 正常值 < 20μg/L。动态观察 AFP 的含量，可在症状出现以前 8 个月或更早发现肝癌，并可与其他假阳性病例相鉴别。在排除活动性肝病、生殖腺胚胎瘤和妊娠情况下，若 AFP 定量 > 500（或 400）μg/L 持续 4 周，或定量 > 200μg/L 持续 8 周，则可诊断为原发性肝癌。

（2）铁蛋白：为机体内一种贮存铁的可溶组织蛋白，正常人血清中含有少量铁蛋白，但不同的检测法有不同的正常值，一般正常均值男性为 80 ~ 130μg/L（80 ~ 130ng/ml）女性为 35 ~ 55μg/L（35 ~ 55ng/ml），血清铁蛋白水平在妊娠期及急性贫血时降低，急慢性肝损害和肝癌时升高，国内报道肝癌患者阳性率高达 90%。近年来发现肝癌还含有一种酸性的异铁蛋白，称为癌胚异铁蛋白，可能有助于早期诊断。肝癌患者铁蛋白水平增高的原因可能是：①肝癌细胞能合成和分泌铁蛋白或异铁蛋白。②肝癌组织对铁蛋白的摄取及清除受到影响。③肝细胞损害坏死，贮存在肝细胞胞质中的铁蛋白溢入血中。血清铁蛋白虽非特异性，但除在肝癌、胰腺癌患者中中度升高外，在其他消化道肿瘤（如食管癌、胃癌、直结肠癌）患者中均不升高。肝癌患者治疗有效者血清铁蛋白水平下降，而恶化和再发者升高，持续增高则预后不良，故血清铁蛋白测定可作为疗效监测手段之一，特别是对 AFP 阴性的患者尤有意义。

2. **其他肿瘤相关抗原**　部分肝癌患者 CEA、CA19-9 也可为阳性。

3. **肝功能试验及血清酶学检查**

（1）肝功能试验：一般肝功能试验诊断价值不大，但对本病的肝病背景及疗效的预测可有帮助。

（2）血清酶测定：血清碱性磷酸酶、γ- 谷氨酰转肽酶显著升高，而血清胆红素和转氨酶正常时提示肝癌的可能。而乳酸脱氢酶、γ- 谷氨酰转肽酶、

碱性磷酸酶、醛缩酶、5-核苷酸磷酸二酯酶等同工酶的测定，对甲胎蛋白的阴性患者可起辅助诊断作用。

4. 影像学检查

（1）超声检查：B型超声检查可呈光团或实性暗区，当肝癌坏死液化时则呈液性暗区。B型超声可测出2~3cm以上的肝癌，对早期定位诊断甚有价值，已成为诊断的主要手段之一。因其属无创性检查，且价格较廉，故易为患者接受。

（2）放射性核素肝扫描：放射性核素肝扫描对肝内占位性病变具有诊断价值，常用核素[189]金、[99]锝、[131]碘玫瑰红等，静脉注射后进行肝扫描，在病灶处显稀疏缺损区，称为阴性扫描。γ闪烁照相及ECT，可使图像清晰，分辨率提高。目前放射性核素肝扫描仅能显示直径在3~5cm以上的肝癌，且无特异性，仅能作为诊断的参考。用核素[113]铟作血池扫描及亲肿瘤的核素[67]镓、[75]硒或用核素[131]碘标记的特异性单克隆抗体（如AFP单克隆抗体等）阳性扫描可进一步提高诊断的准确率。

（3）肝血管造影：经皮穿刺选择性腹腔动脉及超选择性肝动脉造影已广泛应用于临床，诊断意义较大，可显示1~2cm的癌结节。肝动脉造影可显示：①供应肿瘤的肝动脉增粗。②新生肿瘤血管管径粗细不规则、排列紊乱。③肿瘤区的血管移位和血管受侵。血管移位包括血管形移位、包绕、伸直等改变，血管受侵则显示血管壁不规则。④肝动脉-门静脉交通，门静脉早期显影。⑤在动脉相后期出现血池，呈不规则的小点状或斑点状致密影。⑥肿瘤染色（tumor stain）是毛细血管期实质相所显示的肿瘤形态。⑦实质相的透亮影（低密度区），系肿瘤坏死液化所致。⑧门静脉癌栓，显示门静脉内有透亮影（充盈缺损）。以上特点不仅可作为准确的定位诊断且有鉴别诊断的价值，是早期诊断及指导手术的重要手段。

（4）CT：能较灵敏地分辨组织密度的差异，肝癌的CT图像通常表现为边缘模糊大小不等的密度减低阴影（低密度区）。但也有少数肝癌密度与正常肝组织相似，或出现与其他占位性病变相似的间接征象，如肝脏外形局部隆起，肝门移位，邻近器官移位，门静脉增粗及密度减低区（癌栓）等。目前的CT可检出2cm左右的肝癌。

（5）MRI：一种新诊断技术，可发现小于1.5cm的癌灶及转移灶。

5. 腹腔镜检查 腹腔镜可直接观察肝脏表面情况，用纤维腹腔镜及手术腹腔镜可在直视下进行活检止血措施，对用其他方法难以诊断或剖腹探查有顾虑者，不失为一种可行的诊断方法。

6. **肝穿刺活体组织检查** 本法有一定的局限性和危险性，故过去的活体组织检查在临床上已很少使用，近来可在超声引导下用细针穿刺病变部位吸取组织，并发症少，取得组织代表性好。

7. **剖腹探查** 对可疑有肝癌的病例，经上述检查仍不能证实或否定时应进行剖腹探查。剖腹探查便于全面了解肝脏情况，制定手术治疗方案。

二、肝癌的辨证诊断

肝癌的辨证诊断分型标准参考《恶性肿瘤中医诊疗指南》。

（一）证候要素

临床上肝癌虚实夹杂，可数型并见。

1. **气虚证**

主症：神疲乏力，少气懒言，纳呆。

或症：形体消瘦，气短，自汗，畏寒肢冷，大便溏薄。

主舌：舌淡胖。

或见舌：舌边有齿痕，苔白滑，苔薄白。

主脉：脉虚。

或见脉：脉沉细，脉细弱，脉沉迟。

2. **阴虚证**

主症：五心烦热，口干咽燥，胁肋隐痛。

或症：盗汗，舌嫩红或少苔或裂纹或剥苔或无苔，脉细且数。

主舌：舌红少苔。

或见舌：舌干裂，苔薄白或薄黄而干，花剥苔，无苔。

主脉：脉细数。

或见脉：脉浮数，脉弦细数，脉沉细数。

3. **血虚证**

主证：面色无华，头晕眼花，爪甲色淡，胁痛绵绵。

或症：心悸怔忡，失眠健忘，月经闭止或阴道出血色淡量少。

主舌：舌淡。

或见舌：苔白，苔薄白。

主脉：脉数。

或见脉：脉沉细，脉细弱。

4. **痰湿证**

主症：胸脘痞闷，恶心纳呆，腹胀肢肿。

或症：身目发黄而晦暗，口淡不渴，口黏纳呆，头身困重。

主舌：舌淡苔白腻。

或见舌：舌胖嫩，苔白滑，苔滑腻，苔厚腻，苔脓腐。

主脉：脉滑或濡。

或见脉：脉浮滑，脉弦滑，脉濡滑，脉濡缓。

5. **血瘀证**

主症：胁肋疼痛，刺痛固定，肌肤甲错。

或症：面色黧黑，唇甲青紫，面、颈、胸可见赤丝血缕，手掌赤痕，阴道出血色暗瘀，或夹血块。

主舌：舌质紫暗或有瘀斑、瘀点。

或见舌：舌胖嫩，苔白滑，苔滑腻，苔厚腻，脓腐苔。

主脉：脉涩。

或见脉：脉沉弦，脉结代，脉弦涩，脉沉细涩，牢脉。

6. **热毒证**

主症：口苦身热，尿赤便结，胁肋灼痛。

或症：口腔糜烂，心烦不寐或烦躁盗汗，大便干涩，小便短赤，干咳或咳血，吞咽困难，咽干痛，梗阻较重。

主舌：舌红或绛，苔黄而干。

或见舌：舌有红点或芒刺，苔黄燥，苔黄厚黏腻。

主脉：脉滑数。

或见脉：脉洪数，脉数，脉弦数。

7. **气滞证**

主症：胁肋胀满，痛无定处。

或症：烦躁易怒，口苦咽干，嗳气，胀满闷痛，走窜不定，少腹包块，攻撑作痛，腹胀胁痛。

主舌：舌淡暗。

或见舌：舌边红，苔薄白，苔薄黄，苔白腻或黄腻。

主脉：脉弦。

或见脉：脉弦细。

（二）辨证方法

符合主症 2 个，并见主舌、主脉者，即可辨为本证。

符合主症 2 个，或症 1 个，任何本证舌、脉者，即可辨为本证。

符合主症 1 个，或症不少于 2 个，任何本证舌、脉者，即可辨为本证。

（三）辨证分型

肝癌各阶段中医辨证分型见表 10-7。

表 10-7 肝癌分阶段中医辨证分型

治疗阶段	辨证分型
手术阶段	气血亏虚、脾胃虚弱
化疗阶段	脾胃不和、气血亏虚、肝肾阴虚
放疗阶段	气阴两虚、热毒瘀结
靶向治疗	血热毒盛、脾虚湿盛
单纯中医治疗	肝郁脾虚、肝热血瘀、肝胆湿热、肝肾阴虚

三、疗效评价

1. **影像学评价** 参考 2009 年颁布的 RECIST 标准（实体瘤疗效评价标准 V1.1）。

根据各目标病变最大直径测量值之和的变化情况，将疗效分为 CR（完全缓解）、PR（部分缓解）、SD（疾病稳定）和 PD（疾病进展）4 类。

（1）完全缓解（CR）：经影像学检查发现病灶完全吸收，任何病理性淋巴结（无论是否为靶病灶）的短径必须缩小至 < 10mm，至少维持 28d。

（2）部分缓解（PR）：病灶缩小 ≥ 30%，至少维持 28d。

（3）疾病进展（PD）：病灶较治疗前扩大 20% 以上，或出现新病灶。

（4）疾病稳定（SD）：靶病灶减小的程度没达到 PR，增加的程度也没达到 PD 水平，介于两者之间，至少维持 28d。

客观缓解率（ORR）：肿瘤体积缩小达到预先规定值并能维持最低时限要求的患者比例。ORR 为 CR 与 PR 的比例之和，不包括 SD。

疾病控制率（DCR）：经治疗后获得缓解和病变稳定的病例数占整个可评价例数的百分比。DCR 为 CR、PR 与 SD 的比例之和。

2. 采用反映疾病的结局指标或替代指标进行疗效评价

（1）主要终点指标：采用总生存期（OS）为主要终点指标。将其定义为从肝癌患者接受随机化干预到任何因素导致患者死亡的时间。

（2）OS 的替代终点指标：包括以下几种。其中，最常用的为无病生存期（PFS）。

无进展生存期（PFS）：指从随机化至出现肿瘤客观进展或全因死亡的时间。

至疾病进展时间（TTP）：指随机分组至出现影像学进展之间的时间间隔。

无复发生存期（RFS）：指肝癌患者初次手术至最早出现复发证据的时间。

无病生存期（DFS）：指从随机化开始至疾病复发或由于疾病进展导致患者死亡的时间。

3. 临床症状、中医证候及生活质量等评价　根据 2018 年《证候类中药新药临床研究技术指导原则》疗效指标的选择原则，重视患者症状、生活质量等疗效评价，可以从多方面对肝癌患者的抗肿瘤疗效进行评价。

（1）以改善肝癌患者目标症状或体征为目的者，应以目标症状或体征消失率 / 复常率，或临床控制率为疗效评价指标，但同时应注意对观察目标症状或体征痊愈时间和 / 或起效时间的评价。

（2）引入肝癌患者报告结局指标，将患者"自评"与医师"他评"相结合，根据特定的疗效评价结局指标设计问卷表格以供评价。

（3）基于对患者生存质量或生活能力、适应能力改善等方面的考虑，推荐采用公认的具有普适性或特异性的量表进行疗效评价。例如行为状况评分标准：以卡诺夫斯凯计分（KPS）为指标，在治疗前及每个疗程结束后均进行评分，凡在疗程结束后较治疗前评分增加 ≥ 10 分者为行为状况"提高改善",评分减少 ≥ 10 分者为行为状况"降低",评分增减在 10 分以内为行为状况"稳定"。

（4）采用能够反映证候疗效的客观应答指标进行评价，包括现代医学中的理化指标、生物标志物等，例如血常规、肿瘤标志物（AFP、SF、CA19-9、CEA 等），临床试验期间需观察评估中医证候疗效的起效时间、缓解时间或消失时间。

参考 2002 年《中药新药临床研究指导原则（试行）》中制定的肝癌临床症状判定标准，对每一症状进行分级，并赋予积分值（表 10-8）。

·显著改善：治疗后临床证候积分值比治疗前积分下降 ≥ 70%。

·部分改善：治疗后临床证候积分值比治疗前积分下降 ≥ 30%。

·无改善：治疗后临床证候积分值比治疗前积分无变化。

表 10-8　肝癌证候分级量化表

症状	轻(1分)	中(2分)	重(3分)
食欲不振	食欲较差 食量减少低于 1/3	食欲不佳 食量减少 1/3 ~ 1/2	不欲进食 食量较病前减少 1/2
脾大	肋下 < 1cm	肋下 1 ~ 2cm	肋下 > 2cm
身目发黄	目黄	身、目、尿色淡黄	身、目、尿色深黄
脘闷腹胀	食后脘闷腹胀 0.5 小时内可自行减轻	食后脘闷腹胀 2h 内可自行减轻	脘闷腹胀不减轻
便秘或黏滞不畅	便秘,每日 1 次	便秘,2 ~ 3d 1 次 排出不畅	便秘,大于 4d 1 次 排出困难
乏力、神疲、懒言	精神不振,肢体稍倦, 可坚持轻体力工作,不喜多言	精神疲倦,四肢乏力, 勉强坚持日常活动, 思睡,懒于言语	全身乏力 终日不思活动
口干而苦	偶觉口干苦	晨起口干苦	整日觉口干苦
恶心呕吐	偶有恶心	时有恶心,偶有呕吐	频频恶心,时有呕吐
胁肋疼痛	隐隐作痛 不影响正常工作	疼痛较重 影响生活	疼痛剧烈 难以忍受
舌苔	舌质淡,舌体胖 或齿痕多,苔薄白	舌质淡,舌体胖 或齿痕多,苔白腻	舌质淡,舌体胖 或齿痕多,苔黄腻
脉象	脉弦细沉	脉细滑	脉沉细滑

| 第六节 |
肝癌病证结合研究思路

恶性肿瘤疾病本身复杂的生物学特性及其治疗的多样性决定了临床症状的多样，导致了恶性肿瘤中医证候的复杂性。

在研究中应进一步对各证型的本质进行探索。西医学的病理学、生物化学、免疫学、分子生物学等理论与技术的发展，对提高中医药治疗肝癌的疗效具有重要意义，也将丰富现代肿瘤学的内涵。近年来，一些学者在总结临床疗效的基础上，分析肝癌病证和用药规律，筛选有效药物，组成基本方药或制成新剂型，再进行临床或药效学试验，为研制安全有效的中药新药提供了更多的研究方法，有助于肝癌病证结合的临床应用，提高肝癌诊疗水平。

一、肝癌病证结合动物模型的建立思路与方法

动物模型的建立是现代医学科学研究的重要基础。目前，中医"证"的动物模型也有了长足的发展：一是根据中医基础理论及临床某些证候表现，采用相应的手段在动物身上复制，导致动物某组织、器官或全身产生一定程度的损伤或功能改变，从而出现某些类似于人类的疾病或证候，如卫气营血模型、虚证（阳虚、气虚、血虚、脾虚、心虚）模型、寒证模型、热证模型、血瘀证模型、肝郁证模型等，再用临床常用方剂反证；二是把西医"病"的模型当成中医某种"证"的模型，与中医学的"证"存在着一定的差别。

（一）注重研究的病证关联性

构建肝癌病证结合，应注重肝癌与证候的相关性，使所建立的肝癌病证结合模型动物特征符合人体患病特点。肝癌中医辨证多为气虚痰湿证、气滞血瘀证、阴虚内热证、气阴两虚证、热毒炽盛证，建立病证结合动物模型时应遵循此关联性。另外，应注重采用较为公认的处理方法，以构建相应证型的肝癌动物模型，注重肝癌分期与病理分型不同，证型特点不同的动态变化，严格控制动物造模条件、时间，以体现相应证候。对于观察结论指标，

应选用具有特异性、重复性、相对稳定性的动物模型及能够定量的评价指标进行观察。

（二）注重实验动物的选择

首先，应该选择与人类肝癌的生物学行为尽可能相近的动物模型。肝癌属于血管依赖性实体瘤，模型标本肝脏血管应明显增粗，周边癌组织生长活跃。血清 AFP 及肿瘤酶学反应阳性，癌肿形成过程与人类肝癌的自然发生过程相似。其次，选取模型的方法简便易行，实验周期短，动物的大小、体形、寿命等适合于所做的实验研究。再次，动物模型的制备要具有可重复性，选取模型要相对稳定，制备成功率高而死亡率低。最后，采用的实验方法对人体无害或危害较少，对于环境污染少。

肝癌病证结合动物模型主要以鼠和兔为主。鼠分为正常鼠和裸鼠，正常鼠包括大鼠和小鼠。大鼠实验模型经济、易饲养、易获得，常用品系为Wistar 大鼠和 SD 大鼠。裸鼠包括裸大鼠和裸小鼠。裸大鼠对异种肿瘤易于接受，但饲养较为困难、价格昂贵，限制了其广泛应用。裸小鼠是一种自发无毛突变种，由于缺乏胸腺而细胞免疫存在缺陷，因此可以接受同种或异种的正常及恶性组织移植，人肝癌细胞裸小鼠模型是目前实验中最能反映人类肝癌生物学特性的"活试管"。裸鼠已成为体内研究恶性肿瘤生物学特性和筛选抗癌药物的理想工具，其中以原位种植模型最为理想，建模周期短，成功率高而自然消退率低。但裸小鼠体型小、免疫力低下，饲养条件要求无特定病原体（SPF）存在，环境要求恒温、恒湿，并且实验操作要求精细。

兔常用大耳白兔或新西兰白兔。由于兔体形较大，更适于肝动脉插管等局部治疗肝肿瘤的影像诊断及介入放射治疗的实验研究。

（三）肝癌病证结合动物模型的建模方法

肝癌病证结合动物模型应反映肝癌和中医证候的双重特征，根据实验所需确定实验动物数目及动物种属，采用多种因素，先后（或同时）构建肝癌动物模型与中医证候动物模型。

1. **肝癌动物模型** 为进行肝癌病证结合基础研究，了解肝癌的生物学特征及制定更有效的肝癌诊断、治疗方法，需要模拟出与人类肝癌病因、发病机制、发展过程相似的动物模型。

（1）自发性肝癌模型：常用来反映动物的肿瘤易感性和环境致癌物及促癌物质的积聚程度。由于自发性肝癌发生率低且不稳定，发生时间难预测且参差不齐，多用于病因学研究和移植性肿瘤的瘤源。

（2）诱发性肝癌模型：指用化学、物理、生物等致癌因素作用于实验动物形成的肝癌动物模型。最常见致癌因素为化学药物，如氨基偶氮染料、亚硝胺和黄曲霉菌等。给药方法有经口给药法和注射给药法，可单一也可多种药物与不同促癌剂按不同顺序组合成不同的综合诱发肝癌方案。本模型周期较长，死亡率高，肝癌出现的时间、部位、病灶数等在个体间表现不均一。大剂量一次或多次给予二乙基亚硝胺（DEN）或联合其他致癌物或细胞坏死剂，可以引起以嗜酸性细胞为主的多种细胞类型的转变灶、癌性结节和肝癌。这与人类肝癌的生成过程相似。

（3）移植性肝癌模型：指将肝癌组织块（来源于动物或人）、肝癌细胞株或非肝脏来源的恶性肿瘤（乳腺癌、结直肠癌等）接种于实验动物体内所形成的荷肝癌动物模型。主要包括同种移植（模型动物之间）和异种移植（人和裸鼠之间）两种。

1）移植性大鼠肝癌模型：此种模型一般只能用于同种动物间的肿瘤移植。种鼠主要是诱发性制备的 BERH-2 移植性大鼠和自发性制备的 Walker-256 鼠肝癌肉瘤带瘤大鼠。该模型性质稳定，制作方法简单，成功率高（＞95%），周期短（7～10d），自然生存时间为 3～4 周。目前广泛应用于肝癌影像学诊断实验及肝癌局部治疗研究。

2）移植性小鼠肝癌模型：遵义医学院用 615 近交系小鼠于 1982 年建立了我国第 1 株小鼠移植性肝癌模型 H615。H615 对化疗药物的敏感性与肝癌的临床化疗效果相近，因此可用作肝癌的基础研究及药效学研究，还可用于不同治疗方案的比较与探索。移植性小鼠肝癌模型远少于移植性大鼠肝癌模型，但小鼠饲养方便，操作简单，更适用于药物筛选及较大规模的实验性治疗。

3）裸鼠人肝癌移植模型：指将人肝癌细胞株或肝癌组织块直接移植到裸鼠体内而建立的模型，属于人鼠异种移植。

4）移植性兔肝癌模型：瘤源 VX2 肿瘤细胞株起源于 ShoPe 病毒诱发的兔乳头状瘤衍生的鳞癌，经 72 次移植传代后正式建株，命名为 VX2，接种到兔的肝脏可制成原位肿瘤的动物模型。

5）其他移植性肝癌模型：用肿瘤细胞悬液（VX2、W256 及 K12/TR、CC531 等结直肠癌瘤株）经门静脉系统的血管或器官注射，可制作弥散型转移性肝癌模型。

（4）基因性肝癌模型：基因打靶技术和克隆技术能使动物表现出一些人类疾病，一旦人类肝癌相关基因被成功克隆，便可制备相应的基因剔除动物模型，从而对肝癌基因的功能和作用途径进行深入的研究。

2. 肝癌相关证型动物模型的建模方法举隅

（1）肝郁气滞证肝癌动物模型建模方法：乔明琦根据"七情致病"学说，采用情志刺激的方法，选 240g 左右的雄性大白鼠，分别装入饲养笼内，用绷带细条束缚大鼠四肢，使之行动受限，使大鼠受到刺激有气不能发泄而压抑体内的愤恨，然后定时观察大鼠状态，1 周后大鼠出现肝气郁结的症状，表现为胡须下垂，叫声尖细，贴边，扎堆及活动、饮食减少等情志和行为的改变。

（2）肝郁脾虚证肝癌动物模型建模方法：韩秋艳用慢性夹尾激怒加高浓度大黄灌胃法造模。用止血钳夹住攻击鼠的尾巴，每次刺激 30min，3 次 /d，令其与其他大鼠厮打以激怒全笼大鼠，3d 后开始用大黄灌胃 1.5ml，2 次 /d，夹尾改为 2 次 /d，每次 15min，夹尾与灌胃同时进行，共 10d。模型组出现了肝郁脾虚的证候。

（3）肝胆湿热证肝癌动物模型建模方法：刘德传等复制了湿热型肝癌模型。具体方法为：将腹水型 Walker-256 肿瘤细胞株注射入大鼠皮下，长出皮下实体瘤，取瘤体周边组织剪成小块，造模组大鼠予肝脏手术植入小瘤块，再予高糖高脂饲料饲养，后置于高温高湿环境。此法为以清热祛湿法为主治疗肝癌的实验研究提供了模型基础。

二、肝癌病证结合分子生物学研究的思路与方法

在中西医结合的临床基础上，将传统的中医辨证思想和方药用现代科学技术方法加以深入研究，将取得进一步的突破。中医药防治癌症是目前从基因分子水平上研究的热门话题，中医药防治肿瘤确有疗效，其作用机制是多方面的，需要进一步研究。应继续筛选对肿瘤有抑制作用的中药，包括对癌细胞增殖、癌基因和抑癌基因、AFP 基因、免疫细胞、HBV 和 HCV 病毒等

具有调控作用的中药。肿瘤组织可以概括为肿瘤细胞和肿瘤细胞所处的微环境两个主要部分。既往的研究主要集中在肿瘤细胞本身,包括肿瘤细胞癌基因和抑癌基因的改变,肿瘤细胞分化程度、表型改变等。然而,现代研究发现,肿瘤所处的微环境在肿瘤的发生、发展中同样具有非常重要的意义。肿瘤微环境是肿瘤细胞赖以生长、增殖和迁移的生存环境,包括与肿瘤细胞密切联系的细胞因子、生长因子、间质细胞、炎症免疫因子和细胞、电解质等。

中药能够阻滞肿瘤细胞周期:细胞周期主要是通过细胞周期蛋白、蛋白依赖激酶和激酶抑制剂共同调控,在细胞周期蛋白和蛋白激酶出现表达异常时,就会导致细胞周期调节失常,细胞周期调节失控进而引起细胞异常增殖即恶性肿瘤发生的重要作用机制。近年来通过中药分子学实验研究,发现中药可从多方面阻滞细胞周期,诱导癌细胞凋亡进而阻止肝癌发生。

中药有诱生 TNF 的作用:云芝多糖、香菇多糖、虫草多糖均能诱导 TNF。TNF 在体外可引起肿瘤细胞株的凋亡。有学者认为,体内肿瘤所产生的自发凋亡是由浸润在肿瘤组织内部的巨噬细胞释放的 TNF 所致。

中药的诱导分化作用:许多中药及其有效成分具有良好的诱导分化作用,如人参皂苷、苦参、熊胆、巴豆、葛根有效成分 S86019、三七皂苷、猪胆汁酸钠等。HL-60 细胞经维 A 酸处理 6~8d,可使具有成熟中性粒细胞形态的细胞比例增加,紧接着是具有凋亡特征的细胞比例增加。因此,认为中药通过诱导细胞凋亡发生而发挥抗肿瘤作用。

| 第七节 |

中医名家病证结合论治肝癌经验举隅

一、潘敏求辨治肝癌的经验

潘敏求认为肝癌以"瘀、毒、虚"为基本病机。"瘀"主要由肝郁气滞,邪热壅滞诸因所致,上腹肿块、肝区疼痛是"瘀"的客观表现;"毒"包括热毒、湿毒、瘀毒、寒毒等,以腹胀为主者多湿毒,以黄疸为主者多热毒,以肝区疼痛为主者多为瘀毒；肝癌患者常见纳差、腹胀、神疲、乏力、恶心、呕吐、腹泻、消瘦等脾虚之症；而且瘀、毒、虚三者始终并存，互为因果，恶性循环，贯穿于肝癌整个病程。在病因病机指导下，潘敏求认为肝癌的发病过程分为以下 3 个阶段。

1. **早期肝癌（亚临床期）** 正气尚充足，能使癌毒局限在较小的范围内，表现为肿块较小，包膜完整，此期病情尚未表现得很明显。临床上可无任何瘀毒和脾虚证候。随着疾病的发展，作为病理产物的肿块逐渐作用于机体，克伐正气，即肝木克脾土，正气受损，抗邪无力，致使瘀毒扩散，进一步克伐正气，形成恶性循环，则病情继续发展。

2. **中期肝癌** 多数病例已有肿瘤播散，其临床表现为肝区疼痛、上腹肿块、腹胀、纳差、神疲乏力、恶心呕吐、腹泻、消瘦、发热等脾虚瘀毒症状。

3. **晚期肝癌** 多表现为瘀毒弥漫与脾气衰败并存，临床可见黄疸、臌胀（腹水）、恶病质和远处转移。

潘敏求在上述肝癌的病因病机指导下，创立"健脾理气、化瘀软坚、清热解毒"法则，并将其作为中医治疗肝癌的指导原则，在此基础上研究发明了我国第一个治疗肝癌的中成药"肝复乐"。处方：党参 12g，白术 12g，茯苓 15g，柴胡 10g，香附 10g，陈皮 10g，醋制鳖甲（先煎）15g，桃仁 10g，大黄 5g，三七（冲服）3g，生牡蛎（先煎）30g，地鳖虫 3g，全蝎（冲服）3g，重楼 20g，半枝莲 20g。诸药合用，共奏健脾理气、化瘀软坚、清热解毒之功。依据君、臣、佐、使的组方原则，理法方药严谨，突出中医特色。

在临床实践中，潘敏求重视辨病与辨证相结合。辨病：要认识肝癌是一种恶性程度极高且十分难治的肿瘤，"因虚致病，本虚标实"。辨证：首先要辨虚实，认为其"虚"多为脾虚，但绝非单纯功能低下的脾虚，而是脾虚与瘀毒并存，脾虚又可由于瘀毒加剧。"实"多为瘀，瘀毒在先，肝内肿块存在。掌握肝癌脾虚与瘀毒的轻重程度，判断预后，决定治疗方案，是提高疗效的关键。

在辨证辨病相结合的基础上，必须针对肝癌不同临床分期，分期诊疗：早期以手术为主，术后继以中药防止转移复发；中期应加强局部治疗，稳定肿块，此时重点在于扶植正气，养益全身气血，保护脏腑功能，寓攻于补，是提高生活质量、延长生存期的关键；晚期则以中西医结合等法对症治疗，减轻患者痛苦，延长生命。

二、顾丕荣辨治肝癌的经验

肝癌因其病情复杂，虚实夹杂，来势急骤，变化多端而成为难治重症。顾丕荣运用三辨三法，重视三忌三要，在临床治疗中获得较为满意的疗效，兹介绍如下。

三辨三法的运用 癌之形成多由体气先虚，而后邪毒凑之，造成气滞血瘀，聚浊酿毒，相互搏结所致。故在治疗过程中，早期宜攻中寓补，中期宜攻补兼施，晚期宜补中寓攻。因人因病灵活应用，方可克敌制胜。所用药物不论补泻消散，尽量选用具有抗癌作用之品，则疗效更加显著。

（1）辨虚扶正以抗癌：前人有"养正则积自消"之论，临床应首先辨明气血阴阳亏损之侧重，以施"损者益之，虚者补之"之治法，以冀生化气血，调和阴阳，增强人体免疫功能，提高自身抗癌能力。况且肿瘤多缘于正气亏损，故治疗当突出扶正固本。肝癌发现时常属中晚期，因而更宜早补峻补。扶正以祛邪，又为祛邪创造必要条件。常用扶正药物如下。

1）气虚用药：气虚症见神倦懒动，语声低怯，眩晕自汗，面色白，舌淡、苔薄，脉虚。宜选用人参、党参、太子参、黄芪、白术、山药、甘草等。黄芪宜生用，用量 30~60g；党参或太子参可用 20~30g。为防其壅气，则加莱菔子或地骷髅。清代傅青主已将人参与莱菔子同用，补消兼施。且莱菔子也是一味抗癌良药。

2）阳虚用药：阳虚不仅常有气虚见症，还表现为形寒怕冷，面色惨淡，大便溏薄或完谷不化，舌淡胖、苔白滑，脉沉迟无力。宜选用肉桂、淫羊藿、补骨脂、五加皮、韭菜子等。

3）血虚用药：血虚症见眩晕乏力，心悸少寐，爪甲无华，舌淡无荣，脉细。常选用当归、白芍、熟地黄、丹参等。

4）阴虚用药：阴虚症见午后发热，虚烦少寐，盗汗遗精，头晕目涩，口干舌燥，舌红少津、苔少或剥，脉细数。可选用天冬、麦冬、沙参、玉竹、女贞子、旱莲草、鳖甲、龟甲等。

5）其他：如百合、白扁豆、桑寄生、续断、杜仲、核桃枝（夹）、薜荔果、胡麻仁等，均具有较好的抗癌作用和扶正功效，可随证选用。

（2）辨证祛邪以治癌：祛邪之目的在于化积除癌。祛邪包括行气散结、活血消肿、化痰软坚、虫类搜剔、清热解毒等法。《黄帝内经》云"坚者削之，客者除之""结者散之，留者攻之"，邪去正自安。

1）气滞用药：气滞症见脘腹胀满或气体攻痛，嗳气或矢气则稍舒，舌苔白或薄腻，脉弦。宜选用木香、乌药、香附、小茴香、枳壳、预知子、郁金、莪术等。

2）湿痰郁阻用药：湿痰郁阻症见胸脘痞闷，恶心呕吐，大便溏薄，肢肿腹大，舌苔腻或黄，脉濡软或缓滑。可选用厚朴、枳壳、茯苓、猪苓、土茯苓、车前草、生半夏、生薏苡仁、鲜南星、石菖蒲、瓜蒌、薤白、芋艿、瞿麦、石韦叶、山慈菇、黄药子等。

3）血瘀用药：血瘀症见痛有定处，按之有块，压之痛甚，或如针刺，舌紫暗或有瘀斑，脉迟涩。常选用乳香、没药、桃仁、红花、延胡索、大黄、川芎、三七、石见穿、肿节风、蜂房、蟾蜍皮、守宫、牡丹皮、柞木、铁树叶、虎杖、姜黄、天葵子、鬼箭羽等。

4）清热解毒用药：因肿瘤多由邪毒致病，而邪毒每易化火，多选用苦辛寒凉之品清之开之。如重楼、半枝莲、半边莲、白英、蒲公英、鱼腥草、败酱草、紫草、牛黄、青黛、龙葵、野葡萄根等。

（3）辨病选药以治癌：肿瘤发病部位和性质以及个体差异有所不同，根据肝癌发病的个别情况，选其适应药物甚为重要。如莪术、虎杖、石见穿、鳖甲、龟甲、蟾蜍皮、预知子、猫人参、凤尾草、夏枯草、郁金、姜黄、铁树叶、龙胆、熊胆、牛黄等为肝癌治疗中常选药物。其中以莪术、鳖甲、预知子、石见穿、夏枯草、虎杖、猫人参等选用概率最高。

三、刘嘉湘辨治肝癌经验

刘嘉湘认为，肝癌发生之实质，在于肝之阴阳失去平衡，或肝气郁滞，化火伤阴，或气滞血瘀，瘀毒蕴结，或气郁湿阻，湿毒内蕴，著而不去，日久导致肝癌的形成。因此，肝癌的基本病理特点在于肝之体用失调，以及瘀、湿邪毒的蕴结。根据肝癌的病理特点，刘嘉湘在原发性肝癌的治疗中，将主要治则归纳为如下3种。

1. **疏通气血，条达为要** 肝喜疏泄条达而恶抑郁，郁则气滞、气逆，久则血瘀。因此，刘嘉湘在治疗肝癌时，不管疾病处于什么阶段，始终贯彻疏通气血的基本法则。刘嘉湘喜用柴胡、青皮、预知子、梅花之类。

2. **体用结合，补泻适宜**　补虚泻实是中医治则中的核心，刘嘉湘运用这一原则治疗肝癌，主要体现在补肝体之不足，泻肝用之有余。刘嘉湘认为，在原发性肝癌发病过程中，肝体不足，主要表现为肝气虚衰、脾失健运和肝阴不足、肝肾阴虚。因此，在临床上补肝体常用二法：一为补肝益气、健脾理气法。肝癌患者常出现胸胁胀痛，恶心纳少，乏力倦怠，大便溏薄，舌淡，脉虚弦等症。此为肝气虚怯，疏泄不及，气机郁滞，木不疏土，而致肝脾两虚。遣方用药，刘嘉湘喜用甘缓辛补之品，如黄芪、太子参、白术、茯苓、薏苡仁、山药、陈皮等，以助肝气及建立中气。二为养阴柔肝法。肝癌中晚期，瘀毒阻于肝胆，耗伤肝阴，或肝郁化火，自伤阴津，出现胁肋隐隐作痛，消瘦，低热，盗汗，头晕目眩，舌红少苔，脉细数等症。滋养肝阴，当用酸性药物补益，如白芍、乌梅、山茱萸等。同时，配以甘寒生津之品，如生地黄、北沙参、天冬、女贞子、川石斛等，酸甘合法，两济其阴，从而使肝体得柔，肝急之症得以缓解。

3. **明辨标本，缓急有度**　病因为本，证候为标。肝癌的发生和其他疾病一样，先有正气内虚，机体抵抗能力低下的内在因素，所谓"邪之所凑其气必虚"。但在肝癌的发生、发展过程中，在疾病的不同阶段，表现出不同的病症，因而标本可以互相转化。如肝癌黄疸，口舌干燥，大便干结，尿赤，舌红苔黄腻，肝体不足、肝失疏泄是其本，湿热郁遏是其标，必须先清利湿热、解毒退黄以治其标，湿热解除后，再疏利肝气、调补肝体以治其本。当然，根据病情，可标本兼顾。如肝癌术后邪毒未净而出现头晕、乏力、口干、纳呆、便溏、眠欠酣、舌淡苔薄、脉细等肝脾两虚之证。治宜遵"缓则治本"的原则，补益肝脾，调补气血，则正气渐复，邪毒渐解。因此，肝癌证治，要取得良好疗效，须明辨标本，分清缓急，才能主次有序，治疗上泾渭分明。

四、周岱翰辨治肝癌经验

周岱翰认为，肝癌作为恶性度高疗效较差的"急性癌"，其综合治疗模式应按癌瘤的部位、大小、生物学等特性，转移情况，患者的肝功能及全身状况，有序组合各种治疗手段以达到最佳效果。现简要总结如下。

1. **中西合璧，遵古不泥古**　周岱翰认为，在中晚期肝癌治疗中引入

BCLC 分期系统有利于避免过度治疗，发挥中医药改善肝功能的优势，能够不断完善中晚期肝癌的治疗模式，提高肝癌的整体生存时间。周岱翰认为，西医治癌精确定性、定位，局部肿瘤控制好，甚至可达到局部根治的"无瘤生存"效果；对早、中期肿瘤往往疗效好，且重复性强；治疗技术已进入分子基因水平。中医治癌优势：以"人"为本，注重全身整体调节；个体化治疗，重视患者主观感受与提高生活质量；对中期、晚期肿瘤治疗具有一定优势；"带瘤生存"是中医临床特色之一。中西医优势互补，在改善肿瘤患者治愈率和生活质量方面必将带来真正裨益，也必将成为中国特有的抗癌模式。

2. **临证抓住热、瘀、虚，分三型论治肝癌** 肝癌病位在肝，肝气过亢凌脾致脾气虚，肝郁化火伤阴致肝阴受损，肝肾精血同源致肾阴不足。面对肝癌复杂的病机，临证抓住热、瘀、虚的特点，将肝癌分为肝热血瘀型、肝盛脾虚型、肝肾阴虚型。

肝热血瘀型：症见腹部结块或胀顶疼痛，口唇干焦，或烦热口干，甚则肌肤甲错，便结尿黄，舌苔白厚，舌质红或暗红，时有齿印，脉弦数。辨证要点为胸胁不适，舌质红、脉弦数。

肝盛脾虚型：症见腹部肿物胀顶不适，消瘦倦怠，口干不喜饮，腹胀纳少，进食后胀甚，尿黄短，大便溏数，甚则出现肢肿、腹水、黄疸，舌苔白、舌胖，脉弦细。辨证要点为腹胀消瘦，口干纳少，舌胖、脉弦细。

肝肾阴虚型：症见臌胀肢肿，短气肉削，唇红口干、食少不眠，或身热烦躁，气息奄奄，舌光无苔，舌质红绛，脉细数无力。辨证要点为形神俱衰，舌绛无苔，脉虚无胃气。

此三种证型既可单独出现，又可能并见。早期多见肝热血瘀，中期呈肝盛脾虚，晚期常为肝肾阴虚。故治疗早期着重清肝解毒、祛瘀消瘤。清肝解毒用半枝莲、白花蛇舌草、重楼、栀子、大黄、羚羊角、牛黄等；祛瘀消瘤用土鳖虫、桃仁、莪术、丹参、蜈蚣、全蝎等。中期着重清肝健脾，常选党参、生晒参、白术、茯苓、薏苡仁等。晚期着重滋养肝肾，育阴培本，常选女贞子、山茱萸、墨旱莲、生地黄、白芍、西洋参、麦冬等。

3. **"带瘤生存"观，延长肝癌患者的生存期** 周岱翰认为，中医对肿瘤的辨证施治要遵循《伤寒杂病论》的法度，提出治癌瘤应以六经八法为绳墨，辨证与辨病相结合，灵活运用六经的辨证方法，并注重扶正（整体正气）与祛邪（局部肿瘤）兼顾，正气的盛衰决定癌瘤的生长速度，正邪对峙消长，有助于解释部分患者长期"带瘤生存"并获得较好生活质量这一特殊中医治癌效果。

参考文献

[1] 翁永强，彭友多．原发性肝癌的诊治策略 [J].上海医药，2018，4:5-8.

[2] 廖桂雅．原发性肝癌病因与中医证型分析探讨 [D].广州：广州中医药大学，2008.

[3] 李娜．原发性肝癌血清肝癌标志物及其他客观因素与中医证型的相关性研究 [D].济南：山东中医药大学，2018.

[4] 吴曲．原发性肝癌的中医证候与 TNM 分期的相关性研究 [D].沈阳：辽宁中医药大学，2015.

[5] 李永健，方肇勤，唐辰龙，等.2060 例原发性肝癌中医证候分布规律的临床流行病学调查研究 [J].中国医药学报，2003，3:144-146+192.

[6] 李妍妍.106 例初诊原发性肝癌的中医证型分布规律探讨 [D].郑州：河南中医学院，2012.

[7] 印会河．中医基础理论 [M].上海：上海科学技术出版社，1984.

[8] 翁莉．原发性肝癌肝肾阴虚证患者外周血单个核细胞差异基因的研究 [C]// 中华中医药学会.2012 年中医药防治肿瘤学术年会论文集．咸阳：中华中医药学会，2012.

[9] 杨传标，张述平，汪道远，等．肝癌中医证型与野生型 P53mRNA、N-ras 蛋白表达相关性研究 [J].新中医，2007，1:85-86，88.

[10] 刘磊．肝癌中医证候分型与 CyclinB1 基因、AFP 表达相关性实验研究 [D].西安：陕西中医药大学，2015.

[11] 武嫣斐，王素萍，孙健民，等．原发性肝癌中医证型临床分布及证型标准 [J].山西中医学院学报，2007，2:21-23.

[12] 林惠珍．原发性肝癌中晚期中医证候类型的临床流行病学研究 [D].南京：南京中医药大学，2011.

[13] 李茜．中晚期原发性肝癌中医证候分析 [D].北京：北京中医药大学，2016.

[14] 陈喆，侯风刚，孙克兴．肝癌中医证型的文献分析 [J].安徽中医学院学报，2002，21(2):24-25，26.

[15] 宋央央，姜冀，郦安琪.中晚期原发性肝癌中医辨证分型的文献分析 [J]. 黑龙江中医药，2013，42(6):2-3.

[16] 卢燊，王雄文.基于中国分期的原发性肝癌中医证候演变规律探析 [J]. 中医学报，2018(12):2295-2297.

[17] 张丰华.原发性肝癌证型分布演变规律及柴胡皂苷 D 诱导肝癌细胞分化的研究 [D]. 成都：成都中医药大学，2009.

[18] 侯风刚，凌昌全，赵钢，等.原发性肝癌中医基本证候临床分布状况调查分析 [J]. 上海中医药杂志，2005，39(2):22-23.

[19] 林志杰，陈历宏，冯久桓，等.原发性肝癌中医证型与凝血功能相关性研究 [J]. 现代中医临床，2015，22(1):28-34.

[20] 曾普华.原发性肝癌围介入期中医证候演变规律及介入对 VEGF、bFGF 表达水平影响 [D]. 广州：广州中医药大学，2007.

[21] 斯韬，宁雪坚，冯献斌，等.肝癌放疗期间中医证候演变规律 [J]. 河南中医，2016，36(7):1169-1171.

[22] 罗莹.128 例原发性肝癌中医证候特点及与消融术后复发时间的相关性分析 [D]. 郑州：河南中医药大学，2017.

[23] 孟静，秦丽萍，刘龙，等.肝动脉化疗栓塞对肝癌患者证候的影响 [J]. 浙江中医药大学学报，2012，11:1194-1198.

[24] 杨学芳.索拉非尼治疗肝细胞肝癌患者中医证候变化的临床观察 [D]. 兰州：甘肃中医药大学，2016.

[25] 林丽珠，蓝韶清.原发性肝癌中医证型与免疫功能关系的研究 [J]. 浙江中西医结合杂志，2001，11(7):408-410.

[26] 陈颖超.135 例原发性肝癌中医证候特点及预后因素分析 [D]. 郑州：河南中医药大学，2018.

[27] 衷敬柏，王阶，赵宜军，等.病证结合与方证相应研究 [J]. 辽宁中医杂志，2006，(2):137-139.

[28] 郑操，张荣胜，潘勇，等.金龙胶囊与介入治疗原发性肝癌的疗效及对 T 淋巴细胞亚群、肿瘤免疫因子的影响 [J]. 现代消化及介入诊疗，2018，23(4):506-509.

[29] 陈晓夏，韩涛，刘永叶，等.参芪扶正注射液联合槐耳颗粒治疗中晚期原发性肝癌的效果 [J]. 中国临床实用医学，2019，10(2):4-9.

[30] 林洪生.恶性肿瘤中医诊疗指南 [M]. 北京：人民卫生出版社，2014.

[31] 陈谦，孙慧，李强.医学实验肝癌动物模型的研究进展 [J].中华实验外科杂志，2006，23(3):377-378

[32] 李雁，汤钊猷.我国肝癌模型研究的历史和现状 [J].中华实验外科杂志，2001，18(5):479-480.

[33] NIEMANN H，KUES W.Application of transgenesis in livestock for agriculture and biomedicine[J].Anim Reprod Sci，2003，79：291-317.

[34] WANG B，ZHOU J.Specific genetic modifications of domestic animals by gene targeting and animal cloning[J].Repro Biol Endocrin，2003，1:103.

[35] 韩秋艳.肝郁脾虚证动物模型的建立 [J].贵阳中医学院学报，2001，3:59-61.

[36] 刘德传，吴仕九，文彬，等.清香散对湿热型肝癌模型大鼠 IL-2 及 TGF-α 水平的影响 [J].中药材，2004，27(4):284-285.

第十一章
胰腺癌病证结合研究及应用

胰腺癌是一种常见的消化系统恶性肿瘤，早期无特异症状，就诊时多数患者已为晚期，恶性程度高，预后极差，国际医学界将其列为"21世纪的顽固壁垒"。2022年全球胰腺癌发病率未进入全部恶性肿瘤的前10位，而死亡率排名第6位。中国国家癌症中心最新发布的统计数据显示，2022年我国胰腺癌发病率在恶性肿瘤中位居第10位，死亡率在恶性肿瘤中位居第6位。因其手术效果不佳、极易复发转移、生存期极短，故临床上多采用以化疗为主要方法的综合治疗。多项研究显示，中医药疗法在减轻放、化疗的毒副作用、改善临床症状、提高生存质量及延长生存期方面发挥着不可或缺的作用，而病证结合、精准治疗是其发挥疗效的关键所在。

胰腺癌在中医学中无专门论述，散见于"积聚""伏梁""脘痛""膈痛""痞气""黄疸"等相关文献中。临床上胰腺癌多见腹部肿块、腹痛、腰背痛、食欲减退、消瘦、黄疸等症状。例如，《灵枢·厥病》曰："腹胀胸满，心尤痛甚，胃心痛也……痛如以锥针刺其心，心痛甚者，脾心痛也。"《难经·五十四难》曰："心之积名曰伏梁，起脐上，大如臂，上至心下。"《景岳全书》曰："积者，积垒之谓，由渐而成者也；聚者，聚散之谓，作止不常者也。"

|第一节|
胰腺癌病证结合研究进展

胰腺癌是全身系统性病变的局部表现，可同时兼有多种证型表现，在胰腺癌进展的不同阶段，证型也会随之改变。中医治疗胰腺癌以扶正祛邪为基本大法，以辨证论治为基本原则，强调对脾胃的顾护祛邪，重视活血化瘀。又由于患者先天禀赋、年龄、性别、病程、临床分期、症状、治疗措施不同，呈现出不同证型。采用辨证论治之法，对患者进行个体化治疗，进行病证结合证型研究，既可对既往的诊治规律进行总结归纳，又可指导临床工作，进行疗效分析。

郁仁存认为肿瘤位置不同，会导致中医证型有所不同，并提出胰腺癌早、中期以实证为主，晚期多虚证或虚实夹杂证，得到了当代专家的认可。张扬的研究显示，胰腺癌早期以脾气亏虚最为常见，部分表现为肝郁胃热；中期表现为脾气亏虚伴胃热证和气阴两虚伴胃气上逆证；晚期常见证候是脾虚气滞和气阴两虚伴胃热。马少军等通过研究发现，胰腺癌以胰头癌为主，中医证候以气滞证、湿阻证、湿热证最多见，胰体尾癌以气滞血瘀证常见。

李婵等对 102 例中晚期胰腺癌患者证候要素进行重新判定，对肿瘤部位与中医证候要素关系进行分析，发现研究对象以癌毒（60 例）和气虚证（58 例）最多见；其次是血瘀证（44 例）、气滞证（31 例）、湿阻证（13 例）、湿热证（14 例）和阴虚证（12 例）；最少见为血虚证（2 例）和阳虚证（1 例）（表 11-1）。

表 11-1　不同发病部位中晚期胰腺癌患者中医证候要素分布　　　　单位：例

肿瘤部位	气滞证	血瘀证	湿热证	湿阻证	癌毒	阳虚证	阴虚证	血虚证	气虚证
胰头癌	18	31	12	5	39	0	4	1	33
胰体尾癌	13	13	2	8	21	1	8	1	25
合计	31	44	14	13	60	1	12	2	58

孙玲根据朱文锋《证素辨证学》中证素诊断标准，对收集的病例进行辨证分析。66 例中期胰腺癌患者共提取频数 > 10 的病机证素 12 个，其中病性证素 7 个，病位证素 5 个。进行证素统计，其主要病位证素有肝、胆、脾、肺、胃，以肝（45 例）、胆（31 例）最为常见；其次为脾、肺，总和分别达29 例和 17 例。病性证素主要有（癌）毒、湿、热、气虚、气滞、血瘀、痰、阴虚，其中，病性证素（癌）毒贯穿癌病全过程，证素湿（53.0%）、热（48.5%）百分比较高。运用非参数检验，各病位证素比较差异显著，有统计学意义（$P < 0.01$）（表 11-2）。

同时，该研究对 132 例晚期胰腺癌患者共提取频数 > 20 的病机证素 18 个，其中病性证素 10 个，病位证素 8 个进行归纳分析，发现主要病位证素有脾（93 例）、肝（79 例）、肺（45 例）、胆（43 例）、肾、胃、心、心神 / 脑，病性证素主要有（癌）毒（132例）、气虚（85例）、湿（58例）、血瘀（53例）、气滞（48例）、热（45例）、阴虚（43例）、痰（37例）、水停（31例）、阳虚（29例）、血虚（27例）。其中，病位证素脾、肝和病性证素气虚出现频数较高。运用非参数检验，各晚期胰腺癌病位证素比较有统计学意义（$P < 0.01$）。各病性证素比较差异有统计学意义（$P < 0.01$）（表11-2，表11-3）。

表11-2　66例中期胰腺癌患者的证素分布统计

病位／病性证素	频数／例	百分比／%
肝	45	68.2
胆	31	47.0
脾	29	43.9
肺	17	25.8
胃	12	18.2
湿	35	53.0
热	32	48.5
气虚	29	43.9
气滞	27	40.9
血瘀	21	31.8
痰	19	28.8
阴虚	13	19.7

表11-3　132例晚期胰腺癌患者的证素分布统计

病位／病性证素	频数／例	百分比／%
脾	93	70.5
肝	79	59.8
肺	45	34.1
胆	43	32.6
肾	35	26.5
胃	31	23.5

续表

病位 / 病性证素	频数 / 例	百分比 /%
心	29	22.0
心神 / 脑	21	15.9
气虚	85	64.4
湿	58	43.9
血瘀	53	40.2
气滞	48	36.4
热	45	34.1
阴虚	43	32.6
痰	37	28.0
水停	31	23.5
阳虚	29	22.0
血虚	27	20.5

　　王彤等采用回顾性研究对 278 例患者进行病位、病性诊断，这些患者来自 2007—2015 年肿瘤科及消化科经病理、细胞学检测或临床影像学确诊的胰腺癌患者住院病例。研究发现，病性证素主要包含血瘀、痰、湿、气滞、气虚，反映出胰腺癌的邪实特点以气滞、血瘀和痰湿为主，可兼有热、阴虚、血虚及水停等，说明胰腺癌病性多有阴虚内热；痰、瘀、水可相互转化，这与胰腺癌患者多伴有腹水或胸腔积液等临床表现一致（表 11-4）。

表 11-4　278 例胰腺癌患者主要证素分布统计

病位证素	频数 / 例	频率 /%	病性证素	频数 / 例	频率 /%
肝	163	58.6	湿	166	59.7
胆	76	27.3	痰	108	38.8
脾	278	100	热	96	34.5
胃	141	50.7	气滞	206	74.1
肾	57	20.5	血瘀	278	100
			气虚	184	66.2

徐婷对 2002—2008 年确诊为胰腺癌的所有病例进行筛查后，选取 64 份病例填入观察表，在符合要求的 60 例病例中，统计得出ⅠA～ⅡA 期 2 例、ⅡB～Ⅲ期 9 例、Ⅳ期 49 例，分别占总例数的 3%、15%、82%。由于统计学需要，排除ⅠA～ⅡA 期 2 例。仅比较ⅡB～Ⅲ期、Ⅳ期之间的差异。数据分析表明，不同分期在 4 个证型中的分布有显著差异（$P < 0.01$）。在ⅡB～Ⅲ期患者中，肝胆蕴热型更为多见，其余证型不明显，而在Ⅳ期患者中，热象不明显，以湿浊阻遏型多见。

高嵩通过收集胰腺癌初诊患者的唾液标本，用实时荧光定量法检测不同证型患者唾液中游离 miRNA 的相对表达量。结果显示，miRNA 在不同中医证型的表达水平存在一定差异，其中湿热型患者 miR-21 和 miR-181a 表达水平最低。该研究初步探讨了胰腺癌证候与 miRNA 的关系，试图探索中医证候与基因表达之间的相关性。

西医学中肿瘤的分期，主要用于判定病变浸润的范围，指导治疗方案的制定及判断患者预后。胰腺癌早期诊断困难，多数患者确诊时已经处于晚期，手术、放疗、化疗等西医治疗对中医证候均有显著影响，并且可利用的有关方面的文献资料较少，不利于进一步横向对比各研究成果。针对该方向的临床和基础研究仍需进一步探索。

| 第二节 |
胰腺癌的证型分布特点

胰腺癌的临床研究比较散在，目前未见有大样本的随机临床对照研究，又由于各医家对其病因病机特点认识的差异和临床经验的不同，胰腺癌中医证候的分型依据、方法等都不尽一致。深入挖掘胰腺癌病证结合分布特点有助于进一步掌握胰腺癌的证候特点及基本证型，寻找其规律，提高中医辨证论治的准确性及科学性，为临床研究提供理论依据。

一、临床分型

胰腺癌的病因病机较复杂，各位医家对胰腺癌的中医临床分型略有不同，各有侧重。临床辨证分型目前尚无统一标准，多是三型甚至四型兼见。

王涛将胰腺癌分为气血瘀滞、肝脾湿热、气血亏虚 3 型。周岱翰将其分为 4 型，即脾虚气滞、湿热蕴结、气滞湿阻、阴津不足。杨炳奎等亦主张分为 4 型，即湿热毒邪型、瘀积气滞型、脾虚湿热型、正虚邪实型。

田德禄主编的《中医内科学》中将胰腺癌分为如下 4 型。

1. 湿浊阻遏

主症：胸脘痞闷，腹部隐痛，身目俱黄，黄色晦暗。

兼次症：纳呆，头重身困，恶心欲呕，口干不欲饮，大便溏薄。

舌脉象：舌质淡，苔白腻。脉沉细或沉迟。

2. 气血瘀滞

主症：脘腹胀满，上腹痛呈持续性，痛处固定，腹中痞块。

兼次症：面色晦暗，形体消瘦，恶心呕吐或呃逆。

舌脉象：舌质青紫，或有瘀斑，苔薄。脉弦细或涩。

3. 肝胆蕴热

主症：脘胁胀满，腹痛拒按，身目发黄，烦躁易怒，发热。

兼次症：纳呆，嗳气恶心，小便黄赤，大便干结。

舌脉象：舌质红而燥，苔黄厚腻。脉弦数或滑数。

4. 气血亏虚

主症：脘胀隐痛，扪及包块。

兼次症：纳差，倦怠乏力，全身消瘦，面色萎黄。

舌脉象：舌质淡，或有瘀点、瘀斑，苔薄白。脉沉细无力。

二、文献调查

胰腺癌是临床上较常见的恶性肿瘤之一，发病隐匿，早期多无明显症状，缺乏特异性的诊断手段，多数患者在就诊时已为中晚期。胰腺癌手术切除率低，对化学药物治疗不敏感，加之并发症多，发展迅速，其自然病程相对较短。张娟等对 1979—2012 年有关胰腺癌的中医和中西医结合研究文章进行分析，共检索出 167 篇论文和 31 本专著。认真筛选具有中医证型研究特点或临床辨证治疗特点或专方治疗特点的文献，选择其数据资料确切、可靠者进行统计处理。符合以上标准的有 26 篇论文和 25 本专著。结果显示，胰腺癌为实证，常见类型为气滞血瘀证、湿热蕴结／湿热毒蕴证、脾虚湿热／

湿困、阴虚（含阴虚内热、气阴两虚）；病位在脾（脾胃），其次为肝（肝胆）；病理因素以湿和瘀血多见。范忠泽等对 1988—2008 年发表在各类杂志中关于中医药治疗胰腺癌的文献（包括个案报道）进行回顾性综合分析，指出胰腺癌的主要证型为气滞血瘀证（出现频次为 8，占 26.67%）、湿热证（出现频次为 7，占 23.23%）、气血虚弱证（出现频次为 5，占 16.67%）。戴海燕通过筛检文献质量，最终获得 32 篇有关胰腺癌中医中药临床研究的文献，通过调查分析发现，在胰腺癌的中医药治疗过程中，现代各医家以辨证论治为主，证型的分布规律仍在探索中。综合上述研究结果，分析得出胰腺癌证型主要集中在湿热证、血瘀证、气滞证、气血虚弱证。

第三节
胰腺癌证型演变规律与预后关系

证是疾病发生发展过程中某个阶段所概括出来的病理本质的中医辨证分型。发病部位淋巴结是否转移、肿瘤分期、是否手术以及辅助放、化疗手段等均为影响胰腺癌患者预后的相关因素。可靠、优质的证型总结有利于从整体把握疾病的整体态势，从而依据病情变化选择理法方药。因此，探索胰腺癌患者预后相关因素的研究尤为重要。

证型与预后的关系：刘晓丹等采用回顾性分析，收集 2015 年 5 月至 2018 年 5 月肿瘤科住院治疗的胰腺癌死亡患者临床资料，对 61 例晚期胰腺癌患者的临床中医证候进行频数统计，聚类分析其中医证型分布情况，并对预后因素进行整理分析。研究发现，61 例晚期胰腺癌死亡患者的中位生存时间为 10 个月；3、6、12、24 个月的生存率分别为 78.7%、67.2%、37.7%、8.2%，中位生存期由长到短依次为气滞湿阻型、脾虚气滞型、湿热蕴结型、脾肾阳虚型。其中，脾肾阳虚型中位生存期均明显低于气滞湿阻型和脾虚气滞型（$P < 0.05$）（表 11-5）。

表 11-5　61 例胰腺癌患者各中医辨证分型生存时间比较

中医证型	例数 /n(%)	中位生存期 / 月
气滞湿阻型	10(16.40%)	17.5*
脾虚气滞型	24(39.34%)	11.5*
湿热蕴结型	15(24.59%)	6.5
脾肾阳虚型	12(19.67%)	5.5

注：* 与脾肾阳虚型相比，$P < 0.05$。

证型与肿瘤部位及治疗的相关性：姚大鹏等通过制定胰腺癌症状证候临床研究登记报告表记录患者的基本信息、临床分期、治疗状况、症状、体征、既往治疗等信息并判定中医证候（包括气虚、血虚、阴虚、阳虚、气滞、血瘀、湿困、湿热、气逆、寒凝、内热 11 个证候），对 106 例患者每 2 个月左右随访 1 次，共 3 次。分析不同发病部位、治疗方式、临床分期患者证候转归情况。结果发现，76 例胰头癌患者证候缓解率前三位为气虚、血瘀、阳虚；30 例胰体尾癌患者证候缓解率前三位为寒凝、气虚、湿困；25 例化疗配合中药治疗患者证候缓解率前三位为湿热、气滞、气逆；65 例单纯中医药治疗患者证候缓解率前三位为湿热、血虚、内热；16 例 Ⅱ 期患者证候缓解率前三位为阳虚、血瘀、气虚；78 例 Ⅳ 期患者证候缓解率前三位为寒凝、气虚、血虚。

化疗与中医证型及预后的相关性：高嵩等收集 2007—2012 年证型明确、资料齐全的 96 例未经手术的胰腺癌患者，所有患者至少接受 2 个周期的吉西他滨化疗。采用回顾性分析方法，分为湿热、脾虚、血瘀 3 种胰腺癌主要证型来分析。研究发现，湿热证患者的中位生存时间为 201d（95% 置信区间为 158.8 ~ 243.2d），较脾虚证、血瘀证的中位生存时间长。3 种证型的生存时间存在一定差异（$P < 0.05$），进而得出结论：3 种证型的患者接受吉西他滨治疗的有效时间存在一定差异，湿热证较脾虚证、血瘀证患者总体生存期上略有优势。

化疗后证型演变：张莉等采用前瞻性研究的方法，对 60 例初次接受含吉西他滨方案化疗的胰腺癌患者化疗前和化疗结束后的第 4 天、第 8 天清晨的舌象和证型的变化进行对照研究，通过证型分析，发现化疗后比化疗前正虚类证候增多（$P < 0.05$），邪实类证候减少（$P < 0.05$）。这说明胰腺癌患

者化疗前后证候会发生变化，主要是化疗药物损伤脾肾两脏，引起脾虚湿滞和气阴两虚（表 11-6）。

表 11-6　化疗前后中医证型变化比较（ $n = 60$ ）　　　　　单位：例（%）

证型	化疗前	化疗后第 4 天	化疗后第 8 天
肝胆湿热证	18（30.0）	5（8.3）*	7（11.7）*
气滞血瘀证	15（25.0）	9（15.0）*	10（16.7）*
脾虚湿滞证	6（10.0）	17（28.3）*	16（26.7）*
脾肾虚损证	3（5.0）	12（20.0）*	9（15.0）*
痰湿互结证	15（25.0）	5（8.3）*	6（10.0）*
气阴两虚证	3（5.0）	12（20.0）*	12（20.0）*

注：与化疗前比较，*$P < 0.05$。

证型与预后相关的分子生物学基础：曲超通过抽取胰腺癌患者的静脉血液，检测在不同证型中与胰腺癌预后相关的 miR-19b 和 miR-122 的表达水平，发现湿热证组表达量最高，而脾虚证与血瘀证组间无差异，各组 miR-19b 表达量分别为 0.724 6 ± 0.146 6、0.699 9 ± 0.286 1 和 0.999 8 ± 0.455 6，miR-122 表达量分别为 0.462 7 ± 0.241 4、0.452 4 ± 0.244 6 和 1.118 5 ± 0.707 7（ $P < 0.05$ ）。得出结论：与湿热证预后相关 miRNA 的表达明显高于其他证型，且生存分析显示湿热证预后最佳。

|第四节|
胰腺癌的方证应用及机制研究

在胰腺癌的治疗中，各医家普遍遵循辨证论治的同时重视辨病论治的治疗原则，辨病论治强化了中医对"同病"共性规律的认识，主张在某一抗癌主方的基础上，根据患者寒热虚实不同等类证，予以方药加减，整体调节，进行综合治疗，取得了较为确切的临床疗效。

杨炳奎等认为本病在治疗中须抓住邪实与正虚的辨证关键，前者以湿热、邪毒、血瘀为主，后者以气虚、阴虚为主，将本病分为 4 型：①湿热毒邪型。用黄连解毒汤和茵陈蒿汤加减方：制大黄、炒柴胡、黄连、黄芩、栀子、郁金、赤芍、薏苡仁、茯苓、蒲公英、茵陈、白花蛇舌草、土茯苓、莪术、壁虎。②瘀积气滞型。用莪术散加减方：三棱、莪术、郁金、枳壳、枳实、木香、柴胡、天龙、炙甲片、茵陈、黄芩、薏苡仁、焦楂曲。③脾虚湿热型。用香砂六君子汤、排气饮加减方：党参、苍白术、茯苓、焦谷芽、木香、陈皮、半夏、枳壳、川厚朴、茯苓、莪术、蜈蚣、蔻砂仁、生甘草。④正虚邪实型。用参麦散、沙参麦冬汤加减方：太子参、北沙参、麦冬、天花粉、生地黄、地骨皮、焦楂曲、木香、大腹皮、白花蛇舌草、土茯苓、莪术、大黄。共治疗中晚期胰腺癌患者 68 例，有效率为 52.94%，3 年生存率为 19.12%，临床症状明显缓解，治疗前后测定 CA19-9、TNF、表皮生长因子（ERFR）、孕激素受体（PR）、结合溶酶体靶向受体（LTR）的变化，数据均有统计学意义。

刘鲁明等将晚期胰腺癌患者 56 例随机分为化疗组和中西医结合药物组进行治疗，其中中西医结合药物组根据中医辨证论治原则加用中药：脾虚气滞型用六君子汤加减；气滞湿阻型用二陈汤加减；湿热郁结型用三仁汤加减；阴虚型用沙参麦冬汤加减。长期随访结果显示，中西医结合药物组 1、2、3 年生存率分别为 55.37%、34.61%、25.96%，中位生存期为 16.3 个月；而化疗组 1 年及 2 年生存率分别为 21.95%、7.31%，中位生存期为 7.5 个月。2 组比较差异有显著性（$P < 0.05$）。

清胰化积方由蛇六谷、白花蛇舌草、半枝莲、绞股蓝、豆蔻等组成，对人胰腺癌细胞生长有抑制作用，实验研究表明，在清胰化积方干预裸小鼠人胰腺癌 SW1990 细胞皮下移植瘤模型基础上，通过基因芯片技术比较中药干预后裸小鼠皮下移植瘤基因表达谱改变，发现伴随着应用清胰化积方后肿瘤增殖的抑制，有 7 个基因（包括 *IFI44*、*HLA-DRB3*、*QSCN6*、*EEF2*、*Ski*、*CRMP1*、*EIF2C1*）表达下调，其中 Ski mRNA 表达下调明显，提示清胰化积方可能通过下调 *Ski* 基因表达抑制胰腺肿瘤的生长，通过对 *Ski* 基因表达情况的检测可预测肿瘤对治疗的反应，筛选潜在有效的中医药适用人群。

车玉梅等运用生物信息学方法探讨雷公藤甲素（TP）治疗胰腺癌的分子机制，在 PubChem 数据库中查找雷公藤甲素活性靶蛋白，在 Gene 数据库中查找胰腺癌相关基因，用通路分析（ingenuity pathway analysis，IPA）软件，构建二者分子网络和生物学通路并解析，研究提示，TP 可能通过凋亡相关的神经酰胺途径，影响 EDG 继而激活 *Ras* 基因，从而诱导细胞凋亡。同时，TP 还可能通过作用于 JAK，进而干预胰腺癌信号通路和抑瘤素 M 通路上的 STAT3 和 STAT1 跨核膜作用，对核内胰腺癌相关的细胞周期调控以及基质金属蛋白酶相关基因的表达进行影响。与此同时，TP 也可通过作用于 JAK 在胞质内干预 *Akt* 基因，进而调控众多的下游基因。

近年来，中医药治疗胰腺癌的临床效果有目共睹，通过对中医药治疗胰腺癌的分子机制研究，从微观角度提供中医药干预胰腺癌的客观证据，对中医药的发展及传承做出了贡献。

| 第五节 |
胰腺癌病证结合诊断及疗效评价

一、胰腺癌的辨病诊断

（一）胰腺癌的中医病因病机

中医学认为，外感六淫之邪，饮食不节，内因情志失常，肝郁气结，脏腑失和，气机失调，气滞血瘀；脉络不通，脾升胃降失常，痰浊内生，发为积聚。气机失调、脾虚肝郁、外邪入侵为本病发生的主要诱发因素，正气亏虚、脏腑失调为本病的内在基础。脾胃为后天之本，气血生化之源，若脾胃受损，升降失和，水谷精微不能化生，以致湿邪内生，加之饮食不节、外邪侵袭，邪毒留滞，积而成癌。

本病病位在胰脏，与脾胃的关系密切。本虚标实，以脏腑气血亏虚为本，气滞、痰凝、血瘀、湿聚为标。

（二）诊断要点

1. **临床表现**　胰腺癌恶性程度较高，进展迅速，但起病隐匿，早期症状不典型，临床就诊时大部分患者已属于中晚期。主要症状及体征如下。

（1）腹部不适或腹痛：是常见的首发症状。多数胰腺癌患者仅表现为上腹部不适或隐痛、钝痛、胀痛等。易与胃肠、肝胆疾病的症状混淆。若还存在胰液出口的梗阻，进食后可出现疼痛或不适加重。中晚期肿瘤侵及腹腔神经丛可出现持续性剧烈腹痛。

（2）消瘦和乏力：80%～90%的胰腺癌患者在疾病初期即有消瘦、乏力、体重减轻，与缺乏食欲、焦虑和肿瘤消耗等有关。

（3）消化道症状：当肿瘤阻塞胆总管下端和胰腺导管时，胆汁和胰液不能进入十二指肠，常出现消化不良症状。而胰腺外分泌功能损害可能导致腹泻。晚期胰腺癌侵及十二指肠，可导致消化道梗阻或出血。

（4）黄疸：与胆道出口梗阻有关，是胰头癌最主要的临床表现，可伴有皮肤瘙痒、深茶色尿和陶土样便。

（5）肝大：为胆汁淤积或肝脏转移的结果，肝脏质硬、大多无痛，表面光滑或结节感。

（6）胆囊肿大：部分患者可触及囊性、无压痛、光滑且可推动的胆囊，称为库瓦西耶征（Courvoisier sign），是壶腹周围癌的特征。

（7）腹部肿块：晚期可触及腹部肿块，多位于上腹部，位置深，呈结节状，质地硬，不活动。

（8）其他症状及体征：部分患者可伴有持续或间歇低热，且一般无胆道感染。部分患者还可出现血糖异常。晚期胰腺癌患者可出现锁骨上淋巴结肿大、腹水等体征。脐周肿物，或可触及的直肠－阴道或直肠－膀胱后壁结节。

2. **危险因素**　长期大量吸烟，高脂肪及高动物蛋白饮食，长期接触化学物质如 β- 萘胺及对二氨基联苯胺等，家族胰腺癌病史。

（三）辅助检查

1. **影像学检查**　是胰腺癌获得初步诊断和准确分期的重要工具，科学合理地使用各种影像学检查方法，对规范化诊治胰腺癌具有重要作用。根据病情，选择恰当的影像学技术是诊断胰腺占位病变的前提。影像学检查应遵循完整（显示整个胰腺）、精细（层厚 1～2mm 的薄层扫描）、动态（动态增强、定期随访）、立体（多轴面重建，全面了解毗邻关系）的基本原则。

（1）超声检查：因其简便易行、灵活直观、无创无辐射、可多轴面观察等特点，成为胰腺癌诊断的重要检查方法。常规超声可以较好地显示胰腺内部结构，观察胆道有无梗阻及梗阻部位，并寻找梗阻原因。彩色多普勒超声可以帮助判断肿瘤对周围大血管有无压迫、侵犯等。实时超声造影技术可以揭示肿瘤的血流动力学改变，帮助鉴别和诊断不同性质的肿瘤，凭借实时显像和多切面显像的灵活特性，在评价肿瘤微血管灌注和引导介入治疗方面具有优势。但超声检查具有局限性，如视野较小，受胃肠道内气体、患者体形等因素影响，有时难以完整观察胰腺，尤其是胰尾部。

（2）CT 检查：具有较好的空间和时间分辨率，是目前检查胰腺最佳的无创性影像学检查方法，主要用于胰腺癌的诊断、鉴别诊断和分期。平扫可显示病灶的大小、部位，但不能准确定性诊断胰腺病变，显示肿瘤与周围结构的关系较差。三期增强扫描能够较好地显示胰腺肿物的大小、部位、形态、内部结构及与周围结构的关系，并能够准确判断有无肝转移及显示肿大淋巴结。CT 的各种后处理技术，包括多平面重建（MPR）、最大密度投影（MIP）、最小密度投影（MinIP）、表面遮盖显示（SSD）、容积再现技术（VRT）联合应用可准确提供胰腺癌病变本身情况、病变与扩张胰管及与周围结构的关系等信息，其中 MIP 和 MPR 是最常用的后处理技术。近年来 CT 灌注成像技术日趋成熟，它可以通过量化的方式反映肿瘤内部的血流特点和血管特性，以期鉴别肿瘤的良恶性、评价肿瘤疗效，预测肿瘤的恶性程度以及转归等。

（3）MRI 检查：不作为诊断胰腺癌的首选检查手段，随着 MRI 扫描技术的改进，时间分辨率及空间分辨率的提高，大大改善了 MRI 的图像质量，提高了 MRI 诊断的准确度，在显示胰腺肿瘤、判断血管受侵、准确地进行临床分期等方面均显示出越来越高的价值。同时 MRI 具备多参数、多平面成像、无辐射的特点，胰腺病变鉴别诊断困难时，可作为 CT 增强扫描的有益补充；当患者对 CT 增强对比剂过敏时，可采用 MRI 代替 CT 扫描进行诊断和临床分期；磁共振胰胆管成像（magnetic resonance cholangio pancreatography，MRCP）及多期增强扫描的应用，在胰腺癌的定性诊断及鉴别诊断方面更具优势，有报道 MRI 使用特定组织的对比剂可诊断隐匿性胰头癌。MRI 还可监测胰腺癌并可预测胰腺癌的复发、血管的侵袭，也可以预测胰腺肿瘤的侵袭性，而胰腺癌组织的侵袭可作为生存预测的指标。MRCP 可以清楚显示胰胆管系统的全貌，帮助判断病变部位，从而有助于壶腹周围肿瘤的检出及鉴别诊断，与经内镜逆行胰胆管造影（ERCP）及经皮胰胆管穿刺造影（PTC）相比，具有无创的优势。另外，MRI 可以从微观角度定量反映肿瘤代谢信息，包括弥散加权成像（DWI）、灌注加权成像（PWI）及波谱成像（MRS），需与 MR 常规序列紧密结合才能在胰腺癌的诊断、鉴别诊断及疗效观察中发挥更大作用。

（4）正电子发射计算机断层成像（PET-CT）：显示肿瘤的代谢活性和代谢负荷，在发现胰外转移，评价全身肿瘤负荷方面具有明显优势。临床实践过程中，应注意：①不推荐作为胰腺癌诊断的常规检查方法，但它可以作为 CT 和/或 MRI 的补充手段，对不能明确诊断的病灶，有助于区分肿瘤的良、恶性，然而其对于诊断小胰腺癌作用有限。② PET-CT 在排除及检测远处转移病灶方面具有优势，对于原发病灶较大、疑有区域淋巴结转移及 CA19-9 显著升高的患者，推荐应用。③在胰腺癌治疗后随访中，鉴别术后、放疗后改变与局部肿瘤复发，对 CA19-9 升高而常规影像学检查方法阴性时，PET-CT 有助于复发转移病灶的诊断和定位。④对不能手术而行放、化疗的患者可以通过葡萄糖代谢的变化早期监测疗效，为临床及时更改治疗方案以及采取更积极的治疗方法提供依据。

（5）超声内镜（EUS）：在内镜技术的基础上结合了超声成像，提高了胰腺癌诊断的敏感度和特异度；特别是超声内镜引导细针穿刺活检，已成为目前胰腺癌定位和定性诊断最准确的方法。另外，EUS 也有助于肿瘤分期的判断。

超声内镜引导下介入技术在胰腺肿瘤诊疗中的作用也越来越大，主要包括超声内镜引导细针穿刺活检、超声内镜引导细针注射术、超声内镜引导胆管引流术、超声内镜引导胰管引流术、超声内镜引导腹腔神经丛的药物封闭及阻滞、超声内镜引导胃肠吻合术等。

（6）内镜逆行性胰胆管造影（ERCP）：胰腺癌最常见的表现是主胰管近端狭窄与远端扩张，表现为主胰管狭窄，中断或移位，胰腺实质区粗大不均的腺泡影，对比剂滞留，胰液对比剂有充盈缺损或分支胰管移位，胰头癌压迫主胰管和胆总管时，可显示扩张的双管征。ERCP 并不能直接显示肿瘤病变，其主要依靠胰管的改变及胆总管的形态变化对胰腺癌做出诊断，对胆道下端和胰管阻塞或有异常改变者有较大价值。另外，胰腺癌还具有一些特殊的 ERCP 征象，如双管征、软藤征，这些征象对胰腺癌有特异性诊断价值。对于无法手术的梗阻性黄疸患者，可以经 ERCP 一次完成减黄操作及病理与细胞学检测，ERCP 应当作为无手术指征伴梗阻性黄疸患者的首选处理手段。但 ERCP 下活检及细胞学刷检的敏感度与特异度并不能令人满意，效果尚有待于进一步提高。

（7）ERCP 联合胰胆管内超声检查（IDUS）：ERCP 下 IDUS 是一种能够获得高分辨率胰胆管图像的技术方法，探头可以获得 360°的扫描，而且可以较为容易地在不进行乳头切开的情况下插入胆管。IDUS 可以实时提供整个胆管以及胆管周围组织的高分辨率图像，在分辨胆管良、恶性狭窄方面要优于 EUS。IDUS 具有较高的敏感度，与胰胆管内活检联合应用能够更准确地探及病变处管壁以及活检钳部位，使得组织获取部位更为准确，从而提高诊断的敏感度。

（8）骨扫描：在探测恶性肿瘤骨转移病变方面应用最广、性价比高，且具有较高的灵敏度。对高度怀疑骨转移的胰腺癌患者可以常规行术前骨扫描检查。

2. **肿瘤标志物**　临床上常用的与胰腺癌诊断相关的肿瘤标志物有 CA19-9、癌胚抗原（CEA）、CA12-5 等，其中 CA19-9 是胰腺癌中应用价值最高的肿瘤标志物，可用于辅助诊断、疗效监测和复发监测。血清 CA19-9 含量 > 37U/ml 作为阳性指标，重复检测通常优于单次检测，而重复测定应至少相隔 14d。未经治疗的胰腺导管癌，CA19-9 可表现为逐步升高，可高达 1 000U/ml，敏感度与肿瘤分期、大小及位置有关，特异度为 72%～90%。CA19-9 测定值通常与临床病程有较好的相关性，外科根治术（Ⅰ期）后 2～4 周，升高的 CA19-9 可恢复正常水平；肿瘤复发、转移时，CA19-9 可再次升高。但需要指出的是，3%～7% 的胰腺癌患者为 Lewis 抗原阴性血型结构，不表达 CA19-9，故此类胰腺癌患者中检测不到 CA19-9 水平的异常。而且 CA19-9 在胆道感染（胆管炎）、炎症或胆道梗阻（无论病因为何）的病例中可能出现假阳性，无法提示肿瘤或晚期病变。因此，CA19-9 水平的术前检测最好在胆道减压完成和胆红素正常后进行。

3. **活体组织检查（组织活检）**　细胞病理学诊断报告采用美国细胞病理学会（Papanicolaou Society of Cytopathology）推荐的 6 级报告系统，在此报告系统中，细胞学诊断分为 6 个诊断级别：Ⅰ级，不能诊断；Ⅱ级，未见恶性；Ⅲ级，非典型；ⅣA 级，肿瘤性病变，良性；ⅣB 级，肿瘤性病变，其他；Ⅴ级，可疑恶性；Ⅵ级，恶性。其中最具挑战性的诊断分级是"肿瘤性病变，其他（ⅣB）"，这级诊断中的导管内乳头状黏液性肿瘤和黏液性囊性肿瘤囊壁被覆细胞可以呈轻、中度甚至是重度非典型性，呈重度非典型性改变的细胞很难与腺癌细胞相鉴别。另外，一些小圆形细胞构成的肿瘤，如实性 - 假乳头状肿瘤、神经内分泌肿瘤、腺泡细胞癌的诊断往往需要借助细胞块免疫细胞化学检测。

二、胰腺癌的辨证诊断

胰腺癌的辨证诊断分型标准参考《恶性肿瘤中医诊疗指南》。

（一）证候要素

临床上胰腺癌虚实夹杂，可数型并见。

1. **气虚证**

主症：神疲乏力，少气懒言，腰痛绵绵。

或症：食少纳呆，形体消瘦，气短，自汗，畏寒肢冷。

主舌：舌淡胖。

或见舌：舌边有齿痕，苔白滑，薄白苔。

主脉：脉虚。

或见脉：脉沉细，脉细弱，脉沉迟。

2. **阴虚证**

主症：五心烦热，口咽干燥，大便秘结，腰腹隐痛。

或症：低热盗汗，烦躁不安或精神疲惫，小便短少。

主舌：舌红少苔。

或见舌：舌干裂，苔薄白或薄黄而干，花剥苔，无苔。

主脉：脉细数。

或见脉：脉浮数，脉弦细数，脉沉细数。

3. **血虚证**

主症：面色无华，头晕眼花，爪甲色淡，腰腹绵痛。

或症：心悸怔忡，失眠健忘，月经闭止或阴道出血，色淡量少。

主舌：舌淡。

或见舌：舌白，苔薄白。

主脉：脉细。

或见脉：脉沉细，脉细弱。

4. 痰湿证

主症：胸脘痞闷，恶心纳呆。

或症：少腹胀满膨隆，或可触及包块，口渴少饮，神倦无力。

主舌：舌淡，苔白腻。

或见舌：舌胖嫩，苔白滑，苔滑腻，苔厚腻，脓腐苔。

主脉：脉滑或濡。

或见脉：脉浮滑，脉弦滑，脉濡滑，脉濡缓。

5. 血瘀证

主症：腰腹疼痛，刺痛固定，肌肤甲错，少腹包块，坚硬固定，小腹刺痛，夜间痛甚。

或症：面色黧黑，唇甲青紫，阴道出血暗瘀，或夹血块。

主舌：舌质紫暗或有瘀斑、瘀点。

或见舌：舌胖嫩，苔白滑，苔滑腻，苔厚腻，脓腐苔。

主脉：脉涩。

或见脉：脉沉弦，脉结代，脉弦涩，脉沉细涩，牢脉。

6. 热毒证

主症：口苦身热，尿赤便结，脘腹痞满。

或症：肌肤黄染，口臭唇疮，里急后重，面赤身热，小便短赤，或大便脓血腥臭，干结，数日不通；疼痛拒按；或泻下如注，泻出黄色水便或带黏液或带脓血或血水样便，秽臭异常，里急后重，肛门灼痛，大便脓血。

主舌：舌红或绛，苔黄而干。

或见舌：舌有红点或芒刺，苔黄燥，苔黄厚黏腻。

主脉：脉滑数。

或见脉：脉洪数，脉数，脉弦数。

7. 气滞证

主症：腰腹胀满，痛无定处。

或症：烦躁易怒，口苦咽干，嗳气，少腹包块，攻撑作痛，腹胀胁痛。

主舌：舌淡暗。

或见舌：舌边红，苔薄白，苔薄黄，苔白腻或黄腻。

主脉：脉弦。

或见脉：脉弦细。

（二）辨证方法

符合主症 2 个，并见主舌、主脉者，即可辨为本证。

符合主症 2 个，或症 1 个，任何本证舌、脉者，即可辨为本证。

符合主症 1 个，或症不少于 2 个，任何本证舌、脉者，即可辨为本证。

（三）辨证分型

胰腺癌各阶段中医辨证分型见表 11-7。

表 11-7　胰腺癌分阶段中医辨证分型

治疗阶段	辨证分型
手术阶段	气血亏虚、脾胃虚弱
化疗阶段	脾胃不和、气血亏虚、肝肾阴虚
放疗阶段	气阴两虚、热毒瘀结
单纯中医治疗阶段	脾虚气滞、湿热蕴结、气滞湿阻、肝肾阴虚

三、疗效评价

1. **影像学评价**　参考 2009 年颁布的 RECIST 标准（实体瘤疗效评价标准 V1.1）。

（1）完全缓解（CR）：所有目标病灶消失。

（2）部分缓解（PR）：目标病灶最长径之和与基线状态比较，至少减少 30%。

（3）疾病进展（PD）：目标病灶最长径之和与治疗开始之后所记录到的最小的目标病灶最长径之和比较，增加 20%，或者出现一个或多个新病灶。

（4）疾病稳定（SD）：介于部分缓解和疾病进展之间。

客观缓解率（ORR）：肿瘤体积缩小达到预先规定值并能维持最低时限要求的患者比例。ORR 为 CR 与 PR 的比例之和，不包括 SD。

疾病控制率（DCR）：经治疗后获得缓解和病变稳定的病例数占整个可评价例数的百分比。DCR 为 CR、PR 与 SD 的比例之和。

2. 采用反映疾病的结局指标或替代指标进行疗效评价

（1）主要终点指标：采用总生存期（OS）为主要终点指标。将其定义为从患者接受随机化干预到任何因素导致患者死亡的时间。

（2）OS 的替代终点指标：包括以下几种。其中，最常用的为 PFS。

无进展生存期（PFS）：指从随机化至出现肿瘤客观进展或全因死亡的时间。

至疾病进展时间（TTP）：指随机分组至出现影像学进展之间的时间间隔。

无复发生存期（RFS）：指患者初次手术至最早出现复发证据的时间。

无病生存期（DFS）：指从随机化开始至疾病复发或由于疾病进展导致患者死亡的时间。

3. 临床症状、中医证候及生活质量等评价　根据 2018 年《证候类中药新药临床研究技术指导原则》疗效指标的选择原则，重视患者症状、生活质量等疗效评价，可以多方面对胰腺患者的抗肿瘤疗效进行评价。

（1）以改善胰腺癌患者目标症状或体征为目的者，应以目标症状或体征消失率 / 复常率，或临床控制率为疗效评价指标，但同时应注意对观察目标症状或体征痊愈时间和 / 或起效时间的评价。

（2）引入胰腺癌患者报告结局指标，将患者"自评"与医师"他评"相结合，根据特定的疗效评价结局指标设计问卷表格以供评价。

（3）基于对患者生存质量或生活能力、适应能力改善等方面的考虑，推荐采用公认的具有普适性或特异性的量表进行疗效评价，例如行为状况评分标准：以 KPS 评分标准为指标，在治疗前及每个疗程结束后均进行评分，凡在疗程结束后较治疗前评分增加 ≥ 10 分者为行为状况"提高改善"，评分减少 ≥ 10 分者为行为状况"降低"，评分增减在 10 分以内为行为状况"稳定"。

（4）采用能够反映证候疗效的客观应答指标进行评价，包括现代医学中的理化指标、生物标志物等，例如血常规、肿瘤标志物（CA19-9、CEA 等），临床试验期间需观察评估中医证候疗效的起效时间、缓解时间或消失时间。

此外，可以结合 2002 年《中药新药临床研究指导原则（试行）》中制定的临床症状判定标准，对每一症状进行分级，赋予积分值（表 11-8），并结合积分值变化以评价治疗胰腺癌临床症状的有效性。

· 显著改善：治疗后临床证候积分值比治疗前积分下降≥ 70%。

· 部分改善：治疗后临床证候积分值比治疗前积分下降≥ 30%。

· 无改善：治疗后临床证候积分值比治疗前积分无变化。

表 11-8　胰腺癌证候分级量化评估表

症状	轻(1分)	中(2分)	重(3分)
上腹部或腰背部疼痛	上腹部不适,偶有疼痛,生活及睡眠不受干扰	上腹或腰背部疼痛明显,发作频繁,不能忍受,需用止痛剂	疼痛剧烈,难以忍受,生活及睡眠严重受干扰,需用止痛剂
黄疸	巩膜轻度黄染,无皮肤黄染	肤、目均见黄染	全身黄染明显,皮肤瘙痒,大便呈灰白色
纳呆食少	饮食无味,食量基本正常	食欲差,食量下降一半左右	无食欲,食量极少
腹泻	大便每日 3 ~ 4 次,便质偏稀	大便每日 5 ~ 6 次,便质清稀或夹杂不消化饮食	大便每日 7 次以上,便质清稀或夹杂不消化饮食
呕血便血	偶有,隐血 + ~ + +	反复出现,隐血 > + +	可见咖啡样液体或黑便
形体消瘦	轻度消瘦,体重较前下降 2kg	消瘦,体重较前下降 2 ~ 4kg	明显消瘦,体重较前下降 4kg 以上
神疲乏力	精神不振,可坚持轻体力活动	精神疲乏,勉强可坚持日常活动	精神极度疲乏,四肢无力,不能坚持日常活动
呃逆呕吐	偶见	反复出现,需用止吐药	呕吐严重,食入即吐,止吐药不易止住
自汗盗汗	偶见	动则汗出,有盗汗	不动亦汗出,盗汗量多

|第六节|
胰腺癌病证结合研究思路

胰腺癌被称为"癌中之王",预后差,严重威胁患者生命。当前中医药治疗胰腺癌虽取得一定效果,但其深层作用机制尚需要进一步挖掘。在进行中医药治疗胰腺癌的机制研究过程中，应当注重群体差异特征，即建立具有证候特点的胰腺癌模型。如前所述，病证关联性、实验动物选择等是研究胰腺癌病证结合的核心思路。如何建立病证结合的动物模型，则是研究思路的具体呈现。

胰腺癌病证结合动物模型是符合胰腺癌特点与中医证候特征的复合型模型，通过运用中医证型理论基础、胰腺癌的现代医学特征与实验动物学知识的有机结合，模拟或复制出与人体患病时特征相近的实验动物模型，以供实验研究。目前对于胰腺癌病证结合的基础研究开展相对较少，病证结合动物模型的建立方法尚在摸索中。

一、注重研究的病证关联性

构建胰腺癌病证结合动物模型，应注重胰腺癌与中医证候的相关性，使所建立的胰腺癌病证结合模型动物特征符合人体患病特点。胰腺癌的中医证素要点为气虚证、阴虚证、血虚证、痰湿证、血瘀证、热毒证及气滞证，根据实验目的将证素组合成复合证候，建立病证结合动物模型时应遵循西医疾病与中医证候的关联性。建立动物模型，注重采用较为公认的造模方法，并设计科学合理的评价标准对动物模型是否符合实验要求进行探究，尽可能使胰腺癌不同分期与病理结合以体现不同证型特点，严格控制动物造模时间、条件，以体现相应证候。对于观察结论指标，应选用具有特异性、可重复性、相对稳定性，并具有可定量评价指标的动物模型进行观察。

二、注重实验动物的选择

通过比较实验动物的解剖特征、生理特性及实验敏感程度，以获得与胰腺癌人类患者接近的特征性特点，便于病证结合动物模型的建立。在模型动物的选择上，应选择与人体疾病的宏观及微观变化规律尽可能相似的动物。

裸鼠缺乏胸腺，故 T 淋巴细胞功能完全缺乏，对同种或异种正常及恶性组织移植去排除反应，是研究胰腺癌生物学特性及抗癌药物的理想模型动物，人胰腺癌裸小鼠动物模型建模周期短，成功率高，自然消退率低，但缺点在于体形小、免疫力低，故对饲养条件要求较高，无特定病原体存在的条件下，环境要求恒温及恒湿，实验操作要相对精细。

叙利亚金色仓鼠与人类在形态学、生物学以及免疫学等方面具有相似之处，仓鼠的大网膜上的管状斑与人的大网膜上的管状斑解剖结构相似，当腹水中有癌细胞存在时，会被大网膜的管状斑吸收，导致肿瘤的早期淋巴转移和随后的血行转移。仓鼠胰腺癌原位模型具有潜伏期短、生长迅速、转移早且转移率高的特点，可保持胰腺癌的生理及解剖特性，是体内研究的理想模型。

小鼠基因与人类基因的同源性在 90% 以上，且饲养条件及实验操作相对简便易行，在关于胰腺癌的研究中，也常被用于动物模型的建立。

三、胰腺癌病证结合动物模型的建模方法

胰腺癌病证结合动物模型必须反映胰腺癌及中医证候的双重特征。

1. 胰腺癌动物模型

（1）异位移植瘤动物模型：将体外培养的肿瘤细胞或外科手术中采集的肿瘤组织移植到裸鼠身体上同肿瘤原发部位不相关的部位，目前应用较多的是将肿瘤细胞接种于裸鼠皮下。其主要优点是可重复性高，操作相对简单易行，成本较低，数据可量化。但这种模型建立方法受位置特异性影响，瘤细胞生长所处的微环境与原发肿瘤截然不同，可能影响瘤细胞一些特性的表达，从而影响研究结果。另外，异位移植模型很少在种植以外的部位产生转移灶，与人类胰腺癌的自然病程不一致。应根据实验要求，灵活选择移植部位。

（2）同位移植瘤动物模型：将体外培养的肿瘤细胞或外科手术中采集的肿瘤组织移植到裸鼠的相同原发部位或相关的转移部位，目前应用较多的是将胰腺癌细胞直接注射入裸鼠胰头部实质组织内建模或将胰腺癌转移灶的癌细胞种植于原发或转移部位。例如，欧阳华强等为观察华蟾素对人胰腺癌 CFPAC-1 裸鼠移植瘤的抑瘤效应及其对血清 IL-6、IL-8 和可溶性血管细胞黏附分子 -1 表达水平的影响，以了解其在细胞因子水平及免疫调节方面的作用机制，建立了裸鼠胰腺癌原位移植模型。具体操作为：选择雌性 BALB/c（nu/nu）裸小鼠，4～6 周龄，体重 18～22g，取对数生长期胰腺癌 CFPAC-1 细胞，制成单细胞悬液，调整细胞为 1×10^7 个 /ml。无菌条件下，将肿瘤细胞接种于 5 只裸小鼠右前肢腋下皮下，接种量为每只 0.2ml，约 3 周待肿瘤生长至直径约 1cm，处死裸小鼠，剥取瘤块。去除包膜和坏死灶，剪成约 1mm³ 瘤块植入 40 只裸小鼠的右前肢腋下皮下，约 1 周局部肿瘤灶

形成。

（3）转基因小鼠肿瘤动物模型：通过分子生物学方法将癌基因导入小鼠基因组建立肿瘤模型，此模型的建立可研究胰腺癌形成早期的发病机制和干预性治疗的效果，若发生肿瘤转移，与人类的胰腺癌特性相近。但用此法建模时间难掌握、花费较高。

（4）化学诱导胰腺癌模型：应用化学致癌物通过喂食、皮下注射、直接置入胰腺等方法使实验动物的正常胰腺细胞发生恶变引起胰腺癌，建模时间一般需 3 ~ 7 个月，通常选择小鼠、仓鼠等。常用药物包括 N- 亚硝酸 - 双（2- 氧丙基）胺（BOP）、1- 氧 -4 羟基氨基喹啉（4-HAQO）、偶氮丝氨酸（azaserine）、二甲基苯蒽（DMBA）等。化学诱导可在较短时间内使实验动物表现出与人胰腺癌病情进展相类似的过程。但由于致癌剂特异性差，在诱发胰腺癌的同时，亦可引起其他部位肿瘤，并且诱导周期较长，死亡率高，不同个体间胰腺癌出现的时间、部位以及病灶数量等不均一，从而限制了其广泛应用。

2. 胰腺癌相关证型动物模型的建模方法举隅

（1）气虚证建模方法：采用控制饲料法。以 ICR 小鼠为例，按照中医"饥则损气"理论，单笼分别控制饲料量 125g/（kg·d）饲养，连续 14d，造成气虚证模型。

建模成功评价指标：实验动物自发活动减少，胆怯倦怠，反应迟缓，攻击行为减少；皮肤略松弛，背部毛色暗淡；小便频数，大便溏；舌体胖大，舌苔白腻；体重增长。实验动物表现符合气虚证的生物学表征。

（2）阴虚证造模方法：采用甲状腺素类激素造模法。以甲状腺素混悬液 300mg/kg 灌胃，连续 30d，建立小鼠阴虚模型。

建模成功评价指标：怕热，体温升高，多汗，神经过敏，急躁，震颤，心率加快，基础代谢率升高，心输出量增加等阴虚现象。

（3）血虚证造模方法

1）化学药物联用法：以小鼠为例，分别于实验开始第 1 天、第 4 天皮下注射乙酰苯肼（APH）20mg/kg、40mg/kg，从第 4 日起，每日腹腔注射环磷酰胺 40mg/kg，连续 4d。

2）综合失血法：眼眶静脉丛放血，6 ~ 8 滴（约 0.5ml），隔日重复 1 次，直至模型成功。

　　建模成功评价指标：有以下两种。①外观状态：精神萎靡，活动迟缓、聚堆、蜷缩少动、嗜睡，皮毛膨松枯槁，眼睛淡白无神，鼻唇淡白失泽，耳尾色苍白而凉，团缩拱背，食欲下降，体重逐渐降低，饮水增多，双上肢抬举次数下降，舌质淡白无华；②现代医学实验室全血指标：外周血常规中白细胞（WBC）、红细胞（RBC）、血红蛋白（Hb）、血细胞比容（HCT）、血小板计数（PLT）、平均血小板体积（MPV）、平均红细胞体积（MCV）、平均红细胞血红蛋白含量（MCH）、平均细胞血红蛋白浓度（MCHC）、红细胞体积分布宽度（RDW）等指标水平降低。

　　（4）痰湿证造模方法：采用高脂饲喂法。将实验动物饲养于室温20℃左右，湿度55%左右，人工光照明暗各12h通风良好的条件下，并给予高脂饲料（由20%猪油、4%白糖、2%奶粉、1%胆固醇、73%普通饲料组成）喂食，持续2周。

　　建模成功评价指标：模型动物出现倦怠懒动，形体肥胖，毛色油亮发光；肛周污秽，大便黏软，部分不成形；舌体胖大，舌苔白腻；体重增加。血清中总胆固醇、甘油三酯、低密度脂蛋白胆固醇等指标水平升高。

　　（5）气滞证及血瘀证兼见的造模方法：采用夹尾联合电脉冲刺激法。每天上午定时对实验动物用粘有胶布的夹子夹住其尾巴（力度适中，产生疼痛但不造成皮肤损伤），使其保持激怒状态，每次45min。下午定时于双腿分别刺入针灸针，断续波电脉冲刺激每天6h，共3周。

　　建模成功评价指标：模型动物刚开始出现急躁易怒、互相撕咬、饮食饮水减少等情况，进而体毛无光泽、体重下降、困倦、精神萎靡，严重者会出现爪和尾部紫暗，耳色暗红，舌质紫暗。实验动物表现符合血瘀证的生物学表征。分析血管活性分子、血脂、血液流变学等指标，可见相应水平变化。

　　（6）热毒证造模方法采用皮下注射干酵母法。以SD大鼠为例，20%现配的高活性干酵母混悬液（10ml/kg）进行实验动物皮下注射，0.5h后开始监测大鼠体温，此后每间隔1h监测体温1次，共监测13h，次日再测1次24h体温。

　　建模成功评价指标：模型动物出现体温逐渐升高，身体蜷缩，足部、耳郭、嘴唇尾深红发烫，竖毛，趴伏，呼吸增快，大便秘结，小便黄稠，舌色绛。

中医名家病证结合论治胰腺癌经验举隅

一、孙桂芝病证结合、脾胃为本、通散结合论治胰腺癌

孙桂芝认为胰腺癌预后极差与其自身特点有关。胰腺癌的主要临床症状多表现为腹痛、黄疸、消瘦及其他消化道症状，如厌食或饮食习惯改变（不喜欢进食高脂肪、高蛋白食物）、恶心、呕吐、腹胀、腹泻等。胰腺癌的主要病症应属于中医脾胃病范畴。胰腺癌以胰头癌高发，出现消化酶（胰酶）排入肠道过程不畅，甚至完全梗阻，直接造成严重后果。胰腺虽不属空腔脏器，但其主要功能须在保持胰管通畅的基础上才能顺利完成，与中医学"实而不能满"的理论类似，可以认为其化而不藏，须保持腑气通畅。临床辨证时，亦须辨病与辨证相结合，才能正确认识胰腺癌之本质。

孙桂芝认为，胰腺是重要的消化器官，其外分泌功能与消化功能密切相关，胰腺癌本质上属于脾胃病范畴，为脾胃损伤、癌毒侵犯所致的恶性病变，其中脾胃亏虚为本，癌毒侵犯为标。脾胃亏虚多由饮食不洁或不节、暴饮暴食所致，亦与先天不足、后天劳倦有关，胰腺癌在脾胃亏虚的基础上伴有癌毒侵犯。癌毒或自外而入，或蕴积而生，客于胰腺，阻滞气血，凝结为痰，痰瘀互阻，气郁而盛，则气血、痰瘀积聚而为肿瘤。因此，治疗胰腺癌应以脾胃为本，扶正祛邪相结合。基于胰腺尚有化而不藏的特点，必须保持腑气通畅，故治脾的同时还需理气通腑，孙桂芝多根据病情需要以黄芪健中汤或逍遥散为辨病主方，随证化裁。

癌性疼痛往往导致患者生活质量下降，影响患者情绪及生存信心，严重时亦可直接危及患者生命。孙桂芝认为，对于胰腺癌的疼痛，治疗时必须予以通散结合。胰腺癌的疼痛，主要源于肿瘤压迫与胰酶侵蚀两个方面。对于肿瘤压迫疼痛，多以散结止痛为主；而对于胰酶侵蚀组织、神经，则须以通腑泄酶为法，以疏通胰酶排泄的通路为根本。以散结止痛为治法，通常在用半边莲、半枝莲、藤梨根、白花蛇舌草、蜂房、草河车、穿山甲、鳖甲、龟甲等进行清热解毒、软坚散结的基础上，运用小剂量荜茇、细辛以加强辛散散结、通络止痛的功效；对于通腑行气，则多用柴胡、香附、延胡索、川楝

子、乌药、莪术等，伴有梗阻性黄疸时，则更须加用茵陈、金钱草等通腑泄黄之品。

二、刘沈林从肝、脾、毒、积施治胰腺癌

刘沈林认为，胰腺癌中医病机主要有以下四个方面。

其一，脾运不健。患者多有素体亏虚，脾胃虚弱或饮食偏嗜、暴饮暴食，或久病久寒等原因，导致脾胃功能受损，肝胆失泄，湿困中焦，中阳不运，故见食欲不振、厌油、食后作呕、大便稀溏等症。

其二，肝胆湿热。脾运不健，湿困中焦，饮食依然如故，嗜食肥甘辛辣，湿热合邪，熏蒸肝胆，故见口干口苦、食欲差、舌苔黄腻、口中异味、大便干结或黏滞、小便黄赤等症。

其三，中焦气滞。患者情志失调，忧思惊恐，思虑无度，或寒湿阴邪客于中焦，导致气机升降失常，脾不升清，胃失和降，肝气不疏，久则脉络阻滞，故见腹部疼痛拒按、痛处游走、上腹胀满、太息连连等症。

其四，肝脾瘀毒。气机失调日久，血行不畅，瘀血内生，阻滞经脉，癌毒渐成，耗伤正气，脏腑功能衰微，故见形体消瘦，腹中结块，其质硬满如石，推之不移，上腹刺痛，痛有定处等症。

胰腺癌主要治法如下。

1. **健脾益气，助运和中**　首推香砂六君子汤加味，临证时多用太子参、炒党参、炒白术、云茯苓、木香、砂仁、陈皮、法半夏等。现代药理学研究发现，这些益气健脾药绝大多数既能益气扶正又能抑癌抗肿瘤。若伴气虚血虚者，加炙黄芪、全当归；胃气虚寒者，加干姜、桂枝或肉桂；脾阳不振者，加炮姜炭、肉豆蔻；中焦气滞者，加枳壳、佛手。

2. **清热化湿，疏泄肝胆**　多用大柴胡汤加减。临证多用醋柴胡、黄芩、大黄、生地黄、川楝子、牡丹皮、炒栀子、蒲公英、虎杖等。

3. **疏肝理气，行气止痛**　多用柴胡疏肝散合芍药甘草汤加减，临证多用醋柴胡、枳壳、青陈皮、郁金、白芍、制香附、炙甘草等。

4. **活血化瘀，解毒散结**　多用乳香、没药、五灵脂、延胡索、守宫粉、三七粉、三棱、莪术、水蛭、蜈蚣、丹参等药。其中五灵脂、延胡索、没药来源于古方手拈散，守宫粉、三七粉又名虎七粉。

三、刘鲁明从湿、热、毒论治胰腺癌

刘鲁明认为，胰腺癌的临床表现均与湿、热、毒邪密切相关，可用湿热毒邪的致病特点加以解释，湿热毒邪内蕴是本病首要病因和发病的内在条件，湿热毒邪的形成是本病发、生发展的关键环节。基于胰腺癌病因病机的认识与揭示，刘鲁明制定了胰腺癌的总体治疗原则，即以清胰化积为主。湿毒、热毒及湿热毒邪互结是胰腺癌发病病机的关键。临床治疗胰腺癌应以清热、化湿、解毒为原则。在晚期胰腺癌的治疗中，坚持以清热、化湿、解毒为主的中药治疗，可稳定瘤灶，延长生存期。清热化湿，理气散结是胰腺癌的基本治则，贯穿于胰腺癌的全程治疗。

刘鲁明认为，胰腺癌治疗原则的确立经历了以中医辨"证"论治为主，向辨"病"论治为主逐步转移的渐进过程。辨证论治是中医临床的特色，也是中医诊治疾病的主要方法。中医在宏观、定性、动态方面的研究有其独到之处，但在微观、定量、静态方面的研究则似有不足。所以在辨证论治的前提下，还要注重辨证与辨病相结合，或者采用辨病论治，才能进一步提高疗效。

通过长期的临床实践和经验积累，刘鲁明创立了治疗胰腺癌的清胰化积方。清胰化积方由蛇六谷、白花蛇舌草、半枝莲、绞股蓝、豆蔻等组成。黄疸加茵陈蒿、青蒿、栀子；腹痛加延胡索、木香、预知子、香附、枸橘子；痞块加干蟾皮、蜂房、天龙、山慈菇、浙贝母；出血加三七、茜草、蒲黄、白茅根、大蓟、小蓟；便秘加大黄、虎杖、蒲公英；腹泻加防风、土茯苓；厌食加六曲、山楂、鸡内金、莱菔子；腹水加车前子、大腹皮、泽泻、猪苓；阴虚加沙参、石斛、芦根等。

参考文献

[1] TORRE L A，BRAY F，SIEGEL R L，et al. Global cancer statistics, 2012[J]. CA Cancer Journal for Clinicians，2015，65(2):87-108.

[2] CHEN W，ZHENG R，BAADE P D，et al. Cancer statistics in China， 2015[J]. CA Cancer Journal for Clinicians，2016，66(2):115-132.

[3] TEAGUE A，LIM K H，WANG-GILLAM A. Advanced pancreatic adenocarcinoma: a

review of current treatment strategies and developing therapies[J]. Therapeutic Advances in Medical Oncology，2015，7(2):68-84.

[4] 王沛 . 中医肿瘤手册 [M]. 福州 : 福建科学技术出版社，2006.

[5] 郁仁存 . 郁仁存中西医结合肿瘤学 [M]. 北京 : 中国协和医科大学出版社，2008.

[6] 张杨 .52 例胰腺癌中医证候特点分析的临床研究 [D]. 沈阳 : 辽宁中医药大学，2014.

[7] 马少军，孔棣 . 胰腺癌中医证候规律研究 [J]. 辽宁中医杂志，2014，41(10):2075-2077.

[8] 李婵，富琦，赵文硕，等 . 中晚期胰腺癌中医证候要素演变规律初探 [J]. 北京中医药，2012，31(4):891-893.

[9] 孙玲 . 中晚期胰腺癌中医证素、证型及病机研究 [D]. 南京 : 南京中医药大学，2016.

[10] 王彤，吴承玉，杨涛 .278 例胰腺癌证素特征分析 [J]. 中国实验方剂学杂志，2016，22(12):220-223.

[11] 徐婷 . 胰腺癌中医证候学特点的研究 [D]. 北京 : 北京中医药大学，2009.

[12] 高嵩 . 胰腺癌患者唾液中 miR-21 和 miR-181a 表达与中医证型相关性研究 [D]. 上海 : 复旦大学，2013.

[13] 王涛 . 浅论胰腺癌的中医治疗 [J]. 光明中医，2003，18(31):21-22.

[14] 周岱翰 . 临床中医肿瘤学 [M]. 北京 : 人民卫生出版社，2003.

[15] 杨炳奎，霍介格，曹振健 . 中医药治疗中晚期胰腺癌 68 例临床观察 [J]. 中国中医基础医学杂志，2002，8(4):56-58.

[16] 田德禄 . 中医内科学 [M]. 北京 : 人民卫生出版社，2002.

[17] 张娟，王鹏，刘鲁明 . 胰腺癌中医证候分析 [J]. 中华中医药杂志，2012(3):579-581.

[18] 范忠泽，梁芳，李琦，等 . 晚期胰腺癌的中医药诊疗现状分析 [J]. 辽宁中医杂志，2008，35(5):679-681.

[19] 戴海燕 . 胰腺癌中医证型研究 [D]. 上海 : 复旦大学，2010.

[20] 刘晓丹，高宏，唐广义 . 胰腺癌中医辨证分型与预后相关性探索 [J]. 山西中医，2018，34(10):44-46.

[21] 姚大鹏，张培彤 .106 例胰腺癌患者证候转归情况分析 [J]. 中医杂志，2016，57(23):2017-2020+2024.

[22] 高嵩，陈震 .96 例不同中医证型的胰腺癌患者生存分析 [J]. 中国保健营养，2013，23(3):1515-1516.

[23] 张莉，詹瑧 . 胰腺癌患者化疗前后中医舌象及证型变化研究 [J]. 长春中医药大学学

报，2016，32(1):108-110.

[24] 曲超.胰腺癌患者血浆预后相关 micro-RNA 表达与中医证型相关性研究 [D].上海：
复旦大学，2014.

[25] LIU L M，WU L C，LIN S Y，et al.Therapeutic evaluation on advanced pancreatic
cancer treated by integrative Chinese and Western medicine—clinical analysis of 56
cases[J]. Chinese Journal of Integrative Medicine，2003，9(1):39-43.

[26] 王鹏，刘鲁明，陈震，等.清胰化积方下调 Ski 表达抗胰腺癌生长实验研究 [J].中国
中西医结合杂志，2010，30(9):942-945.

[27] 车玉梅，何小鹃，李立，等.雷公藤甲素治疗胰腺癌分子机制的生物信息学分析 [J].
中国中医基础医学杂志，2014(4):530-532+536.

[28] MELENDEZ A J. Sphingosine kinase signalling in immune cells: potential as novel
therapeutic targets[J]. Biochimica et Biophysica Acta，2008，1784(1):66-75.

[29] DENLEY S M，JAMIESON N B，PAMELA M C，et al. Activation of the IL-6R/Jak/
Stat pathway is associated with a poor outcome in resected pancreatic ductal
adenocarcinoma[J]. Journal of Gastrointestinal Surgery，2013，17(5):887-898.

[30] SOUNDARARAJAN R，SAYAT R，ROBERTSON G S，et al.Triptolide: an inhibitor
of a disintegrin and metalloproteinase 10 (ADAM10) in cancer cells[J].Cancer Biology &
Therapy，2009，8(21):2054-2062.

[31] LEE C，OH J I，PARK J，et al.TNF-α mediated IL-6 secretion is regulated by JAK/
STAT pathway but not by MEK phosphorylation and AKT phosphorylation in U266
multiple myeloma cells[J]. Bio Med Research International，2013，2013(2013):580135.

[32] 林洪生.恶性肿瘤中医诊疗指南 [M].北京：人民卫生出版社，2014.

[33] 欧阳华强，谢广茹，潘战宇，等.华蟾素对人胰腺癌 CFPAC-1 移植瘤裸鼠血清
IL-6，IL-8 及 sVCAM-1 表达的影响 [J].中国中药杂志，2011，36(19):2731-2733.

第十二章
妇科癌病证结合研究及应用

　　妇科癌包括宫颈癌、子宫内膜癌和卵巢癌。在我国 2022 年流行病学调查中发现，宫颈癌的发病率和死亡率虽已大幅度下降，但至今仍居妇科恶性肿瘤第 1 位，子宫内膜癌有上升和年轻化趋势，居第 2 位，卵巢恶性肿瘤居第 3 位。

| 第一节 |
宫颈癌证型研究及应用

　　宫颈癌是最常见的女性生殖道肿瘤，发病率在世界女性恶性肿瘤中居第 2 位，在某些发展中国家甚至居首位。宫颈癌全球每年新发病例近 66.0 万例，其中 80% 的病例在发展中国家，而我国就达 15.07 万。近年来，宫颈癌在国内发病率有逐年上升趋势，且发病人群表现出低龄化的特点。因此，宫颈癌已成为全社会关注的热点。中医学认为，辨证治疗宫颈癌前期病变和宫颈癌，通过整体观念，调整人体的抗病能力，是治疗和改善本病的重要环节。在中医辨证和循证医学指导下，运用中药治疗癌症的效果显著，前景良好。

　　中医学中虽然没有宫颈癌病名，但根据其临床症状表现，与"五色带""癥瘕""恶疮""崩漏"等病证有部分相似。本病多发生于妇女经断之时，其形成与情志所伤，房事不节，肝、脾、肾三脏功能失调，冲任损伤有关；或受湿热郁结，气血凝滞日久而成。情志不舒，肝气郁结，肝郁化热，疏泄失常，影响脾之运化，则湿热下注；劳欲伤阴，肾阴不足，虚热内生，热入血行；或因房事不洁，秽浊内侵，热毒蕴结于胞中，久而络伤肉腐，脓血相混，致下腹痛，带下味臭，形成本病。病情初起多为肝郁，湿热，火郁偏盛，久则阴液不足，或阴损及阳，脾肾两伤。

一、宫颈癌病证结合研究进展

（一）宫颈癌病理分型与中医证型

简小兰等对晚期宫颈癌患者的中医证型与组织学病理分型进行了统计分析，共入组宫颈癌患者 199 例，其中鳞癌 161 例，腺癌 31 例，腺鳞癌 5 例，其他 2 例，所有入组患者均经病理确诊。结果发现：鳞癌患者辨证以气滞血瘀证及脾肾两虚证较为多见，腺癌患者辨证以气滞血瘀证较为多见（12-1）。

表 12-1　199 例晚期宫颈癌患者的中医证型与组织病理学分型　单位：例（%）

中医证型	鳞癌	腺癌	腺鳞癌	其他
气滞血瘀	56（29.0%）	24（12.4%）	2（33.3%）	2（66.7%）
湿热结毒	24（12.4%）	4（12.1%）	0	0
痰湿下注	2（1.0%）	3（9.1%）	0	0
肝肾阴虚	22（11.4%）	2（6.1%）	0	0
脾肾两虚	52（26.9%）	5（15.2%）	2（33.3%）	1（33.3%）
气血亏虚	37（19.2%）	7（21.1%）	2（33.3%）	0

金佳佳等共收集宫颈癌患者 100 例，入组病例均经病理确诊，其中鳞癌 89 例，腺癌 10 例，腺鳞癌 1 例。结果发现，鳞癌患者辨证以热毒蕴结证较为多见，肝郁化火证次之（表 12-2）。

表 12-2　100 例宫颈癌患者的中医证型与组织病理学分型　单位：例（%）

中医证型	鳞癌	腺癌	腺鳞癌	合计
脾肾阳虚证	6（6.7%）	2（20.0%）	0	8（8.0%）
肝肾阴虚证	11（12.4%）	3（30.0%）	0	14（14.0%）
肝郁化火证	22（24.7%）	1（10.0%）	0	23（23.0%）
热毒蕴结证	50（56.2%）	4（40.0%）	1（100.0%）	55（55.0%）
合计	89	10	1	100

综上临床研究结果发现，鳞癌患者辨证多以实证多见，如热毒蕴结、气滞血瘀证等，但可兼见虚证存在；腺癌及腺鳞癌患者病例数较少，尚不能总

结。设计并开展多中心、大数据的临床研究，对总结宫颈癌病理分型与中医证型的相关性具有重要意义。

（二）宫颈癌临床分期与中医证型

简小兰等共收录晚期宫颈癌患者 199 例，包括 Ⅲ A 期 17 例、Ⅲ B 期 44 例、Ⅳ A 期 54 例、Ⅳ B 期 84 例，对宫颈癌患者中医辨证分型与 TNM 分期的相关性进行研究。结果发现，Ⅲ A 期患者中医证型以气滞血瘀证（30.0%）、肝肾阴虚证（30.0%）为主，Ⅲ B 期患者以脾肾两虚证为主（36.7%），Ⅳ A 期患者以气滞血瘀证（30.8%）、脾肾两虚证（29.2%）为主，Ⅳ B 期患者以气滞血瘀证（33.7%）为主。临床上肿瘤患者证型有复合证出现，甚至多证型出现，本研究共有 36 例复合证型（表 12-3）。

表 12-3　199 例晚期宫颈癌患者中医证型与 TNM 分期　　　　单位:例

中医证型	Ⅲ A	Ⅲ B	Ⅳ A	Ⅳ B	合计
气滞血瘀证	6	12	20	34	72
湿热结毒证	3	5	6	14	28
痰湿下注证	0	1	2	2	5
肝肾阴虚证	6	4	7	7	24
脾肾两虚证	2	18	19	21	60
气血亏虚证	3	9	11	23	46
合计	20	49	65	101	235

靳亚妮等共入组宫颈癌患者 88 例，其中 Ⅰ 期 58 例、Ⅱ 期 30 例。根据对各分期患者进行辨证分型，结果发现 Ⅰ 期肝肾阴虚（31.0%）为主，Ⅱ 期以脾肾阳虚（33.3%）为主（表 12-4）。

表 12-4　88 例宫颈癌患者中医证型与西医临床分期　　　　单位:例

中医证型	Ⅰ 期	Ⅱ 期	合计
肝肾阴虚证	18	8	26
肝郁气滞证	12	9	21
脾肾阳虚证	14	10	24
瘀血内阻证	6	1	7

中医证型	I 期	II 期	合计
痰湿下注证	6	1	7
湿热蕴毒证	2	1	3
合计	58	30	88

宫颈癌的发病大多经历了从实到虚实夹杂的过程，甚至全为虚证，不同的病程各有特点，病因病机总由正虚邪犯为病，早期以气滞、湿热、癌毒为主；随着疾病加重至晚期及各种治疗手段应用后，正气渐衰而邪存，故临床表现虚实夹杂或以虚证为主。近些年，专家学者通过流行病学调查发现，宫颈癌在西方医学定义的"病"与中医传统意义上的"证"存在关联，为病证结合辨治宫颈癌提供了依据。由所选取的文献总结如下：I 期及 II 期宫颈癌的中医辨证分型以肝肾阴虚证多见，III 期多见脾肾两虚证，IV 期多见气滞血瘀证；宫颈癌的临床分期与中医辨证分型有一定相关性。

二、宫颈癌的证型分布特点

西医学将宫颈癌进行具象化，由宫颈癌的临床特点入手，从宏观角度研究其发病部位、毗邻关系、是否转移等，从微观角度着手于病理分型、血清学、免疫系统、分子机制、基因等，利用影像学检查、内镜介入检查、血清学检查等诊断宫颈癌，运用手术、化疗（包括靶向药物疗法）、放疗等手段治疗宫颈癌。中医学利用"整体观"的基本原则，从机体全身状态辨治宫颈癌，从整体出发，调节人体功能以达到治疗宫颈癌的目的。

由于患者的先天禀赋、患病时间、病理分型、临床分期、治疗措施等的不同，患者之间又往往存在着个体差异，即表现为同病异证的现象。故采用辨证论治仍然是目前中医临床治疗宫颈癌的主要手段。

在简小兰等的研究中，将收录的 199 例宫颈癌患者（鳞癌 161 例，腺癌 31 例，腺鳞癌 5 例，其他 2 例）进行中医辨证，分为气滞血瘀证（包括肝郁气滞证）、湿热结毒证、痰湿下注证、肝肾阴虚证、脾肾两虚证、气血亏虚证 6 型。各辨证的主要特点如下。①气滞血瘀证（包括肝郁气滞证）：阴道流血或血块色暗，少腹积块，胀痛或刺痛，痛引腰下，白带增多，月经失调，心烦郁闷，消瘦，舌质暗或有瘀点、瘀斑，苔薄白或黄，脉弦或弦涩。②湿热结毒证：时有阴道流血，带下量多，色黄，或黄赤兼下，或色如米泔，其味腥臭，尿黄便干，腹痛坠胀，口干口苦，舌质暗红或正常，苔黄或黄腻，脉弦数或弦滑。③痰湿下注证：时有阴道流血，白带量多，形如痰状，质黏味腥，体重身倦，头晕头重如裹，胸闷腹胀，口中淡腻，或痰多乏力，神疲纳少，舌质淡或正常，苔腻，脉滑或濡缓。④肝肾阴虚证：时有阴道流血，量少，色暗或鲜红，腰骶酸痛，小腹疼痛，头晕耳鸣，目眩口干，手足心热，夜寐不安，易怒形瘦，时有颧红，便干尿黄，舌质红，苔少或花剥苔，脉弦细或细数。⑤脾肾两虚证（包括阳虚及气虚）：时有少量阴道流血，色青紫，神疲乏力，腰酸膝冷，纳少，少腹坠胀，白带清稀而多，或有四肢困倦，畏冷，大便先干后溏，舌质淡胖，苔白润，脉沉细或缓。⑥气血两虚证：时有阴道流血，白带量多，质薄味腥，体重身倦，面黄无华，头晕目眩，全身乏力，心悸气短，健忘、失眠、多梦，自汗盗汗，甚则四肢浮肿，神疲纳少，舌质淡，苔薄白，脉沉细弱。

曹鎏等在 2009—2012 年收录 48 例宫颈癌患者（鳞癌 40 例，腺癌 4 例，鳞腺癌 3 例，非典型增生 1 例），进行中医辨证后，将入组患者分为肝郁气滞、肝郁脾虚、湿热下注、脾肾阳虚 4 型。各证型辨证主要特点如下。①肝郁气滞型：以乏力，口干，口苦，心烦，舌红，苔薄白，脉弦细等为主要临床表现。②肝郁脾虚型：以乏力，腹痛，腹胀，眠差，恶心，便溏，胸闷，舌淡红，边有齿痕，苔薄白，脉沉细等为主要临床表现。③湿热下注型：以腹痛，纳差，尿频，尿痛，便秘，舌暗红，苔黄，脉滑等为主要临床表现。④脾肾阳虚型：以乏力，腹胀，腰痛，下肢浮肿，纳差，尿少，排尿困难，便秘，眠差，口干，舌淡红，苔薄白，脉沉细等为主要临床表现。研究结果表明，肝郁气滞证和肝郁脾虚证患者 KPS 评分较高，症状较轻，预后较好，湿热下注证和脾肾阳虚证患者 KPS 评分较低，症状较重，预后差，死亡者较多。

鲁周男等检索 CNKI、维普、万方数据收录的 2006 年 12 月至 2016 年 12 月符合纳入排除标准有关宫颈癌的中医临床观察研究文献，得出宫颈癌中医治疗集中在减轻手术、放疗、化疗副作用方面，宫颈癌术后并发淋巴囊肿者可用大黄、芒硝外敷，合并尿潴留者针灸治疗以固本培元利水为大法，合并放射性肠炎、膀胱炎者以清泻火毒为主；口服中药以清热养阴为治则。

三、宫颈癌的方证应用及机制研究

近年来，针对宫颈癌病证结合方证的分子机制成为研究热点，从分子机制角度研究中药处方对于宫颈癌的治疗作用。目前由于医者辨证论治过程中的特异性，造成宫颈癌证型的多样性，使治疗处方呈现多样性的特点。利用现代研究技术，从分子机制出发分析中药处方的治疗机制，明确中药处方的作用靶点，便于准确评价中医药治疗宫颈癌的疗效，使疗效评价方法更加量化。

现阶段宫颈癌大多采用放射性治疗及化学药物治疗，副作用较大，而中药有效成分在抗肿瘤方面有着多途径、多环节、多靶点、毒副作用小等优势，已成为抗癌药物的重点研发对象。近年来，相关科研人员对中药有效成分作用于人宫颈癌细胞的体外抑制活性及作用机制研究尤为活跃。现阶段研究以中药提取物、多糖、生物碱、皂苷、黄酮类、萜类、醌类、挥发油、酯类、酚类、砷剂类、蛋白组分等中药有效成分为出发点；以抗宫颈癌作用机制即抑制细胞增殖，诱导癌细胞凋亡，抑制细胞侵袭、迁移及黏着斑激酶（FAK）磷酸化，抑制血管内皮生长因子（VEGF）过表达，干扰细胞有丝分裂，抑制端粒酶活性，调节细胞信号通路，下调 *HPVE6* 基因表达，调节机体免疫能力为主要内容。

李莉等收集宫颈癌患者 90 例，采用随机数字表法将其分为 TP（卡铂＋紫杉醇）化疗方案联合扶正培本汤治疗组（以下简称观察组）与单纯的 TP 化疗组（以下简称对照组）。对照组患者给予 TP 方案进行化疗；观察组患者给予 TP 化疗联合扶正培本汤进行治疗，化疗方案及用法均与对照组相同，除此之外隔日服用 1 剂扶正培本汤进行治疗。结果发现应用 TP 化疗联合扶正培本汤对宫颈癌患者进行治疗时患者恶心、呕吐、疲乏无力、血小板及白细胞下降的发生率均低于单纯采用 TP 化疗方案治疗组，差异具有显著性（$P < 0.05$）；观察组患者的 CD4$^+$T 淋巴细胞和 CD8$^+$T 淋巴细胞数均高于对照组，差异具有显著性（$P < 0.05$）。研究显示扶正培本汤能够通过抑制白细胞介素的分泌来降低调节性 T 细胞给免疫功能造成的抑制作用，促使 CD4$^+$和 CD8$^+$T 淋巴细胞数量增加，从而提高人体的免疫功能。

四、宫颈癌病证结合诊断及疗效评价

（一）宫颈癌的辨病诊断

1. 宫颈癌的中医病因病机　中医学认为，本病病因为机体脏腑功能失常，气血失调，日久冲任损伤，督带失约，瘀血、痰浊及湿毒等有形之邪相继内生，渐成积聚，结于胞宫。素体不足或久病，或者劳累过度、早婚多产，均可导致脏腑亏虚，阴阳失调，加之房事不洁，或月事期间湿热侵袭、别脏毒邪迁延留滞，均可导致气血运行失常，瘀毒结聚。女性患者多忧多思，或加之愤怒，导致肝脾两伤，气机疏泄失常，血行不畅，津液不能输布，久而成病。

本病病位在胞宫，与肝、脾、肾三脏亏虚密切相关，本虚标实，有冲脉失约、带脉不固，邪毒瘀阻、痰湿内聚等病因。

2. **症状与体征**　宫颈癌患者的症状及体征取决于癌灶发生的大小、病理分型、发展阶段及并发症。早期宫颈癌多无明显临床症状，局部进展后可表现为异常阴道出血（多为接触性出血），出血量根据病灶大小、侵及间质内血管情况而不同，若侵袭大血管可引起大出血。年轻患者也可表现为经期延长、经量增多；老年患者常为绝经后不规则阴道流血。一般外生型较早出现阴道出血症状、出血量多，而内生型较晚出现该症状；阴道流液，液体为白色或血性，可稀薄如水样或米泔状，或有腥臭，盆腔痛及性交困难；晚期根据癌灶累及范围出现不同的继发性症状，如尿急、尿频、便秘、下肢肿痛等；肿瘤压迫或累及输尿管时，可引起输尿管梗阻、肾盂积水等；晚期可有贫血、恶病质等全身衰竭症状。

3. **妇科检查**

（1）阴道及子宫颈检查：应用窥阴器观察子宫颈及新生物大小、部位、形态，阴道穹隆和阴道壁是否受侵犯及侵犯范围。早期子宫颈癌无明显病灶，子宫颈呈光滑或糜烂状，外生型可见宫颈息肉状或菜花状新生物，质脆，易出血。内生型可见宫颈增粗、质硬、呈桶状。

（2）双合诊及三合诊检查：应先行双合诊检查阴道壁及子宫颈，注意病灶部位、大小、有无接触性出血；然后检查子宫体，再检查子宫双侧附件和宫旁组织，注意有无增厚；最后行三合诊检查，主要注意检查盆腔后部及盆壁情况，了解子宫颈主、骶韧带和宫旁组织厚度及弹性，有无结节形成，病灶是否已累及盆壁以及直肠壁、是否受到浸润等。

4. **辅助检查**　对宫颈癌的早期诊断应采用子宫颈细胞学检查、阴道镜检查、组织病理学检查的"三阶段"程序。子宫颈病灶明显时可直接行活组织病理学检查。

（1）子宫颈细胞学检查：对有性生活史3年以上的女性应行子宫颈细胞

学筛查，宜采用液基细胞学方法，亦可采用传统的巴氏涂片，无论何种方法宜采用 TBS 报告系统。取材部位应选择子宫颈鳞柱转化区和子宫颈管两处。

（2）高危型 HPV-DNA 检测：对 30 岁以上女性的高危型 HPV-DNA 检测，可用于子宫颈癌筛查、ASC-US 分流和宫颈病变治疗后的随访检查。

（3）阴道镜检查：对肉眼观察子宫颈无明显病灶，但子宫颈细胞学检查异常；或 ASC-US 伴高危型 HPV-DNA 检查阳性；或妇科检查怀疑子宫颈病变，应行阴道镜检查。

（4）子宫颈活检：除肉眼可见的明显病灶可以直接取材外，其余可疑病变均应在阴道镜指导下取材。无条件时可采用 VIA 或 VILI 染色帮助取材。阴道镜检查未发现病变时，依据细胞学检查结果在子宫颈鳞柱交界区多点取材。所取活组织应有一定深度，应包括上皮及间质组织。

（5）宫颈管搔刮术（ECC）检查：对细胞学异常或临床可疑而阴道镜检查阴性或不满意或镜下活检阴性、细胞学检查为非典型腺细胞（AGC）或怀疑腺癌，应行 ECC。从前后左右四壁刮取。

（6）子宫颈锥切术：对细胞学检查结果多次异常或细胞学检查结果为宫颈鳞状上皮高级别病变（HSIL），但阴道镜检查阴性或不满意或镜下活检阴性或 ECC 阴性、活检组织病理学宫颈上皮内瘤变（CIN）2 及 CIN3、可疑微小浸润癌、原位腺癌、ECC 可疑者均应行诊断性子宫颈锥切术，可采用 LEEP 锥切或冷刀锥切术（CKC）。

5. **肿瘤标志物检查** 鳞状细胞癌抗原（SCCA）是自鳞癌细胞分离的一种糖蛋白，属于丝氨酸蛋白酶抑制物家族，是较公认的宫颈癌最可靠的血清标志物。治疗前其水平与肿瘤分期、肿瘤大小、宫颈浸润深度、脉管浸润、淋巴结受累情况及临床疗效相关，连续监测 SCCA 水平可反映肿瘤对放疗、化疗的反应，治疗结束后的临床进程，可以谨慎用于患者疾病复发的监测。持续升高的 SCCA 值提示疾病的发展或复发，其中假阳性率为 2.8%～5%。

（二）宫颈癌的辨证诊断

宫颈癌的辨证诊断分型标准参考《恶性肿瘤中医诊疗指南》。

1. **证候要素** 临床上宫颈癌虚实夹杂，可数型并见。

（1）气虚证

主症：神疲乏力，少气懒言，腹痛绵绵。

或症：食少纳呆，形体消瘦，气短，自汗，畏寒肢冷。

主舌：舌淡胖。

或见舌：舌边有齿痕，苔白滑，薄白苔。

主脉：脉虚。

或见脉：脉沉细，脉细弱，脉沉迟。

（2）阳虚证

主症：面色㿠白，畏寒肢冷，下腹冷痛。

或症：倦怠乏力，少气懒言，小便清长，或短少色淡，大便溏泄，蜷卧，身体浮肿，眩晕，口淡不渴，痰涎清稀，面色黧黑，局部冷痛喜温喜按，精神萎靡。

主舌：舌淡，苔白。

或见舌：舌胖大，苔滑。

主脉：脉沉迟。

或见脉：脉细弱。

（3）血虚证

主症：面色无华，头晕眼花，爪甲色淡，下腹绵痛。

或症：带下色淡，心悸怔忡、失眠健忘，月经闭经或阴道出血色淡量少。

主舌：舌淡。

或见舌：苔白，苔薄白。

主脉：脉细。

或见脉：脉沉细，脉细弱。

（4）血瘀证

主症：下腹包块，刺痛固定，肌肤甲错。

或见症：面色黧黑，唇甲青紫，阴道出血色暗瘀，或夹血块。

主舌：舌质紫暗或有瘀斑、瘀点。

或见舌：舌胖嫩，苔白滑，苔滑腻，苔厚腻，脓腐苔。

主脉：脉涩。

或见脉：脉沉弦，脉结代，脉弦涩，脉沉细涩，牢脉。

（5）热毒证

主症：口苦身热，尿赤便结，带下黄赤。

或症：面红目赤，便秘，小便黄，出血，疮疡痈肿，口渴冷饮，发热。

主舌：舌红或绛，苔黄而干。

或见舌：舌有红点或芒刺，苔黄燥，苔黄厚黏腻。

主脉：脉滑数。

或见脉：脉洪数，脉数，脉弦数。

（6）气滞证

主症：下腹胀痛，痛无定处。

或症：烦躁易怒，口苦咽干，嗳气，少腹包块，攻撑作痛，腹胁胀痛。

主舌：舌淡暗。

或见舌：舌边红，苔薄白，或苔薄黄，苔白腻或黄腻。

主脉：脉弦。

或见脉：脉弦细。

2. 辨证方法

（1）符合主症2个，并见主舌、主脉者，即可辨为本证。

（2）符合主症2个，或症1个，任何本证舌、脉者，即可辨为本证。

（3）符合主症1个，或症不少于2个，任何本证舌、脉者，即可辨为本证。

3. 辨证分型　宫颈癌各阶段中医辨证分型见表12-5。

表 12-5　宫颈癌分阶段中医辨证分型

治疗阶段	辨证分型
手术阶段	气血亏虚、脾胃虚弱
化疗阶段	脾胃不和、气血亏虚、肝肾阴虚
放疗阶段	气阴两虚、热毒瘀结
癌前病变阶段	湿热下注、脾胃虚弱、肝郁脾虚、肾阳虚、肾阴虚
纯中医治疗阶段	肝郁气滞、湿热瘀毒、肝肾阴虚、脾肾阳虚

（三）疗效评价

1. 影像学评价标准　参考2009年颁布的RECIST标准（实体瘤疗效评价标准V1.1）。

根据各病灶最大直径测量值之和的变化情况，将疗效分为CR（完全缓

解 ）、PR（部分缓解）、SD（疾病稳定）和 PD（疾病进展）4 类。

（1）CR 为目标病变全部消失。

（2）PR 为目标病变最大直径总和至少减少 30%。

（3）SD 为病情无明显变化，既未达 PR 也未达 PD。

（4）PD 为目标病变最大直径总和至少增加 20%。

客观缓解率（ORR）：肿瘤体积缩小达到预先规定值并能维持最低时限要求的患者比例。ORR 为 CR 与 PR 的比例之和，不包括 SD。

疾病控制率（DCR）：经治疗后获得缓解和病变稳定的病例数占整个可评价例数的百分比。DCR 为 CR、PR 与 SD 的比例之和。

2. 采用反映疾病的结局指标或替代指标进行疗效评价

（1）主要终点指标：采用总生存期（OS）为主要终点指标。将其定义为从宫颈癌患者接受随机化干预到任何因素导致患者死亡的时间。

（2）OS 的替代终点指标：包括以下几种。其中，最常用的为 PFS。

无进展生存期（PFS）：指从随机化至出现肿瘤客观进展或全因死亡的时间。

至疾病进展时间（TTP）：指随机分组至出现影像学进展之间的时间间隔。

无复发生存期（RFS）：指患者初次手术至最早出现复发证据的时间。

无病生存期（DFS）：指从随机化开始至疾病复发或由于疾病进展导致患者死亡的时间。

3. 临床症状、中医证候及生活质量等评价 根据 2018 年《证候类中药新药临床研究技术指导原则》疗效指标的选择原则，重视患者症状、生活质量等疗效评价，可以多方面对宫颈癌患者的抗肿瘤疗效进行评价。

（1）以改善宫颈癌患者目标症状或体征为目的者，应以目标症状或体征消失率 / 复常率，或临床控制率为疗效评价指标，但同时应注意对观察目标症状或体征痊愈时间和 / 或起效时间的评价。

（2）引入宫颈癌患者报告结局指标，将患者"自评"与医师"他评"相结合，根据特定的疗效评价结局指标设计问卷表格以供评价。

（3）基于对患者生存质量或生活能力、适应能力改善等方面的考虑，推荐采用公认的具有普适性或特异性的量表进行疗效评价，例如 KPS 评分（治疗前后进行生存质量评定）。

显效：治疗后比治疗前提高 ≥ 20 分。

有效：治疗后比治疗前提高≥ 10 分。

无效：治疗后比治疗前无提高或下降。

（4）采用能够反映证候疗效的客观应答指标进行评价，包括现代医学中的理化指标、生物标志物等，例如血常规、肿瘤标志物（SCCA、CEA、CA12-5 等），临床试验期间需观察评估中医证候疗效的起效时间、缓解时间或消失时间。

中医证候疗效评价：现临床上无明确通用的宫颈癌症状分级量化表，可以参照《中药新药临床研究指导原则（试行）》，结合本病特点选择相应的中医症状，制定妇科癌症状分级量化表，中医症状根据临床观察分为 4 级：无症状、轻度、中度、重度，分别评分 0、1、2、3 分，并根据积分变化判断改善程度（表 12-6）。

· 显著改善：治疗后临床证候积分值比治疗前积分下降≥ 70%。

· 部分改善：治疗后临床证候积分值比治疗前积分下降≥ 30%。

· 无改善：治疗后临床证候积分值比治疗前积分无变化。

表 12-6　妇科癌症状证候分级量化表

症状	轻(1)	中(2)	重(3)
阴道出血时间	≤ 5d	6 ~ 9d	≥ 10d
阴道出血量	时有时无,点滴而下	淋漓难净,量少	持续不净,需用垫纸
带下量多	较平时增加 1/2 以内	较平时增加 1/2 ~ 1 倍	较平时增加 1 倍以上,需用垫纸
带下色黄	色淡黄	色黄	色黄绿如脓
带下气臭	味臭可及	臭味明显	秽臭难闻
下腹疼痛	疼痛不甚,但持续存在	疼痛明显,但能忍受	疼痛剧烈,难以忍受
腰骶胀痛	腰骶酸胀不适	腰骶酸胀疼痛	腰骶胀痛,难以忍受
形体消瘦	轻度消瘦,体重较前下降 < 2kg	消瘦 体重较前下降 2 ~ 4kg	明显消瘦,体重较前下降 > 4kg
尿频	小便次数增多,每日≤ 10 次	小便次数增多,每日 10 ~ 15 次	小便次数增多,每日 15 次以上
肛门不适	有不适感	异物感明显	有坠胀感
下肢水肿	下肢浮肿不过踝,按之微陷	下肢浮肿过踝不过膝,按之凹陷	下肢浮肿过膝,按之没指

症状	轻(1)	中(2)	重(3)
失眠	睡而不稳,晨醒过早	每日睡眠不足 4h	彻夜难眠
情绪抑郁	情绪低落,言语减少	忧郁寡言,表情淡漠	悲观失望,沉默不语
心烦少寐	心烦失眠,时有出现	心烦易躁,常见失眠	心烦易怒,难以入眠
易怒	偶有怒气	易怒	常常发怒
面色无华或萎黄	面色少华	面色无华	面色萎黄
神疲乏力	精神不振,不耐劳力,但可坚持	精神疲乏,勉强坚持日常轻体力活动	精神极度疲乏,四肢无力,不能坚持日常活动
纳呆	饮食无味	食欲差	无食欲
食少	食量稍减	食量减少 1/3	食量减少 2/3 及 2/3 以上
大便干结	大便干结,日一行	大便秘结,排便困难,2d 一行	大便秘结,排便艰难,3d 或 3d 以上一行
烦渴	轻度口渴,日饮水量达 2 000ml	口渴明显,日饮水量 2 000 ~ 2 500ml	烦渴,频繁饮水,日饮水量 > 2 500ml
口干咽燥	口、咽微干,饮水可缓解	口干少津,咽干,饮水后能缓解	口干、咽燥、欲饮水,饮水后也难缓解
五心烦热	晚间手足心微热,偶有心烦	手足心热,不欲衣被,时有心烦	手足心灼热,不欲衣被,握冷物则舒,终日心烦不宁
发热	午后间断低热(37.2 ~ 37.9℃)	持续低热	发热不退,(38℃ 或 38℃以上)
盗汗	寐则汗微出	寐则汗出,但不湿衣	寐则汗出如水,湿衣
腰酸膝软	轻微膝软无力,不影响工作生活	膝软不任重物,对工作略有影响	膝软无力,不欲行走,难以坚持日常活动
畏冷肢凉	四肢末梢轻微发冷	四肢发冷,需加衣被	全身发冷,增加衣被仍觉不能完全缓解
夜尿	夜尿 1 次	夜尿 2 ~ 3 次	夜尿 3 次以上
大便溏	大便不成形,日一行	大便不成形,日数行	大便稀薄

五、宫颈癌病证结合动物模型研究思路与方法

西医学的发展为中医药治疗宫颈癌时辨病与辨证相结合提供了很好的发展模式。宫颈癌病证结合动物模型是指在中医证型理论、宫颈癌的现代医学特征与实验动物学有机结合，模拟或复制出的与人体患病时特征相近的实验动物模型。病证结合动物模型需同时具有疾病与证候双重特征，可用于中药药物疗效验证、新药研发等多个方面。

（一）注重研究病证的关联性

构建宫颈癌病证结合动物模型，应注重宫颈癌与证候的相关性，使所建立的宫颈癌病证结合模型动物特征符合人体患病特点。宫颈癌中医辨证多为气虚证、阳虚证、血虚证、血瘀证、热毒证、气滞证，建立病证结合动物模型时应遵循此关联性。另外，应采用较为公认的处理方法构建相应证型的宫颈癌动物模型，注重宫颈癌分期与病理分型不同，证型特点不同的动态变化，严格控制动物造模条件、时间，以体现相应证候。对于观察结论指标，应选用具有特异性、重现性、可定量指标的动物模型进行观察。

（二）宫颈癌动物模型的建模方法

建立合适的肿瘤动物模型是研究人类肿瘤的重要方法，通过动物模型可探索肿瘤的病因、发病机制，寻求诊断、治疗、预防肿瘤的措施及方法。理想的肿瘤动物模型要求在发生部位、组织学类型、病因发病机制及生物学行为等方面尽量模拟所研究的人类肿瘤。宫颈癌动物模型通常分为4类，即自发性肿瘤模型、诱发性肿瘤模型、转基因肿瘤模型及移植性肿瘤模型。

1. **自发性肿瘤模型**　其肿瘤发生学特点与人类肿瘤较接近，便于进行慢性治疗实验；但肿瘤发生率相对较低且不稳定，发生时间较难预测，制作复杂，现在多用于病因学研究和作为移植性肿瘤的肿瘤来源。

2. **诱发性肿瘤模型**　是指致癌因素与受体动物宫颈部位直接接触，使宫颈部位产生肿瘤的模型。原位瘤模型的建立主要采用化学试剂 [如二甲基苯蒽（DMBA）和苯并芘等] 诱导。其缺点是二甲基苯蒽为强致癌剂，也可诱导其他多种肿瘤，如乳腺癌、卵巢癌、皮肤癌等，且需要的周期长。常用的方法包括甲基胆蒽（MCA）诱发法、二甲基苯蒽原位埋线法、己烯雌酚诱发法等。该类模型一般制作简便、易于掌握、重复性好，但由于诱发瘤个

体差异大，肿瘤参差不齐，病程也不同，不适于进行药物筛选。

（1）甲基胆蒽诱发法（又称 Murphy 细绳法）：小鼠在乙醚麻醉下，将浸有 600μg 甲基胆蒽（MCA）蜂蜡的无菌双棉线通过剖腹手术插入小鼠宫颈管。

（2）二甲基苯蒽诱发法（又称原位埋线法）：二甲基苯蒽溶于苯，将棉线浸入药液内，置于通风橱内待苯挥发后，计算棉线的含药量（0.5mg/cm）。雌性小鼠在不麻醉状态下，借助阴道扩张器及小号弯针，将浸药棉线穿入宫颈，经宫颈口由穹窿部穿出，线结固定于宫颈口。

（3）己烯雌酚诱发法：己烯雌酚溶解于芝麻油后，每日皮下注射于怀孕 13～18d 的雌性 BALB/c 小鼠，剂量为 67μg/kg，未注射组为阴性对照。其雌性小鼠后代在 48～54d 时处死，收集生殖道并进行苏木精 - 伊红染色（HE 染色），光镜下诊断为宫颈上皮内瘤变。

3. **转基因肿瘤模型** 此模型可对肿瘤形成早期阶段进行研究，从分子水平研究与宫颈癌发生相关的基因功能，是研究和治疗疾病的一个新途径，具有广阔的前景和实用价值，但其制作技术要求极高，价格昂贵。人乳头瘤病毒（HPV）感染与宫颈癌的发生具有直接关系，高危型 HPV 可以与宿主染色体整合，是宫颈早期癌变 / 癌前病变最直接的始动因素。故从人宫颈癌组织中提取 *HPV16E6/7* 基因，以 pCEP4 载体为骨架，用人巨细胞病毒启动子启动下游基因表达。将经线性化的包含人巨细胞病毒启动子、*HPV16E6/7* 目的基因、SV40PolyA 尾的 DNA 部分，通过将外源基因显微注射到供体小鼠受精卵的雄原核中，再植入假孕受体鼠的输卵管中，获得稳定遗传的 *HPV16E6/7* 转基因鼠。

4. **移植性肿瘤模型** 是指将动物或人体宫颈癌组织或细胞移植到同种或异种动物连续传代而培养出的模型，其实验动物主要是裸鼠。有研究发现，在宫颈癌与子宫体癌移植裸鼠中，移植瘤与原发瘤在形态学上相当一致。该模型制作简便，对宿主的影响也类似，易于客观判断疗效，接种成活率高，是研究肿瘤病因和筛选抗肿瘤新药中最常用的模型。移植性肿瘤模型有两种建立方法。

（1）皮下接种：将宫颈癌组织或细胞悬液移植于腋部或背部皮下（以近头侧的成功率为高），由于皮下植入环境瘤床中有包膜形成血供条件，且淋巴引流较差，造成浸润和转移率低，其操作简单，肿瘤表浅，便于观察，潜伏期短，肿瘤生长速度较快。但缺点是误差大且只能研究 1 个时间点，不能持续动态研究肿瘤细胞在体内的生长变化情况；宫颈癌的好发部位并不是皮下，将肿瘤细胞接种于皮下研究，会影响肿瘤的生长特性，对于转移、侵袭的肿瘤评价效果较差；裸鼠的饲养条件高，实验费用贵，而且对化疗的耐受性较差。

（2）原位移植：行腹部切开术将宫颈癌组织或细胞移植到动物子宫内，位置深，不易操作、观察和测定，但可出现一定比例的浸润、转移。按照 Paget 的"种子与土壤"学说，原位移植肿瘤的生物学行为更接近于人体原发瘤，较适合于局部治疗，但移植成功率不如皮下移植高。

宫颈癌细胞系原位移植：宫颈癌细胞系（CaSki，ME-180 或 SiHa）用含有增强绿色荧光素酶蛋白或者红色荧光素酶蛋白 2 的质粒转染后，当处于指数生长时移植到 8～12 周的雌性联合免疫缺陷鼠，每只在左侧腓肠肌上注射含 2.5×10^5 个细胞的液体 200μl，当肿瘤生长至 0.6～0.8g 时在无菌条件下切除，并在 α-MEM 培养基中切成 2～3mm^3 片段，雌性 SCID 鼠采用异氟烷吸入麻醉后，腹部正中切口下暴露子宫，将 2～3mm^3 的肿瘤碎片植入宫颈。

人体宫颈癌组织原位移植：将 4～6 周雌性裸鼠肌内注射麻醉，将 HER-2 阳性宫颈癌患者手术切除的肿瘤组织切成 3mm^3 的碎片，小鼠腹部做 1 个 6～10mm 的小切口后暴露子宫，肿瘤碎片用 8-0 号手术线缝合于子宫颈，移植结束后，子宫放回腹部，腹部切口用 6-10 号手术线缝合。Yukihiko 等利用该方法建立原位移植宫颈癌模型，结果发现与皮下移植瘤相比 [皮下移植瘤成瘤率为 70%（7/10 只），且无转移现象]，原位移植瘤成瘤率为 75%（6/8 只），并有 50% 出现转移现象（4/8 只），其转移包括腹膜转移、肝转移、肺转移及腹主动脉旁淋巴结转移。原发肿瘤的生长速度较皮下移植瘤快，倍增时间为 10～15d。采用抗 HER-2 抗体染色发现所有小鼠宫颈癌肿瘤（包括转移性肿瘤）具有类似于原发肿瘤的组织学结构，该原位移植裸鼠模型的建立可为研究难治性宫颈癌的有效治疗方式提供帮助。

（三）宫颈癌相关证型动物模型的建模方法举隅

1. **血瘀证宫颈癌动物模型** 采用夹尾联合电脉冲刺激法。每天上午定时用粘有胶布的夹子夹住实验动物尾巴（力度适中，产生疼痛但不造成皮肤损伤），使其保持激怒状态，每次 45min。下午定时于双腿分别刺入针灸针，断续波电脉冲刺激，每天 6h，共 3 周。

建模成功评价指标：实验动物刚开始出现急躁易怒、互相撕咬、饮食饮水减少等情况，进而体毛无光泽、体重下降、困倦、精神萎靡，严重者会出现爪和尾部紫暗，耳色暗红，舌质紫暗。实验动物表现符合瘀血内结证的生物学表征。分析血管活性分子、血脂、血液流变学等指标，可见相应水平变化。

2. **气虚证宫颈癌动物模型**　采用负重游泳法。在实验动物尾部绑缚重量约为其体重 15% 的重物，放入适宜水温、水深可没过实验动物鼻尖的水槽中进行游泳力竭，以实验动物鼻尖没入水面 10s 为判断力竭的标准，每天 1 次，连续 14d。

建模成功评价指标：实验动物自发活动减少，胆怯倦怠，反应迟缓，攻击行为减少；皮肤略松弛，背部毛色暗淡；小便频数，大便溏；舌淡，胖大，苔白。实验动物表现符合气虚阳微证的生物学表征。

3. **热毒证宫颈癌动物模型**　采用皮下注射干酵母法。以 SD 大鼠为例，使用 20% 现配的高活性干酵母混悬液（10ml/kg）对实验动物进行皮下注射，0.5h 后开始监测大鼠体温，此后每间隔 1h 监测体温 1 次，共监测 13h，次日再测一次 24h 体温。

建模成功评价指标：实验动物出现体温逐渐升高，身体蜷缩，足部、耳郭、嘴唇尾深红发烫，竖毛，趴伏，呼吸增快，大便秘结，小便黄稠，舌绛。

4. **血虚证宫颈癌动物模型（以小鼠为例）**　采用综合失血法。①眼眶静脉丛放血，6～8 滴（约 0.5ml），隔日重复 1 次，直至模型成功；②控制饮食：饮食量控制在每日 50g/kg，自由饮水；③劳倦：小鼠每天在温水池中强迫游泳 2 次，每次时间不定，以将下沉于水为限，持续 15～20d。

建模成功评价指标：血虚小鼠逐渐表现出精神萎靡，活动迟缓、聚堆、蜷缩少动、嗜睡，皮毛膨松枯槁，眼睛淡白无神，鼻唇淡白失泽，耳、尾色苍白而凉，团缩拱背，食欲下降，体重逐渐降低，饮水增多，双上肢抬举次数下降，舌质淡白无华。

六、中医名家病证结合论治宫颈癌经验举隅

（一）孙桂芝强调辨明时期，分段论治

孙桂芝认为，应辨明虚实，分清脏腑，或疏理肝气，或健脾祛湿，或补

肾固涩，或清利湿热，不要犯虚虚实实之戒。早期宫颈癌患者常以情志不舒，肝经郁热，同时湿热毒瘀互结为多见，应在疏肝理气的基础上配合清热、化湿、解毒、化瘀为治疗原则。晚期及放、化疗和术后宫颈癌患者，多以气血双亏、肝肾阴虚、脾肾两亏为本，并伴有湿热瘀毒，应在益气、养血、滋补肝肾、温补脾肾的基础上，酌情配合清热、化湿、解毒、化瘀等治法。方证应以宫颈癌为核心，辨明不同时期和治疗阶段的病因立法施方，体现以辨病为核心、辨证为根本，辨证而立法、依法而用方的治疗原则。

基于宫颈癌的病因病机，孙桂芝在选方时，多采用清热化湿、疏肝解郁、益气养血、滋补肝肾、温补脾肾、活血软坚、解毒抗癌多管齐下的方法，以一种治疗原则为主，兼顾其他几个方面，攻补兼施，辨证论治。

（二）李光荣强调内外同治宫颈癌

李光荣强调中药适于治疗宫颈癌前病变及各期宫颈癌，治疗时要四诊合参、辨证论治。本病治疗当以调和气血、扶正抑癌、增强机体抗邪能力为主。治疗时强调扶正抑癌、活血散结的原则。

1. 内治法

（1）肝肾阴虚：治宜滋养肝肾。山茱萸 20g，熟地黄 30g，怀山药 30g，北沙参 20g，丹参 20g，莪术 12g，当归 10g，白芍 15g，生薏苡仁 40g，山慈菇 20g，龙葵 20g，蛇莓 20g，半枝莲 20g。

（2）气血两虚：治宜益气养血。炙黄芪 30g，当归 10g，白芍 15g，鸡血藤 30g，枸杞子 30g，生薏苡仁 40g，莪术 12g，半枝莲 15g，山慈菇 20g，蛇莓 20g，龙葵 20g。

（3）肝郁气滞：治宜疏肝理气，清热祛湿。柴胡 10g，白芍 15g，香附 15g，陈皮 12g，莪术 15g，云茯苓 20g，炒白术 20g，生薏苡仁 40g，丹参 20g，龙葵 20g，蛇莓 20g，山慈菇 20g。

（4）湿毒蕴结：治宜清热解毒，祛湿止带。黄芩 10g，黄连 6g，生地黄 20g，白芍 15g，当归 10g，川芎 8g，熟地黄 30g，龙葵 20g，山慈菇 20g，土茯苓 30g，车前子 30g。

2. 外治法　李光荣认为，在内治法的基础上，配合运用外治法，是治疗本病的关键。

（1）冲洗方：莪术 40g，黄连 30g，土茯苓 30g。有清热活血解毒之功效。适应证：用于宫颈癌前病变及各期宫颈癌。用法：煎水待温度适宜，加生大蒜汁适量冲洗阴道，每日 1 次。

（2）宫颈 I 号栓：由雄黄、儿茶、没药等药组成。适应证：宫颈上皮内瘤变及宫颈原位癌。用法：将图钉状药栓紧贴于宫颈表面，再用大棉球覆盖，每周 2 次，10 次为 1 个疗程。连续 1 ~ 2 个疗程。

（3）催脱丁：山慈菇、蛇床子、枯矾等。适应证：用于宫颈上皮内瘤变、宫颈原位癌。用法：将药钉均匀插入癌组织内，用大棉球或纱布块保护好阴道，每周上药 2 次。

（4）协作 II 号粉：儿茶、硇砂、钟乳石等。适应证：用于宫颈或阴道 HPV 感染，或宫颈癌组织合并感染。用法：将药粉放置于棉球上，均匀涂于宫颈表面及阴道壁，隔日上药 1 次。

| 第二节 |
卵巢癌病证结合研究及应用

2022 年的肿瘤流行病学数据显示，卵巢癌是女性生殖系统常见恶性肿瘤，约占女性生殖道恶性肿瘤的 20%，5 年生存率为 30% ~ 40%，病死率居妇科恶性肿瘤之首。

中医学的"肠覃""癥瘕"病状与卵巢癌相类似。《说文解字》曰："瘕，女病也。"《灵枢经·水胀》载肠覃："寒气客于肠外，与卫气相搏，气不得荣，因有所系，癖而内著，恶气乃起，瘜肉乃生。其始生也，大如鸡卵，稍以益大，至其成，如怀子之状，久者离岁，按之则坚，推之则移，月事以时下，此其候也。"中医学认为，卵巢癌乃因先天禀赋不足，肾气素亏；或年老正气渐衰，天癸将竭，肝肾亏虚；或后天饮食不节，脾胃受损，致正气亏虚，外感瘀毒之邪乘虚而入；或脏腑功能失调，气机不畅，瘀血痰湿内生，日久成积而致积聚。

一、卵巢癌病证结合研究进展

（一）卵巢癌与中医证型的相关性

卵巢癌临床分期与中医证型存在相关性。林雪等选取于 2009 年 3 月—2012 年 3 月住院的卵巢癌患者 86 例，其中早期 28 例、中期 52 例、晚期 6 例。结果表明，卵巢癌早期患者以肝郁气滞证、肝郁脾虚证多见；中期患者以肝郁脾虚证多见；晚期卵巢癌患者以肝肾阴虚证、脾肾阳虚证两种证型为主。

对于晚期卵巢癌的诊疗，中医药可以发挥增强西医治疗效果、改善患者生活质量及延长患者带瘤生存时间等作用。研究中医证型在晚期卵巢癌患者中的分布特点，对于中医临床遣方用药具有一定指导作用。王冬梅等对 2014 年 1 月—12 月就诊的 84 例晚期卵巢癌患者进行了中医体质辨识和中医证型辨证，分析晚期卵巢癌患者中医体质类型与中医证型的关系。所有患者经病理证实诊断为卵巢癌，按照国际妇产科联盟（FIGO）2012 的标准，诊断为 Ⅲ～Ⅳ 期的卵巢癌为晚期卵巢癌，其中气滞血瘀型 30 例，痰湿凝聚型 23 例，气血亏虚型 31 例。中医体质判定标准参照《中医体质分类与判定》标准（ZZYXH/T 157—2009）的 9 种基本体质类型。结果表明，气滞血瘀型患者中多为血瘀质、气郁质和阳虚质，痰湿凝聚型患者中多为痰湿质和气虚质，气血亏虚型患者中多为阳虚质和气虚质。

六经辨证源于《伤寒论》，现代名中医对中医经典内容的传承与创新，对灵活运用中医药解决现代疾病具有重要意义。刘钊汝等收集于 2014 年 8 月—2015 年 8 月就诊的门诊患者 63 例，所有患者均符合纳入标准，对其首先进行六经辨证调查问卷分析，再进行厥阴风木失常情况调查分析，发现厥阴证型体质总人数为 34 人，占 54%，但与其他证型体质总人数相比无显著性差异；34 例厥阴证型中少阴分值居第二位的为 29 人，与该经剩余总人数 5 人进行卡方检验发现，$P < 0.05$，两者之间具有显著性差异，说明厥阴、少阴关系密切；将厥阴证型及少阴证型的总人数与其他证型的总人数进行卡方检验，$P < 0.05$，说明两者之间具有显著性差异；厥阴风木直升为火及厥阴风木下陷为寒是卵巢癌患者厥阴风木异常的主要证型。各经平均分值之间具有显著性差异，太阳证型平均分值最高，厥阴证型平均分值次之。研究结论为厥阴风木失常体质在卵巢癌患者中具有突出表现，且与少阴、太阳有着

密切的联系。

文献整理发现，卵巢癌患者辨证多以虚证多见，中医治则以补虚为主，并针对其兼证，进行灵活辨治。鲁周男等收集 2006 年 12 月—2016 年 12 月 CNKI、维普、万方数据收录的符合纳入排除标准的有关卵巢癌中医临床观察研究的文献，整理口服用药、中医针灸、灌肠等疗法，建立数据库，通过 Excel、SPSS 统计分析，对文献的中医病因病机、治法方药等方面进行归纳，得出卵巢癌发病多为虚实夹杂，且常伴有腹水的结论，故治疗以补虚为主，兼以清热利水，活血化瘀。采用中药的基本组合主要有 4 种，分别为健脾益气药对、健脾养血药对、清热利水药对、行气化痰药对。

（二）中医辨证调护卵巢癌

临床治疗卵巢癌主要采取手术配合化疗治疗，在进行化疗过程中，配合适当的护理措施，效果较好。孙思邈指出"为医者，当须先洞晓病原，知其所犯，以食治之，食疗不愈，然后命药"，古代医家将饮食调护放在治疗疾病的首位，十分重视食疗在疾病康复中的作用，因此，应根据患者不同时期、不同证候，制定不同的营养护理原则，进行辨证调护。中医辨证调护具体方法如下：脾虚痰湿型患者，应少食多餐，尽量进食素菜，禁饮凉茶；湿热蕴毒型患者，应禁食辛辣、刺激食物，尽量以凉茶为主；气滞血瘀型患者，宜使用热盐袋热敷小腹并多下床运动；气血亏虚型患者，应增加饮食补充，进食食物以高蛋白质食物为主。

吴珊选取 2017 年 8 月—2018 年 7 月明确诊断及接受治疗的卵巢癌化疗患者 44 例，对在其在化疗期间采用中医辨证护理的效果进行探究。对实验组 22 例患者进行情志护理 + 中医辨证护理，实验组患者生活质量评分均明显高于对照组患者，实验组患者焦虑自评量表（SAS）评分（40.48±1.67）分、抑郁自评量表（SDS）评分（42.68±1.56）分，均明显更优。

刘颖对 2012 年 8 月—2015 年 6 月接受治疗的 60 例卵巢癌患者进行研究，按照入院顺序抽签分为实验组和对照组，患者均进行化疗治疗。对照组患者进行常规护理。在对照组护理的基础上，实验组患者进行中医辨证护理。观察患者生活质量、SAS、SDS 评分。结果表明，实验组患者生活质量评分高于对照组（包括躯体、角色、情感、认知、社会），有统计学差异（$P < 0.05$），实验组患者 SAS、SDS 评分均低于对照组，有统计学差异（$P < 0.05$）。

王琴等选取 2010 年 10 月—2011 年 9 月妇科病房的卵巢癌术后初次化疗患者 83 例，分为治疗组 40 例和对照组 43 例。两组患者生活质量功能纬度、总评价分改善情况、化疗期间生活质量症状纬度和 SAS、SDS 总分动态的比较有统计学差异（$P < 0.05$）。治疗组患者的躯体、角色、情感功能和疲乏、失眠、便秘、腹泻等躯体症状改善程度均优于对照组，提示中医辨证护理能改善患者疲劳、失眠、便秘、腹泻等症状，说明中医辨证护理在一定程度上可改善卵巢癌患者化疗期间的不适症状。

蔡凤凰等选取 2010 年 3 月—2013 年 3 月在中医科接受治疗的卵巢癌患者 96 例，随机分为中医特色护理组和常规护理组，每组 48 例。根据中医辨证分型，48 例中医特色护理组患者中，肝胃不和（20 例）给予山慈菇、芦笋、芹菜、荷叶陈皮粥等清肝和胃之品；脾虚痰湿（12 例）给予易消化、吸收、清淡的健脾养胃、利湿解毒之品；脾肾两虚（9 例）给予无花果、香菇、蘑菇等；气血两亏（7 例）给予大枣、莲子、山药等健脾和胃、散寒止泻之品。两组卵巢癌患者化疗后，恶心、呕吐的发生率及病情恢复情况对比差异显著（$P < 0.01$），说明中医特色护理对改善癌症患者的病情、顺利完成化疗及提高其生活质量具有重要意义。

二、卵巢癌病证结合诊断及疗效评价

（一）卵巢癌的辨病诊断

1. 卵巢癌的中医病因病机　中医学认为，脏腑亏损，冲、任、督、带失调为卵巢癌发病后的首要内因，外加六淫侵袭、情志失调、饮食劳逸过度等相互作用，发为本病。患者先天禀赋不足，正气亏损，邪毒外侵，阻滞气血津液正常运行及输布，导致痰瘀互结。平素饮食不节，脾胃受损，气机失调，酿生痰湿，积聚胞中。情志失调，肝郁气结，气滞血瘀，癥瘕内生。冲、任、督、带与女性胞中气血运行密切相关，四者功能失调，可导致气滞血瘀及气虚血瘀，久则停滞胞中，发为积聚。

本病病位在胞中，与肝、脾、冲、任、督、带的关系密切。本虚标实，以脏腑亏虚，正气先伤，七情郁结，水湿停聚，毒邪瘀阻，互结成积为主要病因病机。

2. 症状与体征

（1）卵巢上皮癌：早期多无明显症状，约 70% 的患者发病时已是晚期，晚期患者的常见症状如下。①腹胀：主要由肿物增大或合并腹、盆腔积液导致。②腹痛：卵巢恶性肿瘤可能由于肿瘤内的变化，如出血、坏死、迅速增长而引起一定程度的腹痛。③消瘦：晚期患者可伴有体重下降。

（2）卵巢恶性生殖细胞肿瘤：卵巢恶性生殖细胞肿瘤的症状与上皮癌有所不同，早期即出现腹部包块、腹胀，常可因肿瘤内出血或坏死感染而出现发热，或因肿瘤扭转、肿瘤破裂等而出现急腹症表现。其中 60% ~ 70% 的患者就诊时属早期。查体时可触及盆腔包块及腹水。虽然卵巢良性肿瘤（如纤维瘤）亦可并发腹水，但卵巢恶性肿瘤合并腹水者较多，仍需鉴别。

3. 影像学检查

（1）超声检查：可初步明确肿瘤的大小、形态、囊实性、部位及与周围脏器的关系。

（2）CT 及 MRI 检查：进一步明确肿瘤的性质，了解肿瘤侵犯腹腔和盆腔脏器的范围。

（3）胃肠镜检查：当盆腔肿物为实性时，胃肠道检查（胃镜、肠镜）尤为必要，可排除胃肠道原发肿瘤。

（4）胸腔积液或腹水的脱落细胞学检查：有胸腔积液或腹水者，需穿刺抽水做细胞学检查，但假阴性率较高，不能作为确诊依据。

4. 病理学检查

对接受保留生育功能手术的患者，如果卵巢肿瘤的病理类型为子宫内膜样癌，需行诊断性刮宫或宫腔镜检查。确诊需病理组织学检查。对不能直接行减瘤手术的患者，应进行肿物穿刺活检或腹腔镜探查取活检（囊性肿瘤不宜穿刺）。不建议以腹水细胞学检查结果作为确诊依据。

5. 肿瘤标志物

于秀艳等经研究发现联合检测 CA12-5、CA15-3、CA19-9 和 CEA 的阳性率在卵巢癌和卵巢良性疾病患者中均显著高于健康体检者，且显著高于检测单一肿瘤标志物的阳性率。因此，联合检测 CA12-5、CA15-3、CA19-9 和 CEA 对于卵巢癌和卵巢良性疾病的诊断和鉴别诊断是一种具有重要价值的新方法，可以提高卵巢癌的检出率，使卵巢癌患者得到早期诊断及治疗，降低死亡率（表 12-7）。

表 12-7 卵巢癌相关肿瘤标志物及其参考值范围

标记物	参考值范围
CA12-5	≤ 35U/ml
CA15-3	< 28U/ml
CA19-9	< 37U/ml
CEA	< 5ng/ml

（二）卵巢癌的辨证诊断

卵巢癌的辨证诊断分型标准参考《恶性肿瘤中医诊疗指南》。

1. 证候要素

（1）气虚证

主症：腹痛绵绵，神疲乏力，少气懒言。

或症：食少纳呆，形体消瘦，气短，自汗，畏寒肢冷。

主舌：舌淡胖。

或见舌：舌边有齿印，苔白滑，苔薄白。

主脉：脉虚。

或见脉：脉细弱，脉沉细。

（2）血虚证

主症：面色无华，头晕眼花，爪甲色淡，少腹胀满。

或症：心悸怔忡，失眠健忘，月经闭止或阴道出血色淡量少。

主舌：舌淡。

或见舌：苔白，苔薄白。

主脉：脉细。

或见脉：脉沉细，脉细弱。

（3）气滞证

主症：少腹胀满，痛无定处。

或见症：烦躁易怒，口苦咽干，嗳气，少腹包块，攻撑作痛，腹胁胀痛。

主舌：舌淡红。

或见舌：舌边红，苔薄白，苔薄黄，苔白腻或黄腻。

主脉：脉弦。

或见脉：脉弦细。

（4）血瘀证

主症：少腹包块，刺痛固定，肌肤甲错。

或见症：面色黧黑，唇甲青紫，阴道出血色暗瘀，或夹血块。

主舌：舌质暗。

或见舌：舌紫暗或有瘀斑、瘀点，舌边青紫，舌下脉络曲张。

主脉：脉涩。

或见脉：脉细涩，或脉结代。

（5）热毒证

主症：口苦身热，尿赤便结。

或症：面红目赤，便秘，小便黄，出血，疮疡痈肿，口渴冷饮，发热。

主舌：舌腻。

或见舌：舌淡或红，苔白腻或黄腻。

主脉：脉滑。

或见脉：脉细滑，脉滑数。

（6）阳虚证

主症：面色㿠白，畏寒肢冷，少腹冷痛。

或症：倦怠乏力，少气懒言，小便清长，或短少色淡，大便溏泄，身体浮肿，眩晕，口淡不渴，痰涎清稀，面色黧黑，局部冷痛喜温喜按，精神萎靡。

主舌：舌淡苔白。

或见舌：舌胖大苔滑。

主脉：脉沉迟。

或见脉：脉细弱。

2. 辨证方法

（1）符合主症 2 个，并见主舌、主脉者，即可辨为本证。

（2）符合主症 2 个，或症 1 个，任何本证舌、脉者，即可辨为本证。

（3）符合主症 1 个，或症不少于 2 个，任何本证舌、脉者，即可辨为本证。

3. 辨证分型　卵巢癌各阶段中医辨证分型见表 12-8。

表 12-8　卵巢癌分阶段中医辨证分型

治疗阶段	辨证分型
手术阶段	气血亏虚、脾胃虚弱
化疗阶段	脾胃不和、气血亏虚、肝肾阴虚
放疗阶段	气阴两虚、热毒瘀结
单纯中医治疗阶段	气滞血瘀、痰湿蕴结、肝肾阴虚、气血两虚

（三）疗效评价

1. **影像学评价标准**　参考 2009 年颁布的 RECIST 标准（实体瘤疗效评价标准 V1.1 ）。

根据各病灶最大直径测量值之和的变化情况，将疗效分为 CR（完全缓解 ）、PR（部分缓解 ）、SD（疾病稳定 ）和 PD（疾病进展 ）4 类。

（1）CR 为目标病变全部消失。

（2）PR 为目标病变最大直径总和至少减少 30%。

（3）SD 为病情无明显变化，既未达 PR 也未达 PD。

（4）PD 为目标病变最大直径总和至少增加 20%。

客观缓解率（ORR ）：肿瘤体积缩小达到预先规定值并能维持最低时限要求的患者比例。ORR 为 CR 与 PR 的比例之和，不包括 SD。

疾病控制率（DCR ）：经治疗后获得缓解和病变稳定的病例数占整个可评价例数的百分比。DCR 为 CR、PR 与 SD 的比例之和。

2. **采用反映疾病的结局指标或替代指标进行疗效评价**

（1）主要终点指标：采用总生存期（OS ）为主要终点指标。将其定义为从卵巢癌患者接受随机化干预到任何因素导致患者死亡的时间。

（2）OS 的替代终点指标：包括以下几种。其中，最常用的为 PFS。

无进展生存期（PFS ）：指从随机化至出现肿瘤客观进展或全因死亡的时间。

至疾病进展时间（TTP ）：指随机分组至出现影像学进展之间的时间间隔。

无复发生存期（RFS ）：指患者初次手术至最早出现复发证据的时间。

无病生存期（DFS ）：指从随机化开始至疾病复发或由于疾病进展导致患者死亡的时间。

3. **临床症状、中医证候及生活质量等评价** 根据 2018 年《证候类中药新药临床研究技术指导原则》疗效指标的选择原则，重视患者症状、生活质量等疗效评价，可以多方面对卵巢癌患者的抗肿瘤疗效进行评价。

（1）以改善卵巢癌患者目标症状或体征为目的者，应以目标症状或体征消失率/复常率，或临床控制率为疗效评价指标，但同时应注意对观察目标症状或体征痊愈时间和/或起效时间的评价。

（2）引入卵巢癌患者报告结局指标，将患者"自评"与医师"他评"相结合，根据特定的疗效评价结局指标设计问卷表格以供评价。

（3）基于对患者生存质量或生活能力、适应能力改善等方面的考虑，推荐采用公认的具有普适性或特异性的量表进行疗效评价，例如 KPS 评分（治疗前后进行生存质量评定）。

显效：治疗后比治疗前提高 ≥ 20 分。

有效：治疗后比治疗前提高 ≥ 10 分。

无效：治疗后比治疗前无提高或下降。

（4）采用能够反映证候疗效的客观应答指标进行评价，包括现代医学中的理化指标、生物标志物等，例如肿瘤标志物（CA1-25、CEA、CA19-9 等），临床试验期间需观察评估中医证候疗效的起效时间、缓解时间或消失时间。

中医证候疗效评价：现临床上无明确通用的卵巢癌症状分级量化表，可以参照《中药新药临床研究指导原则（试行）》，结合本病特点选择相应的中医症状，制定妇科癌病证候分级量化表（表 12-6），中医症状根据临床观察分为 4 级，即无症状、轻度、中度、重度，分别评为 0、1、2、3 分，并根据积分变化判断改善程度。

· 显著改善：治疗后临床证候积分值比治疗前积分下降 ≥ 70%。

· 部分改善：治疗后临床证候积分值比治疗前积分下降 ≥ 30%。

· 无改善：治疗后临床证候积分值比治疗前积分无变化。

三、中医名家病证结合论治卵巢癌经验举隅

（一）孙桂芝提倡审病因，明病位，重毒邪

孙桂芝治疗卵巢癌强调正气不足、毒邪及情志因素，其中毒邪学说在肿

瘤发病中占有重要的地位，它是导致肿瘤的重要条件。即在毒邪侵袭的条件下，即使体质壮实，正气充盛，也可致癌。

1. **肝气郁结** 症见心烦易怒，时有嗳气，呃逆，胸闷口苦，两胁胀痛，头痛目眩，烦躁失眠，舌苔薄黄，脉弦细。治宜疏肝理气。药用柴胡疏肝散加减：柴胡、郁金、赤白芍、厚朴、枳壳、川楝子、梅花、夏枯草、牡蛎、香附、栀子、牡丹皮、玫瑰花、青皮、橘皮、白芍、枸杞子、桑椹、女贞子、何首乌等。

2. **脾气虚损** 症见纳谷不馨，头晕目眩，身重倦怠，大便溏，舌体胖大，边有齿痕，苔白厚腻，脉滑。治宜健脾化痰，解毒散结。药用四君子汤加减：太子参、白术、土茯苓、远志、生黄芪、炒酸枣仁、合欢皮、珍珠母、菊花、枸杞子、桑寄生、牛膝、僵蚕、生麦芽、浙贝母、鸡内金、何首乌、甘草。

3. **肝肾阴虚** 症见形体消瘦，两目干涩，视物昏花，头晕耳鸣，腰膝酸软，五心烦热，舌质红干瘦小，或有裂纹，苔少或无苔，脉细数。治宜养阴清热，滋补肝肾。药用杞菊地黄汤加减：生地黄、熟地黄、山茱萸、生黄芪、干蟾皮、地龙、壁虎、枸杞子、女贞子、天花粉、生麦芽、炮穿山甲、白花蛇舌草、半枝莲、鸡内金、何首乌、甘草、当归、川芎、白芍、黄精、阿胶、龙眼肉、鸡血藤等。

4. **阴虚** 症见咽干鼻燥，心烦口渴，大便秘结，舌红嫩，苔少而燥，脉细。治宜养阴清热，生津润燥。药用沙参麦冬汤加减：沙参、天花粉、葛根、山药、百合、玄参、麦冬、五味子、九香虫、鸡内金、炒白术、茯苓、合欢皮、炮穿山甲、生蒲黄、金荞麦、生麦芽。

（二）朴炳奎临证辨证、辨病、辨症相结合

朴炳奎主张治癌以扶正祛邪为治则，调肝理脾解毒为卵巢癌的基本治法，临证常根据辨证，数种治肝药并用。在调肝理脾解毒基本治法的基础上，朴炳奎临证还主张辨证、辨病、辨症相结合。如针对化疗后患者出现的恶心、食欲不振、纳呆等症状，常常辨证论治。若胃中有水声，证属痰饮中阻，治疗宜燥湿化痰止呕，用小半夏加茯苓汤；若呕吐清水、水谷不入、畏寒，证属脾阳不足，治疗宜温阳健脾止呕，用附子理中汤；若轻微恶心、食欲不振、纳呆，证属脾失健运、胃气不和，治宜健脾和胃，用香砂六君子汤。

（三）郁仁存强调分阶段论治

1. 中医药与手术相结合　郁仁存认为手术前后服用中药，能明显提高手术效果，调整脏腑功能，增加免疫力，减少术后并发症及后遗症，延长寿命，提高远期生存率。常用药为黄芪、刺五加、当归、女贞子、川楝子、延胡索、白花蛇舌草、蛇莓等。

2. **中医药与化疗相结合**　卵巢癌化疗的毒副作用很大，尤其对消化功能、骨髓造血功能和机体免疫功能，都可造成很大的影响，从而使患者不能继续顺利进行治疗，严重影响了疗效。因此，采用中西医结合治疗是治疗卵巢癌极为重要的一环。患者接受化学药物治疗后，可造成机体热毒炽盛、津液受损、气血损伤、脾胃失调以及肝肾亏损等。因此，在患者化疗的同时，服用益气养血、滋补肝肾之剂，既能增加化疗的疗效，又能减轻化疗的毒性反应，使患者顺利完成化疗全程，促使病情稳定或趋向好转。常用药有黄芪、西洋参、女贞子、沙参、麦冬、五味子、枸杞子、山茱萸、淫羊藿、紫河车、焦三仙、鸡内金、砂仁、橘皮、竹茹等。

3. **中医药与放疗相结合**　放射线为毒热之邪，对人体的气阴损害较重，卵巢癌放疗可引起放射性膀胱炎、放射性直肠炎，并出现各种不同的症状。在放疗期间服用益气养阴、清热解毒的中药，在明显减轻放疗副作用的同时，有使放疗增效的作用。常用药有西洋参、黄芪、太子参、川楝子、马蔺子、赤芍、莪术、白花蛇舌草、黄柏、白蒺藜、生地黄、沙参、麦冬、玄参、天花粉、女贞子、枸杞子等。

4. **中医药与免疫疗法相结合**　卵巢癌患者均有不同程度的免疫功能低下，在免疫治疗的同时配合服用温补气血、滋补肝肾类中药，可提高免疫治疗效果。常用药物有黄芪、党参、红参、紫河车、龙眼肉、枸杞子、补骨脂、菟丝子、仙茅、附片等。

参考文献

[1] 简小兰，蒋益兰，曾普华，等．晚期宫颈癌中医证型分布特点 [J]．江西中医药，2015，46(8):30-32.

[2] 金佳佳，宋成文，田金华，等．子宫颈癌中医证型与 TSP-1、VEGF-C 表达的相关性

[J]. 华南国防医学杂志，2014，28(8):767-771.

[3] 靳亚妮，侯大乔，李俊玲 . 宫颈癌患者术前中医辨证分型与肿瘤临床分期及术后浸润转移相关性分析 [J]. 四川中医，2017，35(12):51-54.

[4] 曹鎏，殷东风，潘玉真 . 宫颈癌中医证候特点及演变规律系统综述 [J]. 实用中医内科杂志，2013，27(8):1-4.

[5] 鲁周男，薛晓鸥，唐瑶，等 . 中医治疗妇科恶性肿瘤临床文献研究 [C]// 中国中西医结合学会妇产科专业委员会 . 第 9 届中国中西医结合学会妇产科专业委员会第二次学术会议论文集 . 昆明：中国中西医结合学会妇产科专业委员会，2017.

[6] 李莉，苏东方 . 扶正培本汤对宫颈癌患者不良反应、免疫功能及生存质量效果研究 [J]. 河北中医药学报，2015，30(3):24-26.

[7] 林洪生 . 恶性肿瘤中医诊疗指南 [M]. 北京：人民卫生出版社，2014.

[8] 简小兰，蒋益兰，曾瀚，等 . 中医综合治疗对Ⅲ～Ⅳ期宫颈癌证候积分的影响 [J]. 山东中医药大学学报，2016，40(6):514-517.

[9] 侯柏龙，杜王琪，熊一融，等 . 人宫颈癌 SiHa 细胞荷瘤裸鼠模型的建立及鉴定 [J]. 温州医科大学学报，2016，46(2):92-96.

[10] 刘晓雯，王娇，袁萍，等 .BALB/c 小鼠宫颈癌原位瘤模型的建立与治疗 [J]. 巴楚医学，2018，1(2):1-5.

[11] 韩凤娟，陈惠铮，于燕，等 . 二甲基苯蒽诱发小鼠宫颈上皮内瘤变动物模型的初步观察 [J]. 中国现代医学杂志，2008(14):1995-1996.

[12] JI J，LIU J，LIU H，et al.Comparison of trace elements in different models of cervical cancer[J].Biol Trace Elem Res,2014，159(1-3):346-350.

[13] 罗慧，郑丽红，朱雪琼 . 原位宫颈癌动物模型的建立及在宫颈癌诊治中的研究 [J]. 医学研究杂志，2016，45(10):4-8.

[14] SUZUKI A，SUGIHAER A，UCHIDA K，et al. Developmental effects of perinatal exposure to bisphenol-A and diethylstilbestrol on reproductive organs in female mice[J]. Reprod Toxicol，2002，16(2):107-116

[15] 钱宏梁，潘志强 . 中医血虚证及其动物模型制备方法评析 [J]. 广州中医药大学学报，2018，35(1):176-181.

[16] 苏敏，龚小见，周欣 . 中药有效成分抗宫颈癌作用机制的研究进展 [J]. 中国中药杂志，2019，44(4):675-684.

[17] CAIRNS R A，HILL R P.A fluorescent orthotopic model of metastatic cervical

carcinoma[J].Clin Exp Metastas，2004，21(3):275-281.

[18] HIROSHIMA Y，ZHANG Y，ZHANG N, et al. Establishment of a patient-derived orthotopic xenograft(PDOX) model of HER-2-positive cervical cancer expressing the clinical metastatic pattern[J].PloS One，2015，10(2):1-9.

[19] 林雪，殷东风，潘玉真，等 .86 例原发性卵巢癌中医证候特点分析 [J]. 中华中医药学刊，2013，31(12):2662-2664.

[20] 王冬梅，杨格娟，王莹，等 . 晚期卵巢癌患者中医体质类型与中医证型的相关性研究 [J]. 现代中西医结合杂志，2016，25(17):1866-1867.

[21] 刘钊汝，范钦，蔡在欣，等 . 卵巢癌与厥阴疏泄失常体质的相关性研究 [J]. 时珍国医国药，2016，27(8):1950-1952.

[22] 吴珊 . 中医辨证护理对卵巢癌患者化疗期间情绪及生活质量的影响 [J]. 临床医药文献电子杂志，2018，5(97):83.

[23] 刘颖 . 中医辨证护理对卵巢癌患者化疗期间情绪及生活质量的影响观察 [J]. 实用中西医结合临床，2016，16(11):83-84.

[24] 王琴，陈海燕 . 中医辨证护理对 40 例卵巢癌患者化疗期负性情绪及生活质量的影响 [J]. 中医药导报，2014，20(6):133-135.

[25] 蔡凤凰，谢碧香 . 中医特色护理在防治卵巢癌化疗中毒性反应的应用 [J]. 光明中医，2015，30(10):2221-2223.

[26] 于秀艳，朱华，高海燕 .CA125、CA153、CA199 和 CEA 联合检测对卵巢癌的诊断价值 [J]. 吉林医学，2006(7):803-804.

附录
相关参考文件

《证候类中药新药临床研究技术指导原则》解读

为继承和发扬中医药诊疗特色和优势，完善符合中药特点的技术评价体系，落实《药品注册管理办法》《中药注册管理补充规定》的相关规定，国家药品监督管理局组织制定了《证候类中药新药临床研究技术指导原则》（以下简称《指导原则》）。

一、制定依据

2007 年版《药品注册管理办法》就中药复方制剂注册分类首次提出了"证候类中药新药"这一类别，即"主治为证候的中药复方制剂"。2008 年，原国家食品药品监督管理局发布了《中药注册管理补充规定》，该规定对 2007 年版《药品注册管理办法》用于治疗中医证候的中药复方制剂的注册要求进行了进一步丰富。

《指导原则》旨在为证候类中药新药临床试验的开展和有效性、安全性评价提供基础性指导，其正文内容中的每一个原则性要求都可以随着学科进展、后续研究的不断深入以及证候类中药新药研究实践经验的积累，进一步丰富和发展为更详实具体的技术标准。

二、适用范围

《指导原则》适用于以药品注册为目的的证候类中药新药临床试验的开展和有效性、安全性评价。

三、主要内容及相关问题说明

《指导原则》在证候类中药新药的处方来源、临床定位、证候诊断、临床试验基本研究思路、疗程及随访、有效性评价和安全性评价、试验质量控制与数据管理、说明书撰写等方面着重就有关中医药特殊性的考虑提出了原则性的要求。有关临床试验的其他通则性要求，参照《中药新药临床研究一般原则》等相关技术指导原则执行。

（一）关于证候类中药新药临床试验前的基本要求

《指导原则》强调了证候类中药新药进入临床研究阶段所必须的前提条件，例如处方应具有充分的人用基础，并在前期临床实践中通过较为规范的临床观察提示该证候类中药新药的初步疗效和安全性。鉴于目前中医证候动物模型的开发和药效学研究仍有一定局限性，故证候类中药新药的前期人用数据在证据等级上要优先于单纯的动物实验。

（二）关于证候类中药新药临床试验设计的基本研究思路

《指导原则》建议证候类中药新药临床试验设计目前可以采取单纯中医证候研究模式、中医病证结合研究模式和以证统病研究模式，鼓励研制者可以根据品种特点自行选择适合的临床研究路径。但是，不论何种研究模式，从评价角度建议对照药应首选安慰剂，并建议证候疗效评价应逐渐从患者主观感受向客观化指标方向过渡发展。通过一些必要的深入研究，阐释清楚中医证候疗效的科学本质，用客观数据去证实中医证候诊治的科学性。

（三）关于证候疗效评价

《指导原则》丰富了证候疗效评价的指标，将其分为五大类：一是以目标症状或体征消失率/复常率，或临床控制率为疗效评价指标；二是患者报告结局指标，将患者"自评"与医生"他评"相结合；三是采用能够反映证候疗效的客观应答指标进行疗效评价；四是采用公认具有普适性或特异性的生存质量或生活能力、适应能力等量表，或采用基于科学原则所开发的中医证候疗效评价工具进行疗效评价；五是采用反映疾病的结局指标或替代指标进行疗效评价。无论采用哪一类疗效评价指标，均应当考虑所选评价指标是否与研究目的相一致，评价标准是否公认、科学合理，并应重视证候疗效的临床价值评估。

（四）关于证候类中药新药临床试验的质量控制

现阶段的中医诊断和证候疗效评价仍以医生个人经验判断为主，而近年来，中医在四诊客观化和生物标记物等方面的研究已取得一定进展，因此，《指导原则》建议有必要通过一些现代科学技术方法把传统中医的一些主观定性判断通过客观定量的数据去呈现出来。这可使中医临床的实践过程规范化、标准化，确保临床试验数据采集的准确性和客观性，从而提高证候类中药新药临床试验的质量控制水平。

国家药品监督管理局

2018 年 11 月 14 日

《中药注册分类及申报资料要求》
政策解读

一、中药注册分类修订的背景

党中央、国务院高度重视中医药工作。2019 年 10 月印发的《中共中央
国务院关于促进中医药传承创新发展的意见》，对中医药发展作出战略性部
署。2020 年 6 月，习近平总书记在专家学者座谈会上指出，改革完善中药审
评审批机制，促进中药新药研发和产业发展，为新时代中药传承创新发展指
明了方向、提供了遵循。

为深入贯彻落实党中央、国务院决策部署，解决近几年中药创新研发动
力明显不足等关键问题，国家药监局着力构建、完善符合中药特点的审评审
批机制，依据《药品管理法》《中医药法》以及《药品注册管理办法》，组织
制定了《中药注册分类及申报资料要求》。

二、中药注册分类修订的理念

此次中药注册分类的修订是在深刻总结中药审评审批实践经验，充分吸
纳药品审评审批制度改革成果的基础上，结合中药特点和研发实际情况而进
行的。主要遵循以下理念：

一是尊重中药研发规律，突出中药特色。充分考虑中药注册药品的产品
特性、创新程度和审评管理需要，不再仅以物质基础作为划分注册类别的依
据，而是遵循中医药发展规律，突出中药特色，对中药注册分类进行优化。

二是坚持以临床价值为导向，鼓励中药创新研制。中药创新药注重满足
尚未满足的临床需求，中药改良型新药需体现临床应用优势和特点。不再仅
强调原注册分类管理中"有效成分"和"有效部位"的含量要求。

三是加强古典医籍精华的梳理和挖掘，促进中药传承发展。新增"古代
经典名方中药复方制剂"注册分类，发挥中医药原创优势，促进古代经典名
方向中药新药的转化。丰富古代经典名方中药复方制剂范围，明确按古代经
典名方目录管理的中药复方制剂和其他来源于古代经典名方的中药复方制剂
的注册申报路径。

四是完善全生命周期管理，鼓励中药二次开发。拓宽改良型新药范畴，鼓励药品上市许可持有人对已上市中药开展研究，推动已上市中药的改良与质量提升，促进中药产业高质量发展。

三、古代经典名方中药复方制剂的范围

《中医药法》第三十条指出："生产符合国家规定条件的来源于古代经典名方的中药复方制剂，在申请药品批准文号时，可以仅提供非临床安全性研究资料。具体管理办法由国务院药品监督管理部门会同中医药主管部门制定。"根据该要求，结合中医药传承发展的规律以及中药临床应用的特点，新中药注册分类将 3 类"古代经典名方中药复方制剂"细分为 2 种情形，即3.1 类为"按古代经典名方目录管理的中药复方制剂"，3.2 类为"其他来源于古代经典名方的中药复方制剂"。3.2 类包括未按古代经典名方目录管理的古代经典名方中药复方制剂和基于古代经典名方加减化裁的中药复方制剂，此类别是对《中医药法》第三十条主旨的深化落实。

四、古代经典名方中药复方制剂的审评程序及相关规定

古代经典名方中药复方制剂的审评程序与其他注册分类的中药有所不同，主要采用以专家意见为主的审评模式。根据《中医药法》，古代经典名方是指至今仍广泛应用、疗效确切、具有明显特色与优势的古代中医典籍所记载的方剂，对来源于古代经典名方的复方制剂需要依托具有丰富临床经验的中医专家以中医视角进行审评，因此有必要成立以国医大师、院士、全国名中医为主的古代经典名方中药复方制剂专家委员会对此类药物进行技术审评并出具技术审评意见，从而开辟了具有中医药特色的注册审评路径，这也是建立"三结合"证据体系和基于中医药自身发展规律的中药注册审评审批模式的探索实践。

此类制剂的功能主治采用中医术语表述，体现了对中医临床使用古代经典名方实践的尊重，凸显中医药学术传承与中医临床用药特点。古代经典名方中药复方制剂的药品批准文号具有专门格式：国药准字 C ＋四位年号＋四位顺序号。C 为"中国"与"经典"两个英文单词的首字母。设置专门格式有利于对此类产品实施更有针对性的全生命周期管理。

五、"中药增加功能主治"申报路径的改变

在中药改良型新药的细化分类中，有一类为"中药增加功能主治"，也就是说，"中药增加功能主治"的申报路径由原来的补充申请改为纳入新药申报范畴。这一调整，旨在鼓励二次开发，促进开展"老药新用"研究。需要说明的是，增加功能主治不应被理解成仅是功能主治文字的规范性增加，而应当是基于临床需要的新适应症的开发。

六、已上市中药生产工艺等变更需按中药改良型新药申报的情形

新中药注册分类对已上市中药生产工艺等变更引起药用物质基础或药物吸收、利用明显改变的申报路径由原来的补充申请改为纳入新药申报范畴。廓清了中药上市后变更的边界，即变更引起药用物质或药物的吸收、利用明显改变的，不再属于上市后变更范畴，而要按改良型新药进行研究申报。这一调整，旨在鼓励药品上市许可持有人对已上市中药深入开展研究，优化生产工艺等，进一步提高已上市中药的质量。

七、同名同方药与原注册分类中仿制药的区别

同名同方药不能简单理解为原仿制药的概念。中药同名同方药能否符合上市要求，关键是看其与所申请药物同名同方的已上市中药（以下简称同名同方已上市中药）的比较研究结果如何，而不是比较两者质量标准之间的一致性。申请注册的同名同方药在通用名称、处方、剂型、功能主治、用法及日用饮片量与同名同方已上市中药相同的前提下，其安全性、有效性、质量可控性应当不低于同名同方已上市中药。同名同方已上市中药应当具有充分的安全性、有效性证据。

八、中药申报资料要求的特点

为提高中药注册申报和审评效率，并为将来中药注册电子化申报奠定基础，将中药研发所需的各项研究资料模块化，同时突出中药研发逻辑和特点，在具体内容或名称上充分体现中药特点，以期更好地引导申请人开展中药研发工作。

九、境外已上市而境内未上市中药、天然药物的申报资料提交要求

对于境外已上市而境内未上市中药、天然药物的注册申请，其申报资料按照创新药的要求提供，但是，此类药物不属于创新药，属于中药、天然药物注册分类中的"其他情形"。国家另有规定的，从其规定。

国家药品监督管理局

2020 年 9 月 30 日

中药改良型新药研究技术指导原则
（试行）

一、概述

随着现代科学技术的进步，新技术、新工艺、新方法的应用，以及临床使用过程中对产品研究和认识的不断深入，围绕其临床应用优势和特点等开展中药改良型新药研究，推动已上市中药的改良与质量提升，对促进中药传承精华、守正创新、高质量发展具有重要意义。

中药改良型新药应当以临床价值为导向，围绕临床应用优势和特点进行。基于有效性的改良，指提高已获批功能主 治的有效性或者新增功能主治。基于安全性的改良，指不降低疗效的前提下，针对性地降低临床应用中已出现的安全性风险，最终提高获益风险比。基于依从性的改良，指患者难以使用或者不愿坚持使用的已上市中药，改良后在有效性、安全性不降低的情况下使其依从性得到实质性的提高。基于促进环境保护、提升生产安全水平等的改良，指在有效性、安全性不降低的前提下，对剂型、生产工艺、使用溶媒等进行改良，以减少环境污染、保障安全生产等。

中药改良型新药的研发是在已上市中药基础上的再研究，应当基于对被改良中药的客观、科学、全面的认识，针对被改良中药存在的问题，或者在临床应用过程中新发现的治疗特点和潜力进行二次开发，应当遵循必要、科学、合理的原则，明确改良目的。多数情况下需要根据主要的改良情形，结合改良目的、工艺变化情况、被改良中药的研究基础等进行评估，开展相应的临床研究。

本技术指导原则基于中药研发现状及实际研发需求，针对中药增加功能主治、改变已上市中药剂型、改变已上市中药给药途径及已上市中药生产工艺或辅料等改变引起药用物质基础或药物吸收、利用明显改变等不同改良情形下的中药改良型新药研发的药学、药理毒理及临床研究相关技术要求进行阐述，以期为中药改良型新药研发提供技术指导和参考。本技术指导原则仅代表监管部门当前对中药产业特点和中药研发规律的认识，随着相关法规的更新和实践经验的积累，本技术指导原则也将随之更新与完善。

二、关于"中药增加功能主治"

中药增加功能主治是指增加新的主治病证或原主治病证下新的治疗目标等；或原功能主治为中医术语表述，改良后拟新增用于现代医学疾病的适应症。此外，针对原功能主治进一步精准限定疾病人群特征或疗效作用特点等，可参照中药增加功能主治研发。

考虑以上改良情形大多来自于临床实践中的新发现，应当有中医药理论和人用经验的支持依据，以说明立题依据的合理性。对于拟增加的功能主治，一般应当提供非临床有效性研究资料；若中医药理论和人用经验支持依据充分的，可不提供非临床有效性研究资料。延长用药周期或者增加剂量的，应当提供非临床安全性研究资料。上市前已进行相关的非临床安全性研究且可支持其延长周期或者增加剂量的，可不进行新的非临床安全性研究。临床试验方面，对于人用经验支持依据充分的，可直接开展Ⅲ期临床试验。

申请人不持有已上市中药申请增加功能主治的，除针对新功能主治的研究外，还应当参照同名同方药研究技术指导原则有关要求，开展相应研究。在临床试验申请前，申请人可按照相关程序提出与药审中心的沟通交流。

三、关于"改变已上市中药剂型的制剂"

指在给药途径不变的情况下改变剂型的制剂。

结合临床治疗需求、药物理化性质及生物学性质，明确剂型选择的合理性依据。若涉及新的主治病证，还应当围绕拟增加的功能主治，说明新剂型选择的合理性和必要性。

1. 基于有效性的改良

提高已获批功能主治有效性的，应当同时考虑改良对安全性的影响。

应当通过药效学对比研究获得提示有效性提高的初步证据，并根据改良的具体情况考虑开展非临床安全性研究。应当按现行技术要求开展临床试验，至少开展Ⅲ期临床试验。原则上应当与被改良中药对照进行有效性设计，以说明针对原功能主治的有效性优于被改良中药。

2. 基于安全性的改良

一般应当基于被改良中药的所有安全性信息和研究资料的分析，通过工艺、辅料或者剂型等的改变，降低安全性风险。

通常应当进行药学对比研究。若改良涉及生产工艺、辅料等改变引起药用物质基础或药物吸收、利用明显改变，应当同时进行相关的非临床安全性对比研究。

若被改良中药上市前及上市后均未进行相关的非临床安全性研究，且在应用过程中存在明显安全性担忧的，如处方含毒性药味或者现代研究发现有明显毒性的药味、临床上出现严重不良反应，应当考虑进行相关的非临床安全性研究。

至少应当开展Ⅲ期临床试验，证实在有效性未降低的情况下，改良后较被改良中药显著地降低了重要的安全性风险，同时未增加新的不可接受的不良反应。

3. 基于依从性的改良

一般不包括剂型的简单互改（如胶囊剂与片剂互改等），通常应当有相关依据说明改良后依从性可能得到实质性提高。可针对用法特殊而使用不便的制剂（如服用前需浸泡及煎煮处理等）进行改良；或针对特定人群（如吞咽困难者等）开发新的剂型等。

鼓励开发符合儿童生长发育特征及用药习惯的儿童用新剂型。

药理毒理方面参照"2. 基于安全性的改良"相应要求开展研究。

仅以提高依从性为改良目的者，若通过对比研究显示改剂型后药用物质基础和药物吸收、利用无明显改变，且被改良产品为临床价值依据充分的，如按药品注册管理要求开展临床试验后批准上市的品种、现行版《中华人民共和国药典》收载的品种以及获得过中药保护品种证书的品种（结束保护期的中药保护品种以及符合中药品种保护制度有关规定的其他中药保护品种），无需开展临床试验。

不符合上述情况或被改良中药有明显安全性风险担忧的，如处方含毒性药味或现代研究发现有明显毒性的药味，且未进行临床试验，也未收集到临床使用的安全性数据，同时说明书安全信息项缺乏相关提示内容等情形，应当与药审中心沟通，制定适宜的研发策略。

4. 基于促进环境保护、提升生产安全水平等的改良

一般应根据改良目的，开展相应研究，提供研究资料，说明改良后能够促进环境保护、提升生产安全水平等。

药理毒理、临床方面可参照"3. 基于依从性的改良"相应要求开展研究。

四、关于"改变已上市中药给药途径的制剂"

改变已上市中药给药途径的制剂，即不同给药途径或者不同吸收部位之间相互改变的制剂。其改良目的及立题依据可参考"改变已上市中药剂型的制剂"的相关要求。

因改变给药途径可能伴随着工艺变化导致物质基础或者吸收部位的变化，通常应当按照中药新药的相关要求开展研究。

五、关于"已上市中药生产工艺或辅料等改变引起药用物质基础或药物吸收、利用明显改变的"

已上市中药生产工艺或辅料等的改变引起药用物质基础或者药物的吸收、利用明显改变的，应当以提高有效性或者改善安全性等为研究目的，开展相应研究工作，如药学、药理毒理试验及Ⅱ期临床试验、Ⅲ期临床试验。

六、改良型新药药学研究基本要求

改变剂型、改变给药途径、改变生产工艺或辅料的中药改良型新药应当围绕临床应用优势和产品特点分别说明新剂型、新给药途径、新生产工艺或新辅料选择的合理性，并根据研究情况，参照中药新药相关要求开展药学研究工作。生产工艺、辅料等发生改变的，应当说明相关变化情况，参照已上市中药药学变更研究技术指导原则相关要求进行研究、评估，提供研究资料。中药改良型新药的质量控制水平应当符合中药新药质量控制的要求，促进药品质量不断提升。

七、说明书的撰写

【功能主治】项撰写原则：对于无需开展临床试验的，原则上应与所选被改良中药保持一致。必要时可在原说明书范围内，按现行相关技术要求进行删减或规范表述。对于开展了临床试验的，应当根据临床试验结果确定说明书【功能主治】的表述。

【用法用量】项撰写原则：一般应当与所选被改良中药保持一致。若被改良中药【用法用量】表述不规范，应当在原说明书范围内，结合临床试验或人用经验情况规范表述。对于开展了临床试验的，应当根据临床试验结果确定【用法用量】的表述。

"警示语"、【不良反应】【禁忌】【注意事项】等安全信息项撰写原则：一般根据被改良中药最新的说明书撰写 相关内容。对于被改良中药安全性相关内容存在不足或者缺失，影响安全合理用药的，应当按照《已上市中药说明书安全信息项内容修订技术指导原则（试行）》进行完善。对于开展了临床试验的，还应当根据临床试验结果，撰写相应的安全性内容。

【临床试验】项撰写原则：对于开展了临床试验的，可视情况增加相应内容。

国家药监局药审中心

2024 年 5 月 13 日

80